Bert Ehgartner · Gesund ohne Aluminium

Bert Ehgartner

Gesund ohne Aluminium

Alu-Fallen erkennen
Schwere Krankheiten vermeiden

ENNSTHALER VERLAG STEYR

Erklärung:
Autor, Verlag, Berater, Vertreiber, Händler und alle anderen Personen, die mit diesem Buch in Zusammenhang stehen, können weder Haftung noch Verantwortung für eventuelle Folgen übernehmen, die direkt oder indirekt aus den in diesem Buch gegebenen Informationen resultieren oder resultieren sollten.

www.ennsthaler.at

2., korrigierte Auflage 2014

ISBN 978-3-85068-924-3

Bert Ehgartner · Gesund ohne Aluminium

Ennsthaler Gesellschaft m.b.H. & Co KG, 4400 Steyr, Österreich
Satz und Umschlaggestaltung: Traxl Thomas – www.traxl-thomas.at
Titelbild: Deklofenak · fotolia.de
Druck und Bindung: Těšínská Tiskárna, Český Těšín

FSC www.fsc.org
MIX
Papier aus verantwortungsvollen Quellen
FSC® C005833

Dieses Buch ist
meiner Mutter gewidmet

Inhaltsverzeichnis

Einleitung

»In der fatalen Tendenz der Menschen, das Denken einzustellen, wenn eine Angelegenheit einmal als ›erledigt‹ abgehakt wurde, liegt die Ursache für die Hälfte aller Irrtümer.«

John Stuart Mill

Noch nie habe ich auf ein Buch so viele Reaktionen bekommen, wie auf »Dirty Little Secret – Die Akte Aluminium«, das 2012 ebenfalls im Verlag Ennsthaler erschienen ist. Das Feedback war überwältigend und zum großen Teil positiv. Überwältigend war aber auch die Flut an Fragen, die auftauchte, die Flut an Anregungen und Hinweisen.

Aluminium hat sich in der Recherche als das wohl eigenartigste und potenziell gefährlichste Element unserer Erde entpuppt. Obwohl es das häufigste Metall der Erdkruste ist – doppelt so häufig wie Eisen – gibt es vom kleinsten Bakterium bis hinauf zum Menschen keinen einzigen biochemischen Mechanismus, für den Aluminium gebraucht würde. Bevor wir vor etwa 120 Jahren damit begonnen haben, das Aluminium mit enormem Einsatz von Chemikalien und elektrischer Energie aus der Erde zu holen, war Aluminium für das Leben auf der Erde nicht verfügbar. Heute ist es allgegenwärtig und erst langsam erkennt die Wissenschaft, welchen gefährlichen »Alien« wir da aus der Erde geholt haben.

Aluminium ist chemisch extrem reaktionsfreudig und wird in zahlreichen Funktionen eingesetzt. In Deodorants verbinden sich die Alu-Ionen mit den Zellen der Haut, zerstören die Zellen und verhindern dass die Haut schwitzen kann. Man gerbt sich mit Alu-Deos bei lebendigem Leib die Haut. Aluminiumhydroxid ist ein Gelbildner. In Sonnencremes fördert Aluminium die leichtere Verteilung und schützt vor Verklumpung. Mehr als 50 Aluminiumverbindungen werden von den Kosmetikfirmen für die verschiedensten Zwecke verwendet. Doch man weiß mittlerweile, dass die Haut – entgegen den Beteuerungen der Industrie – keine unüberwindliche Barriere darstellt. Bereits kurz nachdem sie das Deo oder die Creme aufgetragen haben, lassen sich bereits Aluminium-Ionen im Blut nachweisen. In der weiblichen Brust werden in der Region neben den Achseln – dort wo die Deos aufgetragen werden – 60 Prozent aller Fälle von Brustkrebs diagnostiziert. Aus anderen Bereichen der Wissenschaft wissen wir, dass man mit Hilfe von Aluminiumverbindungen alle Arten von Allergien auslösen kann. Wir wissen, dass Aluminium die Reaktionsweise des Immunsystems auf Dauer verändern kann. Und schließlich gibt es auch noch die seit Jahrzehnten diskutierte Verbindung zur Alzheimer-Krankheit, wobei Wissenschaftler immer mehr Belege für eine ursächliche Beteiligung von Aluminium finden.

Ich trete vehement dafür ein, dass endlich mehr Industrie-unabhängige Forschung auf diesem Gebiet betrieben wird. Es kann nicht sein, dass die Behörden, bloß weil sie in der Vergangenheit zu sorglos umgegangen sind mit diesem Problem, nun auf immer versuchen hier einen Deckel drauf zu halten und mögliche negative Resultate gar nicht erst aufkommen zu lassen.

Objektive Studien müssen finanziert werden. Überall dort, wo es keine Daten zur Sicherheit gibt, müssen Aluminiumverbindungen entfernt werden und Alternativen angeboten werden. Auch bei Impfungen, welche ja ein besonders sensibler Punkt sind. Es ist verantwortungslos, weiter die Augen zu schließen. Speziell für die Babyimpfungen gehören endlich Alternativen angeboten, welche kein Aluminium enthalten.

Wir brauchen auch andere Lösungen bei der Trinkwasser-Aufbereitung bzw. bei der Klärung von Abwasser, wo besonders häufig Aluminium verwendet wird. Wir brauchen Sicherheits-Standards für Arbeiter in diesen Branchen: etwa für Servicetechniker, die beruflich mit Laserdruckern zu tun haben, weil vom Toner Aluminiumstaub frei werden kann.

Dazu müssen auch noch alle Bereiche der Erzeugung von Aluminium einer systematischen Prüfung unterzogen werden. Das beginnt beim Abbau von Bauxit im Regenwald und führt zur ungelösten Problematik, dass für jede Tonne Aluminium einige Tonnen toxischer ätzender Rotschlamm anfallen, welche als Sondermüll in oftmals undichten Becken gelagert werden. Dazu kommen riesige Wasserkraftwerke um die nötige Energie für die Aluschmelze aufzubringen. Projekte wie Belo Monte in Brasilien oder auch die gigantischen Kraftwerke in China nehmen überhaupt keine Rücksicht auf die Lebensgrundlagen der betroffenen Bevölkerung.

Eine Handvoll internationale Konzerne streichen die Profite ein – die dunkle Seite des Leichtmetalls wird aber in Länder mit niedrigen Umweltstandards wie Brasilien, China, Jamaica und die Staaten Westafrikas ausgelagert.

Mittlerweile gibt es – aus den unterschiedlichsten Forschungsbereichen – so viele beunruhigende Nachrichten zum Thema Aluminium, dass es höchste Zeit wird, dass die Behörden ihre Verantwortung ernst nehmen. Es kann nicht sein, dass jeder Hersteller Alu-Verbindungen nach Gutdünken überall anwenden kann, wo es ihm gerade passt – sogar in den sensibelsten Lebensbereichen. Es ist die Pflicht der Behörden, die Konsumenten zu schützen. Wer Alu-Verbindungen einsetzen möchte, trägt auch die Beweislast, deren Sicherheit nachzuweisen. In der Realität ist das aber längst nicht so.

Mein Appell an die Mediziner ist es, die Warnungen jener Wissenschaftler ernst zu nehmen, die sich viele Jahre lang mit den dramatischen Folgen von Gesundheitsschäden durch Aluminium-Verbindungen befasst haben. Am stärksten ist die Beweislage im Bereich der neurodegenerativen Erkrankungen, aber auch bei Allergien oder Autoimmunstörungen und manchen Krebsarten. Vieles deutet darauf hin, dass wir es hier mit einer Bedrohung zu tun haben, welche die Ausmaße des Tabakrauchens erreichen oder sogar übertreffen könnte.

Dieses Buch beginnt mit einem Aluminium-Check, einem Fragebogen, der eine Übersicht zu den möglichen Alu-Kontaminationen unseres Lebens liefert.

Machen Sie den Alu-Check als eine Orientierungshilfe für ihre persönliche Situation. Und erfahren Sie dann in den Kapiteln des

Buches Näheres, wie man Aluminium fortan vermeiden und wieder ausscheiden kann.

Ich habe zum Thema Aluminium mit interessierten Freunden und Fachexperten eine Institution gegründet, die sich ganz der Aufklärung der vielen offenen Fragen widmet: Das Al-ex Institut. Dort wollen wir positiven Lobbyismus betreiben und Einfluss nehmen auf Gesundheitspolitik und Behörden. Damit wir nicht dasselbe Desaster erleben wie bei den Gesundheitsgefahren durch das Rauchen. Auch dort handelt es sich um ein Massenphänomen, von dem ein Großteil der Bevölkerung betroffen ist. Und auch dort gab und gibt es Lobbyisten, welche lange Zeit versucht haben, die Aufklärung zu behindern.

Mit unserem »Al-ex Institut zur Wissensvermittlung im Umgang mit Aluminium« versuchen wir gegenzusteuern. Wir haben dazu auch eine Website gestaltet, die kontinuierlich wachsen soll und auf der ausreichend Platz ist für die vielen Anregungen, Produkthinweise und aktuellen Ereignisse, für die ein Buch wohl immer zu dünn bleiben wird. Die Adresse lautet: www.al-ex.org

Ich wünsche Ihnen eine anregende Lektüre und gute Gesundheit für Sie und Ihre Familie – ohne Aluminium.

Bert Ehgartner
Mai 2014

Der Alu-Test:
Wie hoch ist Ihre Aluminium-Belastung?

1.) Alu-Check Kosmetik

	stimmt gar nicht	stimmt selten	stimmt teilweise	stimmt großteils	stimmt vollständig
Zu schwitzen oder zu riechen bedeutet für mich enorme Unsicherheit und Verlust an Lebensqualität.	0	1	2	3	4
	keine	1 – 2	3 – 4	5 – 7	8+
Wie viele aluminiumhaltige Deos besitzen Sie?	0	3	6	8	10
Werfen Sie einen Blick auf ihre sonstigen Kosmetikprodukte. Wie viele Artikel enthalten Alu-Verbindungen?	0	3	5	6	8
	nie	< 1 Monat	< 1 Jahr	< 5 Jahre	> 5 Jahre
Wie lange haben Sie aluminiumhaltige Deos in der Vergangenheit verwendet?	0	2	4	8	10
Wie lange haben Sie aluminiumhaltige Sonnencremes verwendet?	0	1	3	5	8
Wie lange haben Sie aluminiumhaltige Lippenstifte oder Zahnpasta verwendet?	0	1	3	5	8
Wie lange haben Sie aluminiumhaltige Hautcremes verwendet?	0	1	3	5	8
	nein, nie	selten	1 – 2 mal pro Woche	beinahe täglich	mehrmals täglich
Wie häufig haben Sie aluminiumhaltige Deos, Kristall- oder Alaun-Stifte verwendet?	0	3	5	6	8
Wie häufig haben Sie aluminiumhaltige Lippenstifte oder Zahnpasta verwendet?	0	2	4	6	8
Wie häufig haben Sie aluminiumhaltige Kosmetikprodukte für die Gesichts- und Körperpflege verwendet?	0	2	4	6	8

0	10	20	30	40	50	60	70	80

keine Belastung **starke Belastung**

2.) Alu-Check Arzneimittel

	stimmt vollständig	stimmt großteils	stimmt teilweise	stimmt selten	stimmt gar nicht
Ich lese die Packungsbeilagen aller Medikamente, die ich nehmen soll und vermeide Mittel, die Aluminium enthalten	0	1	2	3	4
	nie	selten	manchmal	häufig	sehr oft
Leiden Sie unter Sodbrennen?	0	1	2	3	4
Wie häufig haben Sie im letzten Jahr aluminiumhaltige Mittel gegen Sodbrennen genommen? (z. B. Maaloxan, Riopan, Talcid)	0	2	4	6	8
Haben Sie in der Vergangenheit aluminiumhaltige Medikamente »als Magenschutz« genommen?	0	2	4	6	8
	nie	nur kurze Zeit	mehr als 1 Jahr	mehr als 5 Jahre	mehr als 10 Jahre
Wie viele Jahre haben Sie insgesamt aluminiumhaltige Medikamente genommen?	0	2	4	6	8
	keine	1	2 – 3	4 – 5	6+
Wie viele Impfungen (z.B gegen Tetanus, Diphtherie, Keuchhusten, Hepatitis A und B, Pneumokokken) haben Sie während der letzten zehn Jahre ungefähr erhalten? (Anzahl der Injektionen)	0	2	4	6	8
Wie viele FSME-Impfungen (gegen von Zecken übertragene Viren) haben Sie bisher erhalten?	0	2	4	6	8
	nein	≤ 10 Spritzen	> 10 Spritzen	> 20 Spritzen	> 30 Spritzen
Haben Sie in der Vergangenheit eine aluminiumhaltige Spritzenkur zur Allergie-Desensibilisierung gemacht?	0	2	4	6	8

	Ja, starke Belastung	Ja, mäßige Belastung	Ja, leichte Belastung	Krankheit ist ausgeheilt	Nein, nie
Leiden Sie an einer dieser potenziell aluminiumassoziierten Krankheiten: Allergien, Asthma, Neurodermitis oder ähnliches?	6	4	2	1	0
Leiden Sie an einer Autoimmunerkrankung der Schilddrüse, an Diabetes Typ 1, rheumatoider Arthritis, einer chronisch entzündlichen Magen- oder Darmerkrankung, Multipler Sklerose, Lupus E., Parkinson oder einer ähnlichen Erkrankung?	6	4	2	1	0
Leiden Sie an chronischer Müdigkeit?	6	4	2	1	0
Leiden Sie an Gedächtnis- oder Konzentrationsstörungen?	6	4	2	1	0

0	10	20	30	40	50	60	70	80

keine Belastung **starke Belastung**

3.) Alu-Check Essen & Leben

	stimmt gar nicht	stimmt selten	stimmt teilweise	stimmt großteils	stimmt vollständig
Ich verwende Alu-Kapseln für die Kaffeemaschine	0	1	2	3	4
Ich kaufe regelmäßig Getränke in Tetrapaks	0	1	2	3	4
Ich trinke regelmäßig Getränke aus Alu-Dosen	0	1	2	3	4
Ich verwende Kochtöpfe und Geschirr aus Aluminium	0	1	2	3	4
Ich verwende regelmäßig Alufolie im Haushalt	0	1	2	3	4
Ich lese bei Lebensmitteln die Etiketten und kaufe nur Produkte ohne künstliche Aromen und Farbstoffe	4	3	2	1	0
Ich esse viel Schokolade und Kakaoprodukte	0	1	2	3	4
Ich esse häufig Süßigkeiten	0	1	2	3	4
Beim Grillen verwende ich Alu-Tassen	0	1	2	3	4
	nein, nie	weiß nicht	nur in seltenen Ausnahme-fällen	je nach Schmutz	ja, im Normal-betrieb
Verwenden die Wasserwerke in Ihrem Bezirk Aluminiumverbindungen zur Aufbereitung des Trinkwassers?	0	2	4	6	8
	nein	selten	weiß nicht	manchmal	oft
Trinken Sie Mineralwasser mit hohem Gehalt an Silizium bzw. Kieselsäure?	8	6	4	2	0
	stimmt gar nicht	stimmt selten	stimmt teilweise	stimmt großteils	stimmt vollständig
Im Büro/Arbeitszimmer steht ein Laserdrucker nahe meinem Schreibtisch, der häufig benutzt wird	0	2	4	6	8

	stimmt gar nicht	stimmt selten	stimmt teilweise	stimmt großteils	stimmt vollständig
Ich habe beruflich Kontakt mit dem Werkstoff Aluminium (Alu-Staub, Alu-Schweißen, Alu-Verpackungen)	0	2	4	6	8
Ich gehe häufig in öffentliche Schwimmbäder oder besuche Thermen, wo aluminiumhaltige Flockungsmittel verwendet werden	0	1	2	3	4
Im eigenen Pool oder in Pools von Freunden, bei denen ich zu Gast bin, werden regelmäßig aluminiumhaltige Flockungsmittel verwendet	0	1	2	3	4
Ich liebe Feuerwerke und bin dabei immer mitten im Geschehen.	0	1	2	3	4

0	10	20	30	40	50	60	70	80

keine Belastung **starke Belastung**

GESAMTPUNKTE:

0 – 30 Punkte: Sie leben weitgehend aluminiumfrei und beschränken die Risiken auf ein Minimum.

31 – 100 Punkte: Sie haben moderaten Kontakt mit Aluminium. Sehen Sie, ob Sie es in die niedrigere Risikogruppe schaffen.

101 – 150 Punkte: Sie haben eine Reihe von Lebensbereichen, in denen Sie intensiv mit Aluminium in Kontakt kommen. Sehen Sie zu, einige der Risiken zu minimieren oder auszuschalten

151 – 240 Punkte: Ihre Aluminiumbelastung im Alltagsleben ist extrem hoch.

1. Was kann Aluminium anrichten?

»Wir leben in einer aktiven Phase der Evolution« – Exley Interview Teil 1

Christopher Exley[1] ist Professor für bioanorganische Chemie an der britischen Keele University. Er gilt in der Branche als »Mr. Aluminium«, weil das Leichtmetall seit beinahe drei Jahrzehnten sein Forschungsschwerpunkt ist. Weltweit hat kein anderes wissenschaftliches Zentrum so viele Details zum aktuellen Kenntnisstand über die Einflüsse von Aluminium auf die Gesundheit beigetragen. Alle zwei Jahre veranstaltet er das »Keele Meeting on Aluminium«. 2013 wurde dieser »Weltkongress der kritischen Aluminium-Forschung« zum zehnten Mal abgehalten.

Ich habe Christopher Exley in den letzten Jahren mehrfach getroffen und mit ihm Interviews zu seinem Forschungsgebiet geführt. Ich schätze ihn sehr als Wissenschaftler und auch als Mensch.

Im ersten Teil unseres Gesprächs geht es um die Entdeckungsgeschichte von Aluminium und die Frage, was dieses Element so einzigartig macht.

Professor Exley, was ist denn das Besondere an Aluminium? Was unterscheidet es von anderen Metallen?

Christopher Exley: Das Besondere an Aluminium ist, dass es keine sinnvolle Rolle in der Biologie spielt. Es gibt keinen einzigen bekannten Mechanismus in der Biologie, für den Aluminium gebraucht und verwendet wird. Das ist das wahre Mysterium! Wir haben Aluminium aus seinem Erz extrahiert, wir haben daraus ein

Metall gemacht, können Aluminiumsalze und vieles andere herstellen. Und langsam wird nun klar, dass wir mit Aluminium etwas ganz Spezielles aus der Erde geholt haben, das mit keinem anderen Element vergleichbar ist.

Und warum hat es keinerlei Aufgabe in biologischen Systemen?

Exley: Diese Frage habe ich mir oft gestellt. Jedes andere häufige Metall hat gleich eine ganze Reihe von Aufgaben. Warum Aluminium nicht? Darauf gibt es zwei mögliche Antworten: Entweder es war während der Entstehung des Lebens nicht verfügbar und konnte deshalb im Rahmen der natürlichen Selektion der Elemente gar nicht verwendet werden. Oder Aluminium wurde absichtlich nicht verwendet, weil es unbrauchbar war.

Und jetzt muss sich das Leben mit etwas auseinander setzen, das unbrauchbar ist?

Exley: Wir sind jedenfalls mit etwas konfrontiert, worauf das Leben nicht vorbereitet ist. Seine chemischen Eigenschaften greifen in so viele Prozesse ein. Und dies ist der Grund, warum ich den Ausdruck geprägt habe, dass wir jetzt im Zeitalter des Aluminiums leben. Wir hatten die Bronzezeit, die Eisenzeit, welche die Zivilisation und das Leben auf der Erde geprägt haben. Und nun leben wir in der Aluminiumzeit. Der Grund dafür ist seine unglaubliche chemische Vielfalt, man kann so viel damit anstellen. Und es ist so billig. Es gibt obendrein kaum Hindernisse bei seiner Anwendung. Du kannst Aluminium für alles verwenden, was Du gerade willst. Und niemand wird dich zurechtweisen, weil es eventuell toxisch ist.

Was charakterisiert denn das »Aluminium-Zeitalter«. Was ist denn das Typische, das Wesentliche für dieses Zeitalter?

Exley: Aluminium ist das häufigste Metall in der Erdkruste. Obwohl wir wissen, dass Aluminium unter vielen verschiedenen Umständen eine toxische Wirkung hat, ging es uns Menschen und den anderen Lebewesen trotz dieser Präsenz doch lange Zeit ganz wunderbar. Ein Grund dafür ist, dass das Aluminium in der Erdkruste nicht toxisch ist, sondern als Aluminiumsilikat vorkommt. Der Mensch holte das Element aber aus der Erdkruste heraus und begann Aluminiumsalze herzustellen. Darauf beziehe ich mich, wenn ich vom Aluminium-Zeitalter spreche. Wir haben Aluminium erstmals in der Geschichte der Menschheit in den biochemischen Kreislauf des Lebens herein geholt.

Wenn Aluminium in den Kreislauf des Lebens eingebracht wird, kann es nicht mehr entkommen. Es kann nirgends anders mehr hin, auch nicht zurück in das Erdgestein. Und jedes Jahr gelangt mehr und mehr Aluminium in den Kreislauf des Lebens und damit aller Lebewesen auf dieser Erde: von den Bakterien bis hin zum Menschen.

In der Erde findet sich Aluminium meist in Verbindung mit Silizium. Das nach Sauerstoff häufigste Element der Erde scheint eine besondere chemische Freundschaft mit Aluminium zu pflegen.

Exley: Silizium kommt meist als Kieselsäure in unsere biologischen Systeme. Das ist eine sehr schwache Säure. Diese Sauerstoffsäuren des Siliziums schauen aus wie Wasser und sind chemisch gesehen absolut passiv. Mit einer großen Ausnahme: ihrer Beziehung zu Aluminium. Darum besteht auch der Großteil der Erdkruste aus Alumosilikaten. Das Leben hat sich entwickelt während Aluminium in den Silikaten eingeschlossen war. Das Problem entsteht, wenn man Aluminium raus lässt. Und das passierte im späten 19. Jahrhundert – vor etwa 120 Jahren. Die Biologie hat Aluminium nicht gekannt, bevor es von Menschenhand frei gelassen wurde.

Sie schreiben, dass es im Verlauf der Evolution des Lebens zu einer natürlichen Selektion der Elemente kam. Im Lauf vieler Millionen Jahre wurden die Elemente für alle möglichen Funktionen ausprobiert. Was von Wert war wurde beibehalten und weiter entwickelt, evolutionäre Irrwege starben aus. Aluminium war dabei eines der wenigen Elemente, das vollständig ignoriert wurde. Aluminium war ja in der Erdkruste eingeschlossen. War es überhaupt für derartige Experimente verfügbar?

Exley: Die Ursache, dass es heute in biologischen Systemen keine Rolle spielt, liegt wohl darin, dass es nicht verfügbar war. Als wir vor 120 Jahren begannen, das Element aus den inerten Erzen und Gesteinsschichten zu entziehen und daraus Metall herzustellen, wurde Aluminium ins biologische System künstlich zurückgeführt. Mit all seinen unglaublich vielfältigen chemischen Eigenschaften.

Wie kann man sich das vorstellen?

Exley: Wo immer Magnesium in biologischen Abläufen beteiligt ist – und da gibt es hunderte lebenswichtige Funktionen – kann sich auch Aluminium einmischen. Manche dieser Prozesse werden vom Aluminium unterbrochen oder verlangsamt, andere vielleicht beschleunigt. Weil Aluminium sich chemisch vollständig anders verhält als Magnesium, werden alle diese biochemischen Mechanismen verändert und gestört.

In anderen Worten: Wenn Aluminium im Lauf der Evolution präsent gewesen wäre, hätte sich natürlich auch eine Form von Leben entwickelt. Aber es wäre eine andere Form gewesen mit anderen Lebewesen, wie wir sie heute haben. Und Aluminium würde in ihren biochemischen Systemen involviert sein.

Wir befinden uns mit der massiven Einführung von Aluminium in unser Ökosystem also mitten in einem weltweiten Experiment?

Exley: Ja, für mich ist das der faszinierendste Aspekt an diesem gesamten Thema. Wir sind alle Teilnehmer an diesem Experiment, dass Aluminium nun biologisch verfügbar ist. Aluminium nimmt nun teil im evolutionären Prozess und es wird sich vieles dadurch ändern.

Wir können aus der Geschichte lernen, wie verschiedene Elemente im Lauf der biochemischen Evolution ausgewählt wurden und welche enormen Auswirkungen das hatte. Calcium ist beispielsweise extrem toxisch für Zellen. Es bringt Zellen in beinahe jeder Konzentration um. Andererseits hat Calcium so fantastische Eigenschaften, dass das Leben darauf nicht verzichten wollte. Die Evolution ist diesem Prozess so begegnet, dass die Zufuhr von Calcium in die Zellen strengstens kontrolliert wurde. Calcium wurde aber – in minimalsten Konzentrationen – für Impulse verwendet, für die Signalübertragung von Zelle zu Zelle. Damit wurde es überhaupt erst möglich, dass so etwas Kompliziertes wie ein Nervensystem entstehen konnte. Überschüssiges Calcium wurde weggesperrt in Depots, wo es keinen Schaden anrichten konnte. Daraus entwickelten sich Knochen und ein Skelett, was wiederum die Entwicklung größerer Organismen ermöglichte.

Calcium hatte in der biochemischen Evolution also einen enormen Einfluss, dass so etwas wie wir Menschen überhaupt entstehen konnten. Aber als vor Milliarden Jahren die ersten Einzeller im Meer damit Bekanntschaft machten, war Calcium eine enorme Gefahr. Ein neu auftauchendes Element ist nahezu immer toxisch. Und das ist wahrscheinlich die Phase, in der wir uns heute mit Aluminium befinden.

Ein weiteres Beispiel für den Einstieg neuer Elemente war die große Sauerstoff-Katastrophe, die sich vor etwa zwei Milliarden Jahren ereignete. Damals begannen die Pflanzen mittels Photosynthese Sauerstoff zu erzeugen und die Erde mit diesem neuen Element zu überfluten. In der Folge starben 95 Prozent aller Lebewesen aus, für die Sauerstoff extrem toxisch war.

Exley: Und natürlich ist Sauerstoff bis heute noch toxisch. Auch für Lebewesen wie uns, die selbst auf Sauerstoff angewiesen sind. Wir haben aber im Lauf der Evolution biologische Systeme entwickelt, mit denen wir das Schadenspotenzial von Sauerstoff kontrollieren und einschränken können. Diese Systeme sorgen dafür, dass freie Radikale effizient unterdrückt werden, so dass sie nicht zu viel Schaden anrichten können. Wenn man allerdings diesem System Aluminium zuführt, arbeitet das Kontrollsystem bei weitem nicht mehr so effizient und der oxidative Schaden wird um ein Vielfaches größer.

Und was denken Sie, wird das Resultat dieses evolutionären Prozesses sein, den wir gerade durchmachen?

Exley: Auf Grund unserer Kenntnis wie sich das Leben auf dieser Erde entwickelt hat, wissen wir, dass sich das Leben der immer höheren Menge von Aluminium anpassen wird. Manche denken, dass die Evolution des Lebens lange zurück liegt und nun abgeschlossen ist. Doch das stimmt nicht. Mit dem Eintritt von Aluminium befinden wir uns derzeit in einer hoch aktiven Phase der Evolution. Das Ergebnis könnte durchaus negativ ausfallen. Denn zunächst einmal hat ja Aluminium keinerlei Nutzen für das Leben und ist toxisch. Vielleicht – aber das ist eine Frage von Jahrhunderten – werden Aluminium und Biologie einmal so chemisch miteinander verschmolzen sein, dass das Leben daraus sogar profitiert. Aber das wird höchst wahrscheinlich keine menschliche Lebensform sein. Das Problem ist nämlich, dass wir von unserer Biologie her nicht besonders gut mit Aluminium klar kommen. Es könnte also durchaus sein, dass es zu diesem Zeitpunkt, an dem Aluminium zu einem integralen Bestandteil des Lebens wird, vielleicht keine Menschen mehr gibt. Also eine spannende Frage.

Wir versuchen jene Systeme zu identifizieren, die bei uns am meisten verwundbar sind. Das sind vor allem die Energie-Systeme, wo Phosphate wichtige Aufgaben haben. Eines der wichtigsten Symptome einer Aluminiumvergiftung beim Menschen ist Lethargie und Energielosigkeit. Patienten, bei denen Aluminiumvergiftung nachgewiesen wurde, leiden am »Chronic Fatigue Syndrom«, an chronischer Müdigkeit. Das ist kein psychologisches Problem, das hat handfeste physische Ursachen.

Das zweite System, wo Aluminium massiv eingreift sind oxidative Prozesse. Es kann zwar selbst keinen oxidativen Prozess auslösen, aber es kann stattfindende Prozesse verstärken und um ein vielfaches schlimmer machen.

Also kann man Aluminium als eine Art Alien, einen Außerirdischen bezeichnen, den wir aus der Erde geholt haben und der nun hyperaktiv und unberechenbar seine Kontakte mit dem Leben macht.

Exley: Ja, das ist ein passendes Bild. Ich spreche diesbezüglich lieber von einem »silent visitor«, einem »stillen Besucher«. Wenn man beispielsweise ein Sandwich isst, das mit toxischem Cadmium kontaminiert ist, denn wird dein Körper sofort damit beginnen, bestimmte Proteine zu erzeugen, die versuchen das Gift möglichst schnell zu entsorgen. Das bedeutet allerdings, dass der Körper Cadmium kennt. Dass sich hier im Lauf der Evolution ein Mechanismus eingespielt hat, der uns vor Cadmium schützt – oder das zumindest versucht.

Bei Aluminium suchen wir so einen Mechanismus vergebens. Es gibt keine spezifischen Antworten auf Aluminium. Der Körper erkennt Aluminium nicht. Also ist es ein stiller Besucher. Ein Szenario ähnlich dem Trojanischen Pferd.

Wie reagieren denn Ihre Studenten, wenn Sie ihnen derartige Dinge erzählen?

Exley: Wenn ich meinen Studenten oder anderen Menschen erzähle, was wir bisher über Aluminium wissen und was es anrichten kann, so nehmen die Leute automatisch an, dass wir alles unternehmen, um das zu verstehen und uns vor dieser potenziellen Gefahr zu schützen. Sie sind dann völlig perplex, wenn sie rausfinden, dass wir in Wahrheit gar nichts tun.

Wird Ihnen manchmal vorgeworfen, Sie betreiben Angstmache. Was entgegnen Sie solchen Kritikern?

Exley: Ich bin nicht im Mindesten daran interessiert Panik auszulösen. Ich möchte die Geschichte auf Basis der Fakten erzählen. Und zwar deshalb, weil es eine wichtige Geschichte ist. Die Leute werden das zu schätzen wissen, wenn es gelingt, das gut zu vermitteln. Und dann werden sie zu fragen beginnen. Dann werden sie wissen wollen. Es sind die Behörden, die hier auf den Bremsen stehen – und einige Gruppen innerhalb der Gesellschaft. Sie sind es, die sich mit aller Macht sträuben, dass in diesem Bereich neues Wissen ans Tageslicht kommt.

Aluminium: Gift für das Nervensystem

»Wir machen Kochtöpfe und Verpackungen daraus, bauen Flugzeuge damit, verarbeiten es zu Medikamenten, Zusatzstoffen und Kosmetika: Die Rede ist vom Aluminium, das, so scheint es, zu einem unverzichtbaren Bestandteil unseres modernen Lebens geworden ist. Doch der breite Einsatz hat auch seine Schattenseiten. Seit langem wird ein Zusammenhang zwischen der Alzheimer-Demenz und der Aluminiumaufnahme vermutet. Eine Reihe von Gründen spricht für eine ursächliche Beziehung.«

Und dann zählt der Autor eine Reihe von Argumenten auf. Etwa die Tatsache, dass die Aluminiumspiegel im Gehirn von Alzheimerpatienten deutlich erhöht sind. Oder dass zu viel Aluminium bei Nierenkranken Demenz auslöst oder die Häufigkeit von Alzheimer ansteigt, wenn das lokale Wasserwerk Alu-Verbindungen benützt, um das Trinkwasser zu reinigen. Seit langem werde das diskutiert, schreibt der Autor. Und doch ist der Artikel, aus dem ich hier zitiere und den ich bei Recherchen zufällig fand, auch schon wieder fast zwanzig Jahre alt. Der ebenso streitbare wie unkonventionelle Lebensmittelchemiker und Publizist Udo Pollmer hat ihn geschrieben, im Jahr 1995. Damals war eine ganze Ausgabe des EU.L.E.N-Spiegel, dem »Wissenschaftlichen Informationsdienst des Europäischen Institutes für Lebensmittel und Ernährungswissenschaften« dem Schwerpunktthema »Aluminium und Alzheimer« gewidmet.[2]

»Aluminium galt lange als ›inertes‹ harmloses Material, das vom Darm nicht aufgenommen wird und die Blut-Hirn-Schranke nicht überwinden kann«, schreibt Pollmer weiter. »Wenn Tausende von Patienten jahrelang Magensäurebinder auf Aluminiumbasis ohne sichtbare Nebenwirkungen einnehmen können, so die Argumentation der Aluminiumbefürworter, kann das Leichtmetall doch so schädlich nicht sein.« – Die Frage ist nur, ob überhaupt jemand konsequent die gesundheitlichen Folgen untersucht hat. Die Hersteller der Medikamente hatten kein Interesse daran und die Gesundheitsbehörden haben nicht das Geld – und oft auch nicht den Willen, hier Industrie-unabhängige Studien zu finanzieren. »Das Thema Aluminium ist heute genauso brisant, wie vor 20 Jahren«, sagte Udo Pollmer als wir kürzlich darüber sprachen. »Das Problem ist nur, dass Jahrzehnte der Forschung verschlafen wurden und bis heute alles nach der Pfeife der Industrie tanzt.«

Dazu eine Episode aus den Recherchen zum Film »Die Akte Aluminium« der seit der Premiere im März 2013 (im Programm von ARTE) auf vielen Film-Festivals weltweit gelaufen ist. Wir haben damals versucht, einen Patienten zu finden, der noch in der Lage wäre, über seine Krankheit zu sprechen. So wie Rudi Assauer, der an Alzheimer erkrankte Fußballmanager, der eine Zeitlang mit bemerkenswertem Mut und der ihm eigenen Offenheit in den Medien auftrat.

Im Zuge der Vorbereitung habe ich mit zahlreichen Patienten-Organisationen Kontakt aufgenommen und schließlich auch eine ganze Reihe von Patienten bzw. deren Angehörige besucht oder zumindest mit ihnen telefoniert.

Bei den meisten war rasch klar, dass nichts mehr möglich ist. Mehrfach fand ich Männer und Frauen, die ihre Partner pflegten und liebevoll umsorgten, obwohl diese nicht einmal mehr zu einem Satz fähig waren. Man merkte diesen älteren Menschen oft an, wie sehr sie verzweifelten und auch vereinsamten neben ihrem einst geliebten Partner, von dem nur eine Hülle geblieben war. Und wo sich der Geist aufgelöst hatte, bis fast nichts mehr übrig blieb.

Unvergesslich ist mir die Szene, als ein etwa 70-jähriger Mann mich gar nicht mehr aus der Wohnung lassen wollte vor Redebedürfnis; wo er mir sogar noch die alten Fotoalben zeigte und Filme aus den 1970er-Jahren vorführen wollte. Und nebenan saß seine Frau und starrte in den Fernseher. Ohne Anzeichen, ob sie überhaupt wusste, wo sie war. »Schlagersendungen beruhigen sie«, sagte ihr Mann. »Früher hat sie das geliebt.« Früher. »Jetzt ist es auch schon wieder zwei Jahre her, dass sie den letzten Satz zu mir gesprochen hat.«

Was das war, frage ich. Und er sagte nachdenklich: »Ich soll nicht vergessen, die Heizung abzudrehen.« Dann fügte er noch traurig hinzu: »Da hatten wir Hochsommer.«

Er hob seine Frau auf, reinigte und wickelte sie, gab ihr dann Grießbrei, den sie mit Appetit verspeiste, legte sie ins Bett, als die Schlagersendung aus war und überlegte ständig, ob ihm nicht noch etwas einfällt, mit dem er mich ein paar Minuten länger halten könnte. Die Kinder, sagte er, kommen nur noch selten. Sie schaffen es nicht lange, die Mama so zu sehen.

Das war der typische Fall. Manchmal waren die Alzheimer-Patienten auch noch ansprechbar. Doch es wäre regelrecht gefährlich gewesen, sie zu filmen, sagten mir die Partner oder die Therapeuten. Sobald etwas nicht dem normalen Ablauf entspricht oder wenn Unbekannte auftauchen, werden viele der Alzheimer-Patienten extrem aggressiv.

In einer Therapiegruppe, die ausschließlich aus Angehörigen von Alzheimer-Patienten bestand, hörte ich die unglaublichsten Geschichten. Je nachdem, in welcher Gehirnregion der Verfall begann, zeigten sich bei ihren Partnern besondere Symptome, erzählten die Frauen. Einige entwickelten eine regelrechte kriminelle Energie. Sie begannen plötzlich, ihr ganzes Geld für bestimmte Vorlieben auszugeben. Manche kippten in die Pornographie, andere ins Glücksspiel oder in den Kaufrausch. Andere verfielen auf Süchte. Etwa auf Naschsucht. Ihre ganze Wohnung sei voll mit halb aufgegessenen

Schokoladestücken, erzählte eine Frau. »Ständig kauft oder stiehlt er Schokolade, vergisst aber ständig, wo sie ist und versaut die ganze Wohnung. Er sitzt auf Schokolade, hat Schokolade im Bett oder im Bart.«, klagte sie. Es sei zum Verzweifeln.

Eine andere erzählte von ihrem Vorhaben, mit ihrem Mann – trotz der Demenz – auf Urlaub zu fahren, um ihren runden Hochzeitstag am Meer im Sommerhaus zu feiern. Sie sagt, sie verfluche ihre Offenheit. Sie hätte ihm nie etwas von der Idee erzählen sollen. In zwei Monaten wollen sie fahren. Und ihr Mann fragt nun alle paar Minuten, ob es schon so weit ist und ob er die Koffer zum Auto tragen soll.

Tja, meinte daraufhin der Therapeut. Das sollten sich alle zur Lehre nehmen: Nie vorzeitig etwas erzählen. Für den Alzheimer-Patienten ist alles Gegenwart. Die Zeiten verschwimmen, die Vergangenheit vernebelt sich und die Zukunft existiert nicht mehr.

Schließlich sprach noch eine Frau, die schon weinend in den Gruppenraum gekommen war. Sie erzählte von der unglaublichen Kälte ihres Mannes, der alles vergessen hat außer seinen Jähzorn; der sich jeden Tag wieder in absurde Ausbrüche reinsteigerte. Und in seiner Kälte und seinem Hass gleichzeitig vollkommen hilflos war. – »Wie soll ich das alles aushalten«, fragte die Frau unter Tränen. »Wie soll ich ihn pflegen, wenn er so zu mir ist. Ich habe schon seit Ewigkeiten kein gutes Wort oder eine liebevolle Berührung bekommen.« Und sie erzählte, dass sie seit Wochen an Selbstmord denkt.

Es ist eine unglaubliche Tragik, wenn sich alles, was geliebte Menschen ausmacht, auflöst und verschwindet. Als seien sie gestorben bei lebendigem Leib.

Schließlich haben wir doch einige wenige Alzheimer-Patienten gefunden, die über ihr Empfinden, ihre Krankheit, ihr Erleben des Verlustes und der Veränderung erzählen konnten und wollten.

Und hier ergab sich ein eigenartiges Bild, das den Behauptungen der von Udo Pollmer zitierten »Aluminiumbefürworter« diametral widersprach. Jener Aussage, dass »Tausende von Patienten jahrelang Magensäurebinder auf Aluminiumbasis ohne sichtbare Nebenwirkungen einnehmen können«. Denn drei der vier Personen, die wir fanden, waren langjährige Konsumenten dieser Mittel. Diese so genannten Antazida heben über die Abgabe von Aluminium den pH-Wert des Magens in einen neutralen Bereich und lindern damit Sodbrennen oder andere Magenbeschwerden.

Zwar ist das natürlich wegen der kleinen Zahl nun kein Beweis, doch auch auf der anderen Seite sieht es diesbezüglich finster aus. Denn abseits der Vermutungen, dass Antazida harmlos wären, gibt es keinerlei wissenschaftliche Belege für diese Annahme. Die Hersteller der Mittel kennen dieses Problem und sichern sich rechtlich ab, indem sie alle möglichen Risiken und Sicherheitstipps in ihre Beipacktexte schreiben. So sollen beispielsweise die Konsumenten des rezeptfreien Sodbrenn-Mittels Maaloxan »bei längerfristiger Einnahme« darauf achten, dass ihre Aluminiumspiegel im Blut regelmäßig kontrolliert werden. Oder es wird zynisch darauf hingewiesen, dass die Einnahme des Bayer-Bestsellers Talcid kontraindiziert ist, wenn ein Patient bereits an Demenz oder Alzheimer leidet. Ein Gipfel der Geschmacklosigkeit: dann, wenn es ohnehin schon zu spät ist, plötzlich eine mögliche Ursache der Krankheit zu verbieten.

Drei der vier Alzheimer-Patienten, die wir fanden, waren also langjährige Konsumenten von Mitteln gegen Sodbrennen. Einer hatte über viele Jahre immer wieder die aluminiumhaltigen Mittel genommen, bei zwei waren es sogar mehr als 20 Jahre. Hier sagten beide Ehefrauen, dass ihre Männer bereits die Mittel genommen haben, als sie sich kennen lernten. Sie habe das auch angesprochen, weil es ihr seltsam vorkam, so lange ein Medikament zu nehmen, sagte uns eine der Ehefrauen. »Doch mein Mann hat damit argumentiert, dass das Mittel ja rezeptfrei in der Apotheke abgegeben wird, da könne man ja wohl davon ausgehen, dass es total harmlos ist.«

Alle drei dieser langjährigen Antazida-Konsumenten waren sehr jung. Einer war 52 als er die Diagnose bekam, einer 57 Jahre alt. Bei beiden begannen die Symptome aber schon viel früher. Zuerst zeigten sie sich jeweils beim Autofahren. Die Orientierung verschwand. »Früher ist mein Mann beruflich quer durch Europa gefahren, jetzt war er schon unsicher, wenn er unsere Tochter vom

Bahnhof abholen sollte.« Schließlich wurde es immer schlimmer. Die räumliche Orientierung ging als nächstes verloren, das Gefühl für Dreidimensionalität und Abstände. An den Fahrzeugen häuften sich die Blechschäden. »Als mein Mann zum dritten Mal beim Einparken in der Garage die Mauer streifte, habe ich an keine Zufälle mehr geglaubt.«

Günther P., der schließlich auch in unserem Film »Die Akte Aluminium« mitmachte, erzählte, dass er selbst seinen Führerschein abgegeben hat: »Ich war eine Gefahr geworden. Ich wusste nicht mehr wo die Straße ist, wo links und rechts ist. Manchmal bin ich sogar über den Bürgersteig gefahren.«

Rupert, der dritte Alzheimer Patient, der noch selbst über seine Krankheit und seine Situation reflektieren konnte, hatte seine Diagnose im Rekordalter von 47 Jahren bekommen. Er wurde mir von einem Wiener Alzheimer-Therapeuten vermittelt, der ganz begeistert war von seinem fitten Patienten. Man merkte Rupert auf den ersten Blick auch gar nichts an. Ein starker, kräftiger Mann. Doch als er den Uhrentest machen sollte, den vorrangig verwendeten Test zur Diagnostizierung der Alzheimer Krankheit, offenbarte sich das Desaster. Bei diesem Test werden die Patienten ersucht auf ein Blatt Papier in einem Kreis eine Uhrzeit einzuzeichnen. Also beispielsweise zehn Uhr dreißig. Oder zwanzig nach zehn. Als Rupert an der Reihe war, schrieb er alle Ziffern der Uhr in die rechte obere Ecke des Kreises. Für die Uhrzeit zwanzig nach zehn schrieb er die Ziffer zwanzig nach der Ziffer zehn irgendwo in den Kreis hinein. Als ihn der Therapeut darauf ansprach, dass er Zeiger verwenden sollte, um die Uhrzeit darzustellen, dass eine Uhr einen großen Minutenzeiger und einen kleinen Stundenzeiger habe, sah ihn Rupert verständnislos an: »Zeiger?« – Dieser Begriff war aus seinem Gehirn gelöscht.

Auf seine mehr als zwanzig Jahre andauernde Selbsttherapie gegen Sodbrennen hat Rupert während seiner zahlreichen Arztbesuche nie jemand angesprochen. Niemand interessierte sich für mögliche Auslöser der Krankheit. Aber alle wollten ihn therapieren.

Bloß bei einer medizinischen Studie zur Erprobung einer neuartigen Alzheimer-Impfung, von der sich Rupert und seine Frau sehr viel erhofften, gab es anfangs Probleme. Mit seinen 47 Jahren war er nämlich zu jung. An sich war das Einstiegsalter nämlich mit 50 Jahren festgelegt worden. Nach einiger Wartezeit und heftiger Korrespondenz mit der Studienzentrale in den USA konnte diese Hürde aber gemeistert werden. Rupert bekam die Anti-Alzheimer-Impfung und verstummte zusehends. Mittlerweile ist Ernüchterung eingekehrt. Sowohl bei Ruperts Frau als auch bei den Alzheimer-Therapeuten. Die Impfung gilt als Fehlschlag, die Abermillionen an wissenschaftlichen Forschungsgeldern verbraucht hat. Den Schaden im Gehirn konnte sie jedoch nicht reparieren.

Jeder, der sich die Mühe macht, ältere medizinische Studien zu durchsuchen, wird sich wundern, wie konkret Aluminium als Auslöser von Aluminium bereits vorgeführt wurde. Etwa in einer Arbeit[3] von 1997, wo die Besonderheiten von Patienten mit Down-Syndrom in Bezug auf deren Aluminium-Aufnahme thematisiert wurden. Nach der Gabe von aluminiumhaltigen Sodbrennmedikamenten hatten die 15 teilnehmenden Down-Syndrom-Patienten nämlich eine vierfach höhere Konzentration von Aluminium im Blut als die 15 gesunden Teilnehmer aus der Kontrollgruppe. Die Autoren der Arbeit schreiben:

»Obwohl die Mechanismen der erhöhten Aufnahme unbekannt sind, belegen die Studiendaten, dass bei Down-Syndrom-Patienten ähnliche Abnormitäten in der Verarbeitung von Aluminium vorkommen wie bei Alzheimer-Patienten. Wir schlagen daher vor, dass es empfohlen werden sollte, bei allen Menschen mit Risiko für die Entwicklung der Alzheimer-Krankheit, die Aufnahme von Aluminium über Nahrungsmittel möglichst zu minimieren.«

Auf solche Formulierungen muss man erst einmal kommen. »Menschen, die ein Risiko für die Entwicklung der Alzheimer-Krankheit haben« – wie erkennt man die? Sind wir das nicht alle? Und sollten wir dann nicht auch alle darauf achten, »die Aufnahme von Aluminium möglichst zu minimieren«? Nicht nur »über Nahrungsmittel«, sondern überhaupt?

Konkret wurde die Frage gar nie beantwortet, ob nun aluminiumhaltige Magen-Medikamente Alzheimer auslösen oder nicht. Es ist erstaunlich, wie wenige Studien sich überhaupt dieser Forschungsfrage widmeten. Millionen von Patienten nahmen weltweit diese Mittel. Ob sie aber sicher waren, oder ob man in der Folge dement würde, das interessierte niemanden.

Am kuriosesten fand ich eine US-amerikanische Arbeit aus dem Jahr 1990[4]. In diese Studie wurden 130 Alzheimer-Patienten aufgenommen und mit einer gleichaltrigen Kontrollgruppe verglichen, die aus 130 Freunden, Partnern oder sonstigen, den Patienten nahestehenden Personen bestand. Daraufhin wurde über Fragebögen der lebenslange Gebrauch von Antazida und Deodorants erhoben. Dabei zeigten sich Resultate in geradezu achterbahnartiger Willkür. Aluminiumhaltige Deos erhöhten das Risiko, an Alzheimer zu erkranken um 60 Prozent mit einer Tendenz zu höherem Risiko, wenn die Deos nicht ab und zu sondern regelmäßig verwendet wurden. Dann war das Alzheimer-Risiko gleich dreifach höher. Bei jenem Drittel der Teilnehmer, welche den größten Verbrauch an Sodbrenn-Mittel hatten, war das Alzheimer-Risiko gar um das elffache erhöht. Doch waren hier auch alu-freie Medikamente dabei. Wenn nur die reinen Alu-Mittel gewertet wurden, so gab es keine signifikanten – das heißt gültigen – Resultate mehr.

Was sollte man aus so einer Studie schließen? Die Autoren beantworten die Frage folgendermaßen:

»Die Resultate sind herausfordernd – aber sie sind in sich nicht schlüssig wegen methodischer Probleme – und auch wegen der langen Zeitperiode der möglichen Exposition für die Entstehung der Demenz.«

Tja, Pech gehabt. Solche Arbeiten erbrachten also regelmäßig Null-Aussagen. Die lange Zeit, in der sich die Krankheit entwickelt und die Vielfalt der möglichen Einflüsse ergaben ein überwältigendes Messproblem. Und deshalb wurden die Geldgeber für solche Studien langsam rar.

Zu gewinnen war ja sowieso nie etwas, zumindest in Bezug auf finanzielle Einnahmen. Ein Geschäft wäre das nie geworden. Wenn sich eindeutig heraus gestellt hätte, dass Aluminium der Auslöser für die Alzheimer-Krankheit ist, so wäre daraus wahrscheinlich die Schlussfolgerung gezogen worden, aluminiumhaltige Arzneimittel abzusetzen.

Wenn aber bloß etwas vermieden wird, so verdient damit niemand etwas. Verdient wird mit der Neuentwicklung gut vermarktbarer Produkte, aber nicht mit deren Absetzung. Das bedeutet, dass von Seiten der Pharmazeutischen Industrie ohnedies nie Geld in diese Arbeiten investiert wurde.

Sicherlich, die Bevölkerung hätte großes Interesse daran, einen möglichen krank machenden Einfluss zu vermeiden. Die Krankenversicherungen hätten auch geschäftlich profitiert, wenn weniger Menschen chronisch krank werden. Doch die Gesundheitsbehörden und in der Folge die öffentlichen Geldgeber verloren das Interesse an dem komplizierten Thema. Zumal es dazu kaum Berichterstattung von Seiten der Medien gab – und damit auch aus der Bevölkerung wenig Druck kam.

Und mittendrin agierte ständig eine Heerschar von Lobbyisten, die in allen möglichen Institutionen als Einflüsterer und Financiers, als Druckmacher, Verhinderer und Manipulatoren tätig wurden. Ihr Anliegen war es, Aluminium aus der Schusslinie zu halten. »Besonders fies war die Unterstellung, dass unsere Forschungsergebnisse auf schlampiger Arbeit und Laborkontaminationen beruhen«, ärgerte sich Daniel Perl, der damals als Neurobiologe an der Mount Sinai Universität in New York forschte[5]. Da half es ihm wenig, dass seine Studien in hoch angesehenen Journalen wie »Science« erschienen waren. Die von der Alu-Lobby finanzierte Forschergruppe warf mit Dreck um sich, ohne selbst Belege zu liefern. Und sie hatte Erfolg der weltweit ausstrahlte. Die Botschaft kam an: An Aluminium ist nichts dran.

Dazu ein kurzer Ausschnitt aus dem Buch »Die Alzheimer'sche Krankheit«[6] von Joachim Bauer, der damals Facharzt für Innere Medizin und Psychiatrie an der Psychiatrischen Universitätsklinik

Freiburg war und später erfolgreiche Sachbücher schrieb (u. a. »Warum ich fühle, was Du fühlst«, Hoffmann & Campe 2005, »Schmerzgrenze«, 2011, Blessing). Zu Aluminium und Alzheimer notierte er Anfang der 90er-Jahre ganz unter dem Einfluss der lobbygesteuerten Kampagne folgendes:

»Inwieweit Toxine bei der Alzheimer-Demenz eine Rolle spielen, ist unklar. Vermutungen über eine pathogenetische Rolle von Aluminium basierten auf Berichten über eine erhöhte Erkrankungsrate in Gebieten mit vermehrter Aluminiumbelastung des Trinkwassers [Martyn et al. 1986] und auf dem angeblichen Nachweis von Aluminium in Plaques [Candy et al. 1986] und in Neurofibrillenbündeln [Good et al. 1992]. (...) Nachdem jüngst gezeigt wurde, dass Plaques kein Aluminium enthalten und frühere diesbezügliche Messungen auf einer Kontamination des jeweils untersuchten Gewebes mit aluminiumhaltigen Fixierlösungen beruhten [Chafi et al. 1991; Landsberg et al. 1992], ist eine pathogenetische Rolle von Aluminium eher unwahrscheinlich.«

Hunderte Seiten dick sind die Arbeiten, die sich – auf den ersten Blick vollkommen objektiv und sachlich – mit den möglichen Gesundheitsgefahren von Aluminium befassen. Und ja, die Arbeiten sind geschickt gemacht. Sie erwähnen auch alle bekannten Risiken, wo Aluminium bereits als Auslöser überführt wurde: Die Dialysedemenz, Knochenerweichung, Blutarmut, Aluminiumasthma und einige mehr. Doch stets wird betont, dass die Dosis das Gift mache und von den geringen Mengen, die bei Aluminium-Verbindungen im Umlauf sind, keine Gefahr ausgehe, zumal Aluminium vom Organismus kaum aufgenommen und gleich wieder ausgeschieden werde.

Als unschlagbares Argument erwies sich schließlich die Botschaft, dass Aluminium als häufigstes Metall der Erde ja ohnehin omnipräsent sei. Wenn von Aluminium irgendeine relevante Gefahr ausgehe, dann wäre die Menschheit wohl schon längst ausgestorben.

Mit dieser Botschaft, die am Anfang der meisten von der Industrie gesponserten Forschungsberichte als eine Art Mantra heruntergebetet wird, ließen sich auch die Behörden, die Mediziner, die Journalisten leicht überzeugen. Kaum jemand fragte daraufhin noch weiter nach. Wenn Aluminium ohnehin überall ist, wie sollte man es dann auch vermeiden?

»Das ist die Frage, mit der ich immer als erstes konfrontiert werde, wenn sich jemand ohne Hintergrundwissen zu Aluminium bei mir meldet«, sagt Christopher Exley. »Für die Leute ist Aluminium Aluminium, egal ob das nun als Bestandteil eines Felsens in der Erde steckt, oder als chemische Verbindung mit Chlor im Antitranspirant oder im Deo drin ist. Doch das sind vollständig unterschiedliche Dinge. So wie Natrium, Chlor und Natriumchlorid, also Speisesalz, vollständig unterschiedliche Dinge sind.«

Allein in Kosmetikprodukten werden mehr als 50 verschiedene Aluminiumverbindungen eingesetzt. Aus vielen diesen Verbindungen lösen sich Aluminium-Ionen deutlich leichter als aus ihrer Verbindung mit Silizium und Sauerstoff, wie sie im Erdboden vorherrschen. Das Aluminium im Lehm oder im Granit ist mit dem Aluminium im Deo also überhaupt nicht vergleichbar. Und in der Natur kommt Aluminium in gediegener, also reiner Form gar nicht vor.

Besonders leicht binden Aluminium-Ionen an Nervenzellen, überwinden dabei die Blut-Hirn-Schranke und dringen ins Gehirn ein. Dass Aluminium an der Entstehung von Alzheimer beteiligt ist und möglicherweise eine bedeutsame Rolle spielt, entdeckten mehrere Forscher-Gruppen bereits in den 1970er- und 80er-Jahren.

Der prominenteste dieser Wissenschaftler ist der schon erwähnte Daniel Perl, langjähriger Professor für Neuropathologie an der Mount Sinai School of Medicine in New York. »Wir kannten die Ergebnisse von Kollegen, die im Tierversuch bei Hasen Alzheimer ausgelöst hatten, indem sie deren Gehirn mit Aluminium in Kontakt brachten«, erzählte mir Perl. Er wollte daraufhin prüfen, ob dies für Menschen auch gilt. Perls Team entwickelte eigene bildgebende Verfahren, um das Aluminium in den Alzheimer-Plaques sichtbar zu machen. Er verglich die Gehirne von Menschen, die an Alzheimer gestorben waren, und der Zusammenhang war frappierend. »Aluminium hatte sich zwar ungleichmäßig im Gehirn verteilt, aber genau dort, wo wir die höchste Konzentration fanden, waren auch die Zerstörungen am massivsten.« In den beschädigten Regionen lag der Aluminiumanteil beim zwei- bis dreifachen Gehalt, den man bei Gesunden findet.

Seine Ergebnisse wurden in den weltbesten Journalen veröffentlicht. Hochrangige Wissenschaftler wie der Nobelpreisträger Carleton Gajdusek arbeiteten an Nachfolgestudien mit, welche die Ergebnisse bestätigten. Und dennoch heißt es heute »offiziell«, dass Aluminium keinerlei Einfluss auf die Entstehung von Alzheimer hat.

Perl beschreibt, wie eine kleine Gruppe recht bekannter und im Wissenschafts-Betrieb sehr angesehener Kollegen auf Kongressen und in den Medien ständig lautstark gegen diese These auftrat. »Diese Wissenschaftler vertraten vehement den Standpunkt, es handle sich bei dem Aluminium, das wir fanden, wohl um Labor-Verunreinigungen oder sonstige schlampige Arbeit.« – Nach und nach wirkte diese Art der Darstellung, zumal die Gruppe auch stets ausreichend finanzielle Mittel für Übersichts-Artikel zur Sicherheit von Aluminium hatte. Und in den von der Industrie finanzierten voluminösen Arbeiten, welche ebenfalls in hochrangigen Journalen erschienen, wurde Aluminium von jeglichem negativen Einfluss beim Untergang der Gehirnzellen freigesprochen. »Jeder Forschungsdollar, der weiterhin in diese Richtung investiert wird, ist ein verlorener Dollar«, erklärte etwa der angesehene New Yorker Alzheimer-Experte Henry Wisniewski. Und diese Sichtweise setzte sich nach und nach weltweit durch. Das Thema Aluminium und Alzheimer geriet in Vergessenheit.

»Wir vermuteten schon damals, dass diese Gruppe von der Aluminium-Industrie finanziert wurde«, sagt Perl. »Später tauchten nach und nach die Beweise auf, dass hier massive Geldmittel geflossen sind und bis heute weiter fließen.«

In diesem Ausschnitt aus einem von der Aluminium-Industrie herausgegebenen Buch[7] heißt es:

»Im Jahr 1955 beauftragte der Aluminium-Verband Wissenschaftler am Kettering-Laboratorium der Universität von Cincinnati mit einer Übersichtsarbeit zu Aluminium und Gesundheit. Ihre Schluss-

folgerung war, dass es keinen Grund für gesundheitliche Bedenken gegenüber einer Exposition von Aluminium gab. Dieselben Schlussfolgerungen veröffentlichten sie noch einmal in den Jahren 1974 und 1979. Diese beruhigenden Ergebnisse gaben der Industrie ein falsches Gefühl der Sicherheit, und so kam es zu einer verspäteten Reaktion auf die Anschuldigung, dass Aluminium die Ursache der Alzheimer-Erkrankung sei. Im Jahr 1980 wurde das Kettering-Team beauftragt, kontinuierlich Übersichtsarbeiten zu Aluminium und Gesundheit zu verfassen, was sie auch bis 1988 taten. Seit dieser Zeit wurden die Übersichtsarbeiten vom New York State Institute für Grundlagenforschung bei Entwicklungsstörungen unter der Direktion von Dr. Henry Wisniewski vorgenommen. Der Aluminium-Verband hat außerdem viele Monographien veröffentlicht und war in den Jahren 1989, 1992 und 1994 Sponsor von internationalen Gesundheits-Konferenzen.«

Henry Wisniewski stand also mitsamt seinem Institut auf der Gehaltsliste der Aluminium-Industrie. Dasselbe gilt für Nicholas Priest, einen britischen Alzheimer-Experten, der Herausgeber und Autor mehrerer von der Industrie finanzierter Arbeiten ist und heute als Toxikologe im Auftrag der kanadischen Regierung arbeitet. Als ich Professor Priest im August 2012 in London für ein Interview getroffen habe, schlug er als Treffpunkt die Räume des Internationalen Aluminium-Instituts, der Lobbying-Organisation der Industrie, am noblen Haymarket im Zentrum von London vor. Wir durften jedoch nichts drehen, wodurch dies erkennbar gewesen wäre. »Ich möchte nicht, dass in der Öffentlichkeit der Eindruck entsteht, ich könnte nicht unabhängig sein«, begründete er mir gegenüber seine Weigerung.

Im Interview erzählte mir Priest dann seine Sicht der Dinge, welche einem Freispruch von Aluminium in allen Punkten gleich kam. Zwar sei Aluminium neurotoxisch und es stimme schon, dass im Tierversuch Alzheimer ähnliche Symptome ausgelöst werden können, auf den Menschen sei das jedoch alles keinesfalls übertragbar. »Es wird höchste Zeit, dass wir hier endlich das Prinzip der Vorsorge verlassen«, erklärte Priest im Interview. »Es wurde in hunderten Arbeiten gezeigt, dass von Aluminium keine Gefahr ausgeht – und deshalb brauchen wir hier auch nicht länger vorsichtig zu sein. Dieses Thema ist vollkommen tot.«

Im selben Jahr als der Industrie-Großauftrag abgeschlossen wurde, gründete Henry Wisniewski die jährlich stattfindende »Internationale Konferenz der Alzheimer-Gesellschaft zur Alzheimer-Krankheit« (AAICAD). Es ist nicht wirklich überraschend, dass dort das Thema »Aluminium« kaum vorkommt.

Seit seinem Tod im Jahr 1999 vergibt die AAICAD jährlich einen »Henry Wisniewski-Preis« für das Lebenswerk im Bereich der Alzheimer-Forschung.

Blinde Passagiere am Weg ins Gehirn

Viele Jahre gelang es den Industrie-freundlichen Alzheimer-Gesellschaften, den möglichen Einfluss von Aluminium auf die Entstehung der Krankheit vollständig zu negieren. Erst in den letzten Jahren steigt die Anzahl der Studien wieder an, die sich dem Thema widmen. Eine neue Generation von Wissenschaftlern ist mit ihren Arbeiten nachgerückt. Und sie prüft mit neuen technischen Verfahren den alten Verdacht. Und fast alle dieser Studien zeigen nun, dass es fahrlässig war, einen der Hauptverdächtigen so lange ungeschoren zu lassen.

Eine dieser wichtigen neuen Arbeiten stammt von Pasquale De Sole und seiner Arbeitsgruppe von der Abteilung für klinische Biochemie an der Katholischen Universität Rom. Die Italiener untersuchten die Rolle von Ferritin, einem Proteinkomplex, der im Organismus als Eisenspeicher fungiert. Normalerweise.

Ferritine sind etwa sechs Nanometer große Proteinkomplexe und bieten Raum für bis zu 4.500 Eisen-Atome. Der Großteil des Ferritins befindet sich innerhalb der Zellen, vor allem in Leber, Milz, Knochenmark und Muskeln und wurde bisher vor allem als »eiserne Reserve« für Zeiten eines Eisenmangels angesehen.

Eisen erfüllt im Organismus zahlreiche wichtige Funktionen. Am bekanntesten ist seine Rolle bei der Erzeugung des roten Blutfarbstoffes Hämoglobin und damit der Sauerstoff-Versorgung der Zellen. Die Eisenmangel-Anämie ist eine relativ häufige Form der Unterversorgung mit Eisen.

Ein Eisenüberschuss kann jedoch ebenso dramatische Folgen haben. Es gibt zahlreiche Schutzmechanismen im Organismus, welche dem möglichen toxischen Effekt von Eisen vorbeugen.

Und einer davon könnte eben die Auslagerung von zu viel Eisen im Ferritin sein, vermutete Pasquale De Sole. Seine These: Neben seiner Rolle als Eisenspeicher könnte Ferritin auch noch die Aufgabe haben, den Organismus generell vor einem Überschuss an toxischen Metall-Ionen zu bewahren.

Bei einer Untersuchung an Nierenpatienten[8] im Jahr 2009 entdeckten die Römer, dass Ferritin auch andere Metalle einlagern kann. Vor allem handelt es sich dabei um Aluminium- und Zink-Ionen. »Der hohe Gehalt an Nicht-Eisen-Ionen führte uns zur Erkenntnis, dass Ferritin nicht nur ein Eisenspeicher ist, sondern insgesamt ein Regulator chemisch aktiver Ionen«, erklärt De Sole.

In zahlreichen wissenschaftlichen Arbeiten wird beschrieben, dass im Zentrum zerstörter Alzheimer-Gehirne ein überraschend hoher Gehalt an Ferritin-Molekülen gefunden wird. Davon stammt die These, dass Eisen toxisch wirken kann und möglicherweise mitschuldig ist an der Entstehung der Krankheit. Andererseits war die Anwesenheit von Ferritin im Gehirn auch wieder keine Überraschung, weil Eisen gerade im größten Sauerstoff-Verbraucher unseres Organismus viele sinnvolle Aufgaben erfüllt.

Für De Sole und seine Kollegen eröffnete sich nun aber eine neue spannende These: Was wäre, wenn die Aluminium-Ionen im »Bauch« des Ferritins gleichsam als blinde Passagiere ins Gehirn gelangen?

Um diese Frage zu klären, plante Pasquale de Sole die aktuelle Arbeit[9], die 2013 publiziert wurde. Als Krankheit mit dem stärksten Einfluss von Aluminium gilt Alzheimer-Demenz. Also lag es nahe, nachzusehen, ob sich der Aluminiumgehalt im Ferritin von Alzheimer-Patienten von dem unterscheidet, was bei gesunden Menschen gefunden wird.

Die Forscher rekrutierten 21 Patienten mit Alzheimer-Diagnose und verglichen ihre Werte mit einigen Vergleichsgruppen, darunter einer Gruppe von 200 gesunden Blutspendern.

Und tatsächlich war der Unterschied spektakulär: Während in den Kontrollgruppen das Ferritin ganz klar von seinem Gehalt an Eisenatomen definiert war – mit Anteilen bis zu 75 Prozent – war es in der Gruppe der Alzheimer-Patienten umgekehrt: Hier lag der Anteil des Aluminiums im Schnitt bei 62 Prozent. Die Ferritin-Moleküle waren demnach keine Eisenspeicher mehr, sondern Aluminium-Transporter. Da Ferritin ungehindert die Blut-Hirn-Schranke überwindet, wäre nun auch eine wichtige Route bekannt, wie Aluminium ins Gehirn eindringt.

»Ich denke, dass wir mit dieser Arbeit eine Art Missing Link zum Verständnis der Entstehung der Alzheimer-Krankheit geleistet haben«, stellte Pasquale de Sole recht selbstbewusst fest. Und auch die wissenschaftliche Community reagierte positiv. – »Die Resultate klingen überzeugend«, sagte mir etwa Kurt Jellinger, der als emeritierter Direktor des Instituts für Klinische Neurobiologie der Universität Wien mehrere Jahrzehnte Alzheimer-Forschung überblickt. »Die kontroverse Beurteilung der Rolle von Aluminium in der Entstehung der Alzheimer-Erkrankung ist noch immer ein Thema reger Diskussionen, die Klärung dieser Frage über weitere Untersuchungen sicherlich notwendig.«

Auch Konrad Beyreuther, Direktor des Netzwerks Altersforschung an der Universität Heidelberg und einer der führenden Alzheimer-Forscher Deutschlands hält die Entdeckung der Italiener für höchst interessant. In einem Interview, das ich mit ihm für einen Artikel im Deutschen Ärzteblatt[10] führte, sagte er:

»Aluminium wirkt auf isolierte Nervenzellen neurotoxisch und führt zum Untergang dieser Zellen. Die Frage ist daher, ob Aluminium-Ionen die Blut-Hirn-Schranke überwinden können. Ich habe vermutet, dass dies bei Alzheimer-Patienten der Fall sein kann, die eine Schrankenstörung aufweisen. Dass Ferritin eine vergleichbare Wirkung haben könnte, ist ein neuer Befund.«

Angesprochen auf die im Mainstream der Wissenschaft, wie auch in den Fachmedien weithin verbreitete Ansicht, dass Aluminium bei der Entstehung der Alzheimer-Krankheit keine Rolle spielt, sagte Beyreuther: »Diese Argumentation bezieht sich auf Befunde, die vor zwanzig und mehr Jahren erhoben wurden. Die heutigen Methoden zur Bestimmung von Aluminium-Ionen sind viel genauer.« Als Beleg führte Beyreuther an, dass mittlerweile überzeugend gezeigt wurde, dass Aluminium im Zentrum der – für die Alzheimer-Krankheit charakteristischen – Amyloid-Plaques in hoher Konzentration vorliegt. Und zudem treten bei Kaninchen, denen man im Tierversuch Aluminium verabreicht, die gleichen krankhaften Strukturen auf, wie sie regelmäßig auch bei verstorbenen Alzheimer-Patienten gefunden werden.

Das Immunsystem: Unser bedrohter Schutzengel

Eine der Besorgnis erregendsten Eigenschaften des Aluminiums ist sein enormer Einfluss auf das Immunsystem. Dies wird in der langsam beginnenden Diskussion über mögliche schädliche Folgen und toxische Einflüsse des wohl eigenartigsten chemischen Elements dieser Erde bisher fast vollständig übersehen. Sogar die Gesundheitsbehörden befassen sich mittlerweile mit den toxischen Eigenschaften von Aluminium in Lebensmitteln und Kosmetikprodukten. Es wird darüber diskutiert, dass Aluminium Nerven im Gehirn abtöten kann oder die DNA von Zellen der Brust so schädigt, dass daraus vielleicht Krebs entsteht, doch über die Folgen auf das Immunsystem herrscht weitgehend Schweigen. In keinem Bereich ist der Mangel an Verständnis der Vorgänge so groß, und nirgends wird weniger Forschungsförderung betrieben. Es sind meist Zufälle, wenn doch wieder etwas Neues über die Auswirkungen von Aluminium bekannt wird. Und das, was dabei ans Tageslicht dringt, ist oft erschreckend.

Ich persönlich denke, dass hier ein so gigantischer Forschungsschatz begraben liegt, dass man damit eine ganze Generation von Wissenschaftlern mit der Beantwortung existenzieller Fragen für die Zukunft unserer Gesellschaft befassen kann.

Während Infektionskrankheiten ihren Schrecken weitgehend verloren haben, leben wir derzeit inmitten einer wahren Epidemie von chronischen Krankheiten. Die tödlichen Seuchen früherer Jahrhunderte sind heute durch Hygiene und medizinische Interventionen weitgehend verdrängt. Die Kindersterblichkeit ist im Lauf der letzten Jahrzehnte kontinuierlich zurückgegangen. Doch sind unsere Kinder in Zeiten von Frieden, Wohlstand und umfassender medizinischer Versorgung deshalb heute gesünder? – Ganz im Gegenteil.

Speziell in den reichen Ländern gab es noch nie so viele behandlungsbedürftige chronisch kranke Kinder wie heute.

Eine bundesweite Erhebung[11] aus den USA belegt, dass derzeit 43 Prozent der Kinder im Alter unter 18 Jahren an mindestens einer der 20 wichtigsten chronischen Krankheiten leiden. Wenn man krankhaftes Übergewicht sowie Entwicklungsstörungen miteinbezieht, steigt der Anteil auf 54,1 Prozent. Damit sind die vollständig gesunden Kinder erstmals in einem Industrieland sogar in der Minderzahl.

Dieser Trend greift auch auf Europa über. Eine nach demselben Muster in Deutschland durchgeführte Erhebung ergab bei 38,7 Prozent der Kinder eine chronische gesundheitliche Einschränkung, die seit mindestens einem Jahr besteht.

Wie ist diese ebenso paradoxe wie katastrophale Entwicklung zu erklären?

Als ich vor etwa 20 Jahren mehr und mehr in den Gesundheits- und Wissenschaftsjournalismus einstieg, war es oft notwendig, die Arbeit des Immunsystems kurz zu beschreiben. Etwa wenn eine Grippewelle nahte. Wenn ich mir jetzt derartige Berichte von mir oder anderen ansehe, so wirkt das wie ein Blick ins finstere 20. Jahrhundert, ein Blick zurück in die Zeit des Kalten Krieges.

Seither gab es einen radikalen Wandel im wissenschaftlichen Verständnis seiner Aufgaben. Was einst als recht simples kriegerisches Abwehrsystem gegen die bösen Mikroben und Krankheitserreger gesehen wurde, entpuppte sich zunehmend als ein faszinierendes System der hochkomplexen Interaktion und als Partner sowohl des Nervensystems als auch der Mitbewohner im Lebenssystem Mensch, dem Mikrobiom. Erst langsam erkennen wir, welch ausgeklügeltes System wir damit zur Verfügung haben. Doch unverwundbar ist es nicht.

Die Möglichkeit, das Immunsystem zu beeinflussen, verführte die Medizin dazu, dieses hoch komplexe System zu manipulieren. Dahinter steht die Unfähigkeit der meisten Ärzte abzuwarten und die Selbstheilung zuzulassen, welche bei der großen Mehrzahl der Infekte auch ohne medizinische Intervention erfolgt wäre. Stattdessen wird ein ganzes Arsenal an Wirkstoffen eingesetzt, welche das Immunsystem der Kinder in ihrer Arbeit behindern und manipulieren.

Wenn das Immunsystem etwa die Körpertemperatur um ein paar Grad hinaufreguliert, verbessert es damit die eigenen Arbeitsbedingungen und schwächt jene der Infektionskeime. Ebenso sinnvoll kann es sein, den Zellen des Immunsystems mit Hilfe lokaler Entzündungen Zugang ins Gewebe zu verschaffen um dort Schäden zu reparieren. Vom Arzt verordnete Fiebersenker und Entzündungshemmer wirken hier kontraproduktiv. Ebenso verhält es sich meist mit der Verschreibung von Antibiotika, welche mitten im Heilungsprozess gegeben werden. Sie behindern das kindliche Immunsystem dabei, eigene Erfahrungen mit der erfolgreichen Bekämpfung von Infekten zu machen und stören die ausgewogene und artenreiche Besiedlung des Darmes, dessen wichtige Funktion für eine nachhaltige Gesundheit sich erst langsam in die Arztpraxen durchspricht.

Ein besonders heikles Thema sind die immer zahlreicher werdenden Babyimpfungen, deren langfristige Auswirkungen großteils unbekannt sind. Zum einen »ersparen« sie dem Immunsystem die Auseinandersetzung mit Krankheiten wie Windpocken, Rotaviren oder Influenza, welche früher von praktisch allen Kindern durchgemacht wurden und als natürliches Trainingscamp für das Immunsystem fungierten. Zum anderen wird immer deutlicher, dass Aluminiumsalze als Wirkverstärker in Impfungen Fehlprogrammierungen im Immunsystem auslösen können, welche sich bei empfänglichen Kindern als Allergien oder Autoimmunerkrankungen chronifizieren.

Auf und in uns leben Milliarden an Lebewesen in ungeheurer Vielfalt: das Mikrobiom. Jeder Mensch ist ein Zoo. Wir beherbergen zehnmal so viele Bakterien als wir Körperzellen besitzen.

Erst seit wenigen Jahren wächst in der Wissenschaft das Verständnis für die Bedeutung dieser Tatsache. Wir leben seit Anbeginn der Menschheit in einer Symbiose mit unserem Mikrobiom. Im Gegensatz zu der kleinen Zahl an krankmachenden Bakterien haben wir es hier mit Lebewesen zu tun, die selbst untergehen würden, wenn der Mensch stirbt. Deshalb haben sich im Lauf der Evolution unzählige Beziehungen zum gegenseitigen Vorteil entwickelt.

Manche der Bakterien erzeugen lebenswichtige Vitamine, andere schließen die Nahrung auf und machen Spurenelemente verfügbar. Das Mikrobiom steht in engem Kontakt mit dem Immunsystem – mit dem es sich über zwei Milliarden Jahre gemeinsam entwickelt hat. Hier begegnen sich – aus Sicht der Evolution – uralte Freunde aus den Zeiten, als es noch lange keine Säugetiere gab.

Wir leben in einer Welt der Mikroben. Sie sind uns fremd, weil wir sie mit bloßem Auge nicht erkennen können. Doch wir riechen sie, wir schmecken sie, wir beherbergen sie; in ungeheurer Vielfalt. Unter dem Mikroskop eröffnet sich die faszinierende Lebenswelt dieser Organismen. Hauptsächlich in Form von Bakterien und Viren, aber zumindest zeitweilig auch als Amöben, Würmer, Pilze oder Milben führen wir – mit uns selbst als Lebensraum – einen ganzen Zoo spazieren.

Dieses Mikrobiom, das wir mitführen, wiegt bei einem Erwachsenen im Schnitt etwa zwei Kilogramm. Allein auf der Haut einer einzigen Person siedeln mehr Bakterien als es Menschen auf dem gesamten Globus gibt. Der Punkt am Ende dieses Satzes würde

1.000 Bakterien Platz bieten. Viren sind noch einmal eine Zehnerpotenz kleiner. Ein hohler Stecknadelkopf könnte 500 Millionen Schnupfenviren aufnehmen.

Streng genommen gelten Viren aber noch gar nicht als Lebewesen, weil ihnen dazu jegliche Funktionen der Selbstorganisation oder -ernährung fehlen. Sie besitzen nicht einmal eine Zelle, sondern sind – vereinfacht gesagt – bloß eine winzige Kapsel mit ein wenig Erbmaterial drin. Bei manchen Viren ist das ganze noch mit einer Schutzhülle aus Proteinen und Fetten umgeben.

Viren benutzen fremde Zellen, um ihre eigene Bauanleitung in deren Genpool einzuschmuggeln. Sie sind der Kuckuck der Evolution. Influenza oder Polioviren wüten dabei richtiggehend, zwingen die Körperzellen, bis zur völligen Erschöpfung Unmengen von Kopien ihrer selbst herzustellen bis die Wirtszelle restlos ausgebrannt ist und stirbt. Doch nur die wenigsten Viren verfolgen eine derartige Taktik der verbrannten Erde, die ja auch zur Folge hat, dass sie selbst ständig flüchten müssen. Zum einen, weil sie ihren eigenen Lebensraum zerstören, zum anderen, weil sie dadurch natürlich auch eine besonders starke Abwehrreaktion des Immunsystems hervorrufen, das bei solchen Terroraktionen keinen Pardon kennt und jeden einzelnen dieser Eindringlinge gnadenlos verfolgt.

Die meisten Viren pflegen deshalb einen weniger radikalen »Lebensstil«. Hepatitis- oder Papillomaviren beispielsweise bevorzugen die chronische Infektion. Sie richten wenig akuten Schaden an, tarnen sich gut und werden deshalb vom Immunsystem oft jahrzehntelang nicht richtig ernst genommen, ignoriert und nebenher mitgefüttert. Hunderte andere Virenarten existieren überhaupt nur als Information in unseren Genen. Sie schlafen dort und niemand weiß, ob sie jemals wieder erwachen um sich zu vermehren. Die meisten zeigen keinerlei Aktivität und sind wohl eher ein vergessenes Relikt der Zeit, das die Erforscher der menschlichen Erbsubstanz meist als »genetischen Junk« einstufen.

Tatsächlich haben Viren und Immunsystem eine gemeinsame Vergangenheit, die in die Urzeit des Lebens zurückreicht und sich im Lauf der Evolution immer wieder gegenseitig beeinflusst und herausgefordert hat. Die Fähigkeit des Immunsystems zu lernen und sich anzupassen, wäre ohne die viralen Lebens- und Sparringspartner nicht denkbar.

Ohne den Einfluss der Viren gäbe es die ganze Menschheit nicht. Viren waren immer so etwas wie der Motor der Evolution, trieben die Entwicklung voran. Auch wenn sie selbst niemals wussten, wo es hingehen sollte. Doch gerade ihre Eigenschaft Fehler, Mutationen und sonstige Missgeschicke zu fördern, machte schließlich auch die Herausbildung höheren Lebens möglich.

Aber nicht nur ihre Eigenschaft als Quälgeist macht evolutionär gesehen Sinn, auch ihre Struktur war von Nutzen. Dass unsere Zellen heute einen Kern haben als »Hirn« und Schaltzentrale ist durch die Eingliederung viraler Bestandteile gelungen. Begriffe wie »gut« und »böse« spielten in der Entwicklungsgeschichte des Lebens ohnedies nie eine Rolle. Was taugte und im Wettlauf der Jahrmillionen Vorteile bot, wurde verwendet, der Rest ging unter.

Und so haben bereits die Vorfahren der ersten Mehrzeller in Symbiose mit Bakterien gelebt. Als Andenken haben wir bis heute in jeder Zelle Mitochondrien, das sind Bakterien, die im Lauf der Jahrtausende geschluckt und in den eigenen Zellverband integriert wurden, weil deren Fähigkeit zur Energiegewinnung Vorteile bot. Diese Mitochondrien blieben bis heute innerhalb der Zelle überraschend eigenständig. Sie besitzen eine eigene Hülle, haben eigenes Erbgut und pflanzen sich unabhängig vom Teilungszyklus der Zelle selbstständig fort. Die Hauptaufgabe der Mitochondrien ist die Energiegewinnung im Rahmen der Zellatmung. Muskelzellen haben demnach besonders viele Mitochondrien. Wenn diese absterben, stirbt auch die Zelle mit. Alleine leben könnten die ehemaligen Bakterien heute jedoch auch nicht mehr, weil sie sich völlig auf ihren Aufgabenbereich im Zellsystem spezialisiert haben und dafür zum Dank von den Versorgungsmechanismen der Zelle mitgefüttert werden.

Jeder Mensch ist entwicklungsgeschichtlich gesehen also ein Produkt der Mikrobenwelt. Unsere »Zell-Hardware« selbst besteht aus eingegliederten Viren und Bakterien. Und unsere »Gen-Software« hätte ohne deren Entwicklungsdruck nie die Herausbildung intelligenten Lebens gemeistert. Die meisten Mikroben leben mit uns in Symbiose. Sie profitieren davon, dass es uns gut geht und wir profitieren von ihnen. Bakterien sind für uns lebensnotwendig. Wirkliche Gefahr geht nur von den allerwenigsten aus.

Ein Alien im System

Aluminium ist einer der massivsten Störfaktoren für unser Immunsystem. Es ist für das Immunsystem, das sich aus den primitivsten Lebewesen bis rauf zum Menschen über viele Millionen Jahre entwickelt hat, ein Alien. Ein Unbekannter. Aluminium war nicht vorhanden, als das Leben im Meer entstand. Es war auch an Land nicht vorhanden, bevor wir es mit einem enormen Einsatz an Chemie und elektrischer Energie aus seinen Verbindungen in der Erde geholt haben. Und deshalb gab es für die biologischen Systeme des Lebens auch keine Chance, Strategien zu entwickeln, wie man mit so einem hyperaktiven Element wie Aluminium umgehen soll, wie es am besten entschärft oder raschest wieder ausgeschieden werden kann.

Aluminium wirkt im Organismus toxisch, so wie fast jedes neue Element, das in den Kreislauf des Lebens neu eingeführt wird. Wenn es, so wie bei Impfungen, ins Muskelgewebe injiziert wird, sorgt es für massenhaften Zelltod rund um die Einstichstelle. Die herbeigerufenen Zellen des Immunsystems können mit Aluminium jedoch nichts anfangen. Sie kennen es nicht. Wenn Makrophagen oder andere Fresszellen des Immunsystems Aluminium-Partikel aufnehmen, so wissen sie nichts damit anzufangen. Sie können es weder zerlegen noch ausscheiden und werden darüber hyperaktiv. Makrophagen regulieren und steuern viele andere Immunzellen. Wenn man Pech hat, lösen die Makrophagen über ihre Botenstoffe Alarmreaktionen aus, starten laufend Kaskaden von Entzündungsreaktionen, die sich im Dominoeffekt im Organismus verbreiten können und zu kaum kontrollierbaren Mikroentzündungen führen.

Aluminium sorgt für höchste Alarmstimmung im Immunsystem. Weil es selbst nicht als Problem erkannt wird, warten Abermillionen von patrouillierenden Zellen auf den nächsten Verdächtigen, der sich zeigt. Und wer sich als nächstes zeigt, ist verdächtig. Wir wissen heute aus den Ergebnissen der Allergieforschung, dass man mit Hilfe von Aluminium das Immunsystem gegen beinahe alles was es gibt sensibilisieren kann. Dazu muss es gar nicht gespritzt werden. Wiener Allergieforscher rund um Erika Jensen-Jarolim zeigten, dass es auch genügt, aluminiumhaltige Wirkstoffe wie etwa den »Magenschützer« Sucralfat den Versuchsmäusen oral zu verabreichen und ihr Immunsystem wird auf jedes Beiprodukt scharf gemacht. Wenn Mäuse zusammen mit Sucralfat Erdnüsse bekommen, sind sie fortan gegen Erdnüsse allergisch. Wenn man das Mittel mit Eiern mischt, sind die Mäuse fortan Hühnereiweiß-Allergiker.

Wir wissen heute, dass Aluminium das Immunsystem in eine bestimmte Reaktionsrichtung manipuliert, so dass es eher Antikörper produziert und die zelluläre Immunantwort eher geschwächt wird. Daraus ergeben sich – möglicherweise für viele Wochen und Monate – Abwehrschwächen und Fehlreaktionen, wenn das Immunsystem mit Viren oder Bakterien konfrontiert wird. Normalerweise banal verlaufende Infekte können daraufhin plötzlich einen ernsthaften Verlauf nehmen oder sie dauern ewig, bis die Krankheit endlich besiegt ist. Speziell Kinder sind sehr anfällig für derartige Abwehrschwächen. In Ländern mit schlechten Hygiene- und Sozialstandards kann so eine Krise tödlich enden, wie etwa die Forschungen Peter Aabys und seiner Wissenschaftler des Bandim Health Projects in Dutzenden hochwertiger Studien dargelegt haben (siehe Seite 103).

Vielen Menschen fällt es schwer, die Dimension dieser Gefährdung zu verstehen, weil das Immunsystem im Verborgenen arbeitet und bei gesunden Menschen kaum wahrgenommen wird. Das Immunsystem hat für das Leben die Funktion eines klassischen Schutzengels. Es wurde von der Natur im Lauf der Evolution dafür geschaffen, ein Lebewesen zu schützen und möglichst fit und gesund durch seine Zeitspanne auf Erden zu führen.

Das Immunsystem ist jedoch ein streitbarer und recht sensibler Schutzengel, der sich auch gegen den eigenen Körper wenden kann, wenn er aus dem Gleichgewicht geworfen wird. Und wehe, welche Tragödien dann ablaufen. Wer den Drachen reizt, kann damit eine Kraft heraufbeschwören, bei der alle Künste der Medizin heute nicht reichen, das Monster wieder zu besänftigen.

Deshalb sollten wir alle froh sein, dass wir ein Immunsystem geschenkt bekommen haben, das nichts anderes möchte, als sich ungestört und prächtig zu entwickeln. Wir sollten froh sein, über jedes Gleichgewicht, das wir dabei erlangen. Und es nicht gefährden über leichtfertige Eingriffe.

Je harmloser eine Krankheit, desto schwerer wiegen Nebenwirkungen der Therapie. Je seltener und unwahrscheinlicher ein Risiko, desto strenger sollten die Ansprüche an die Sicherheit der Risikovorsorge sein. Wir haben diese Abwägung seit langer Zeit aus den Augen verloren und uns von den Marketing-Sprüchen der medizinischen Versicherungsvertreter täuschen lassen. Mittlerweile ist das Risiko, das von den zahlreichen Vorsorgemaßnahmen ausgeht, längst höher als jenes von den Krankheiten selbst. Wir leben in einem Zeitalter der medizinischen Kollateralschäden ohne das überhaupt zu merken.

Wir haben vergessen, dass Heilung der Normalfall wäre, auch wenn wir gar keine Medikamente nehmen und nicht zum Arzt gehen. Weil die Natur uns mit dem Immunsystem ein über viele Millionen Jahre entwickeltes hochkomplexes System mitgegeben hat, das über die Abläufe im Organismus über Wissen verfügt, das jenes der Ärzte um Lichtjahre übersteigt.

Doch dem Medizinsystem ist es gelungen, uns diesen Schutzengel madig zu machen, ihn gering zu schätzen und zu verleumden: uns die feste Überzeugung zu vermitteln, dass alle Hilfe nur von außen – nämlich von den Weißkitteln, ihren Pillen und Therapien kommen kann.

Aluminium als Auslöser von Allergien und Asthma

Wenn man bestimmte Therapien und Heilmittel im Tierversuch wissenschaftlich erproben möchte, kann man schwerlich warten, bis irgendwo bei einem Tierarzt genügend kranke Tiere zur Behandlung abgeliefert werden. Diese Tiere wären verschieden alt, verschieden krank, mit unterschiedlichem genetischen Hintergrund und was es sonst noch alles an Einflussfaktoren gibt, welche die Aussagekraft einer Studie verfälschen würden.

Deshalb werden für die Forschung spezielle Tiermodelle künstlich erzeugt. Die Tiere also absichtlich krank gemacht, um sie dann in Studien für Experimente einsetzen zu können. Wenn man beispielsweise Therapien zur Linderung oder gar zur Heilung von Asthma ausprobieren möchte, braucht man Mäuse, Meerschweinchen oder Hasen, die an Asthma leiden.

Wie erzeugt man also eine allergische Atemwegsentzündung, welche dem klinischen Bild einer Asthma-Erkrankung beim Menschen entspricht?

Man muss die Tiere zunächst auf etwas sensibilisieren, gegen das sie allergisch reagieren. Wogegen man sie sensibilisiert, ist nicht so wichtig. Das können Birkenpollen sein, Erdnüsse, Hühnereiweiß oder weniger geläufige Allergene.

In der Forschung wird Häufig Hühnereiweiß verwendet. Genauer gesagt ist es aus Hühnereiweiß gewonnenes Ovalbumin (OVA), das gut dosierbar und im Großhandel für Versuchszwecke mit genormter Qualität und billig zu erwerben ist.

Man bereitet daraufhin Injektionen vor. Dafür nimmt man 10 Mikrogramm OVA, 2.800 Mikrogramm Aluminiumhydroxid als Hilfsstoff und löst beides zusammen in 200 Mikroliter »Phosphatgepufferter Salzlösung« (PBS), der gebräuchlichen bioneutralen Flüssigkeit, die isotonisch und für Zellen nicht schädlich ist.

Den Schaden besorgen die beiden anderen Inhaltsstoffe der Injektion, die durchs Bauchfell in den Bauchraum der Maus gespritzt werden.

Das Aluminiumsalz sorgt bei den Mäusen für eine Entzündung und eine Alarmreaktion des Immunsystems. Das Immunsystem wird im Rahmen dieser Entzündung gegen die Hühnereiweiß-Moleküle scharf gemacht.
Die Mäuse sind also nun gegen OVA sensibilisiert und können sich für zwei Wochen vom Schock erholen, dann wird das Verfahren wiederholt.

Im zweiten Schritt werden die Mäuse – wieder zwei Wochen später in eine so genannte Expositionskammer gebracht und dort für etwa 20 Minuten den Dämpfen eines Aerosolgenerators ausgesetzt. Diese kleine Dampfmaschine bläst feuchte Luft in die Kammer der Mäuse, der eine einprozentige OVA-Lösung beigemengt wurde. Es fliegen also eine Menge winzige Hühnereiweiß-Partikel im Dampf und werden von den Mäusen eingeatmet. Auf den Schleimhäuten in Nase und Hals sowie in der Lunge treffen die OVA-Partikel auf spezifische Antikörper und Zellen der Immunabwehr, die nun Alarm geben, weil sie eine gefährliche Invasion von Fremdeiweiß fürchten, das schon einmal – bei der Entzündung im Bauchraum – unangenehm aufgefallen ist. Die Zellen des Immunsystems schalten auf Notbetrieb, die Mäuse erkranken an einer akuten allergischen Atemwegsentzündung. Nun können also Therapien gegen diese typische Verlaufsform des allergischen Asthmas ausprobiert werden.

Auf diese Art und Weise wurden bereits eine Menge Arzneimittel entwickelt, die man zur Linderung der Symptome von Asthma verkaufen konnte. Heilen konnte man Asthma bisher noch nicht. Das ist vielleicht auch gar nicht beabsichtigt, denn schließlich lässt sich als Therapeut und Medikamentenhersteller von einer chronischen Krankheit wesentlich besser leben als von einer schnöden Heilung, wo man die Patienten nie wieder sieht.

Ich habe eine Wissenschaftlerin, die im Bereich der Allergieforschung tätig ist, gefragt, ob bisher noch niemand auf die Idee gekommen ist, ob nicht auch beim Menschen vielleicht derselbe Mechanismus ablaufen könnte wie bei den Modellmäusen: dass nämlich auch hier über Aluminium aus den verschiedensten Quellen Asthma oder sonstige Allergien erzeugt werden.

Doch, sagte sie, auf die Idee sind schon einige gekommen.

Ob man dann nicht untersuchen könnte, ob die Vermeidung von Aluminium zur Vorbeugung von Asthma und Allergien taugt?

Ja, meinte sie, auch auf diese Idee seien schon einige gekommen.

Und, fragte ich, was ist passiert?

Nichts ist passiert, sagte sie, die Förderung der jeweiligen Forschungsprojekte wurde abgelehnt. Nicht einmal, sondern mehrfach. An einen Zufall will sie diesbezüglich nicht mehr glauben.

Die Wissenschaftlerin ersuchte mich, dass ich ihren Namen in diesem Zusammenhang nicht nenne.

Krebs durch Aluminium?

Seit Jahrzehnten steigt die Häufigkeit von Brustkrebs rasant an. Mehr als die Hälfte der Tumore werden im Quadrant neben den Achseln diagnostiziert: Dort wo Roll-on oder Deospray aufgetragen werden. Viele dieser Kosmetikprodukte enthalten als Wirkstoff eine Aluminium-Chlor-Mischung. Diese Chemikalie dringt in die Haut ein und verklebt die Schweißporen. Das oberste deutsche Kontrollgremium, das Bundesinstitut für Risikobewertung (BfR), stellte den Alu-Deos bisher einen Freibrief aus. Nun stellt sich heraus, dass die Behörde bei dieser Einschätzung einen wichtigen Einflüsterer hatte: die Kosmetikindustrie.

Es ist eines der ungelösten Rätsel bei Brustkrebs: Fast 60 Prozent der Tumoren treten im so genannten »oberen äußeren Quadranten« der Brust auf. Also in jenem Bereich, der den Achseln am nächsten ist. Da die weibliche Brust in fünf etwa gleich große Bereiche – die vier Quadranten und einen zentralen Bereich um den Nippel – gegliedert wird, sollten es rein mathematisch doch nur 20 Prozent sein.

Als Erklärung wird genannt, dass dieser Bereich bei den Achseln eben besonders dichtes Gewebe enthalte und hier besonders viele der milchproduzierenden Zellen versammelt sind, aus denen meist das Krebsgeschehen entspringt.

Die britische Onkologin Philippa Darbre von der Universität Reading im Norden Londons gab sich mit dieser Antwort nicht zufrieden und vertiefte sich in historische Aufzeichnungen[12] aus der Zeit bevor massenhaft Deos verwendet worden sind. Und siehe da:[13] In den 1930er- und 1940er-Jahren waren die Tumoren deutlich gleichmäßiger über die gesamte Brust verteilt. Nur 31 Prozent fanden sich damals im »oberen äußeren Quadranten«. Zu Beginn der 1980er-Jahre war der Anteil in England, Wales und Schottland bereits auf fast 40 Prozent angestiegen, mit der Jahrtausendwende übersprang er schließlich die 50-Prozent-Marke. Und jetzt liegt er schon fast beim Doppelten der Vor-Kosmetik-Ära.

»Das«, meint Darbre, »weist deutlich darauf hin, dass Kosmetikprodukte hier eine Rolle spielen.« Sie tippte zunächst auf die Parabene. Schließlich aber fand sie einen anderen, noch deutlich aggressiveren Inhaltsstoff, den sie seit zwei Jahrzehnten erforscht und zu dem sie viele Studien[14] veröffentlicht hat: Aluminium-Chlor-Verbindungen.

Das Wirkprinzip dieser Chemikalie klingt an sich schon reichlich ungesund: Die reaktionsfreudigen Alu-Ionen verschmelzen mit den Zellen der Haut und verkleben dabei die Schweißdrüsen, so dass man kaum noch schwitzt.

Von Seiten der Kosmetikindustrie wurde stets Entwarnung gegeben: Die Haut sei für Aluminium eine unüberwindliche Barriere, Deo-Rückstände würden beim Duschen gleich wieder abgewaschen und falls doch kleine Mengen in den Organismus geraten, so würden sie umgehend ausgeschieden.

»Dabei wird völlig übersehen, dass sich speziell Frauen meist die Achselhaare rasieren«, sagt der französische Toxikologe Olivier Guillard von der Universität Poitiers. Er zeigte mit einem wissenschaftlichen Hautmodell[15], dass das einen gewaltigen Unterschied macht. Bei unrasierter Haut werden 1,81 Mikrogramm (μg) der Aluminium-Chlor-Mischung pro Quadratzentimeter Haut aufgenommen. Wenn die Achselhaare gerade frisch rasiert worden sind, so nimmt die Haut 11,5 μg der Aluminiumverbindung auf. Es geht also sechsmal so viel Gift ins Gewebe.

Darbres Forschungsergebnisse der letzten Jahre ziehen die Darstellung der Industrie ebenfalls massiv in Zweifel. Bereits kurz nach der Anwendung seien die Inhaltsstoffe im Blut nachweisbar, fand sie heraus. Je weiter man von den Achseln weggeht, desto geringer wird die Aluminiumkonzentration im Brustgewebe. Und wenn man die Flüssigkeit aus der Brust krebskranker Frauen mit jener von gesunden Frauen vergleicht, so findet man dort eine doppelt so hohe Konzentration an Aluminium. Besonders beunruhigend sind aktuelle Resultate, in denen Darbre Kulturen lebender Brustzellen im Labor mit minimalen Konzentrationen des Alu-Chlor-Gemisches versetzte, wie sie auch in Deos verwendet werden. Bereits nach einigen Monaten begann ein schockierender Prozess: Unter dem Mikroskop war deutlich sichtbar, wie sich kleine schwarze Zellhaufen bildeten, während in der alu-freien Kontrollgruppe die Zellen völlig unverändert blieben. »Es scheint, dass Aluminium fähig ist, eine normale Zelle in eine Krebszelle zu verwandeln«, lautet Darbres Verdacht.

Darbres Forschungsteam an der Universität Reading ist längst nicht mehr das einzige, das derartige Resultate vorlegt. Ein Genfer Team um den Biologen Stefano Mandriota und den Brustkrebsspezialisten André-Pascal Sappino hat sich der Frage, ob Deos so harmlos sind, wie das immer behauptet wurde, ebenfalls angenommen.

Die Forscher kultivierten für ihre Arbeit[16] gesunde Brustzellen. Diese wurden mit winzigen Mengen von Aluminiumchlorid versetzt – in Dosen, die 1.500 bis 100.000-mal weniger hoch waren als jene in herkömmlichen Deodorants. Nach ein paar Wochen stellten die Forscher fest, dass die Zellen geschädigt waren.

Das Aluminiumchlorid bewirkte in den Zellen ein abnormales Verhalten, das jenem entspricht, das in den ersten Phasen einer tumorartigen Veränderung von Zellen beobachtet wird. Zudem fanden die Forscher eine erhöhte Zahl von so genannten Doppelstrangbrüchen des Erbguts, die ebenfalls mit Krebsentstehung in Zusammenhang stehen könnten.

Die Studie reiche zwar nicht um nachzuweisen, dass Aluminiumsalze, wie sie in klassischen Deos benutzt werden, Brustkrebs auslösten, erklärte Stefano Mandriota, doch sei sie ein wissenschaftlicher Beweis dafür, dass diese Stoffe für Brustzellen schädlich seien.

Im krassen Gegensatz zu diesen Erkenntnissen gab das Deutsche Bundesinstitut für Risikobewertung (BfR) jedoch in seinen Publikationen bisher stets grünes Licht für die Alu-Deos. Hier eine der Entwarnungen des BfR aus dem Jahr 2008 im Wortlaut[17]:

»Die geschätzte Aufnahme über die Haut (dermale Resorption) liegt bei 0,01 %. (...) Ein Zusammenhang zwischen einer erhöhten Aluminiumaufnahme aus unterschiedlichen Quellen wie Lebensmitteln, Medikamenten oder kosmetischen Mitteln und einer Alzheimer-Erkrankung wurde bisher wissenschaftlich nicht belegt. Nach Auffassung der Kosmetikkommission besteht kein Risiko durch eine Aluminiumaufnahme aus kosmetischen Mitteln speziell aus Deodorantien.«

Vom wissenschaftlichen Gehalt machte die Risikobewertung des BfR den Eindruck eines recht banalen, wie nebenher verfassten Gutachtens. Die oben zitierte Aussage stützte sich auf wenige kleine Studien und berücksichtigte die neuere kritische Evidenz zum Thema Brustkrebs gar nicht.

Mehrfach wurde ich von Journalistenkollegen kontaktiert, welche im Zuge ihrer Recherchen beim BfR nachgefragt hatten und dort die Auskunft bekamen, Aluminium stelle keinerlei Gesundheitsgefahr dar. Angesprochen auf die Belege, die ich in meinem Buch »Dirty Little Secret – Die Akte Aluminium« sowie in meinen Filmen präsentiert habe, hieß es von Seiten der BfR-Sprecher sinngemäß: »An der Sache ist nichts dran.« Hier würde bloß jemand (also ich) ohne jegliche Substanz Angst verbreiten.

Im Herbst 2013 stand auf der Webseite des BfR dann die Mitteilung, dass die Frage der Sicherheit von Kosmetikprodukten – speziell auch wegen der vielen Anfragen zu Alu-Zusätzen – neu bewertet werde.

Anfang 2014 wurden die neuen Erkenntnisse publiziert[18].

Zur Frage, ob aluminiumhaltige Deos gesundheitsschädlich sind, erklären die BfR-Experten[19] jetzt Folgendes:

»Die geschätzte Aufnahme von Aluminium aus Antitranspirantien liegt möglicherweise im Bereich dessen, was von der Europäischen Behörde für Lebensmittelsicherheit als duldbare wöchentliche Aufnahmemenge festgesetzt wurde. Da Aluminium auch aus anderen Quellen, wie beispielsweise Lebensmitteln, aufgenommen wird, könnte diese Menge bei einem Teil der Bevölkerung überschritten werden. Um eine zu hohe Aluminiumaufnahme zu verhindern, sollte ein übermäßiger Gebrauch von aluminiumhaltigen Antitranspirantien daher vermieden werden. Außerdem sollte nach der Rasur oder bei geschädigter Achselhaut ein Deodorant ohne Aluminiumsalze verwendet werden.«

Das klingt immerhin nicht mehr ganz so sorglos, wie die letzte größere Erörterung dieser Problematik, wo es noch sinngemäß geheißen hatte, man brauche sich diesbezüglich überhaupt keine Gedanken machen.

Etwas mühsam zu lesen, aber durchaus interessant sind die Sitzungs-Protokolle, welche auch über die Hintergründe der Entscheidungsfindungen Aussagen zulassen.

Das Protokoll zur 11. Sitzung der Kosmetik-Kommission[20], die im Mai 2013 stattfand, wurde am 23. Januar 2014 (!) veröffentlicht. Darin wird zum Tagesordnungspunkt Aluminium ein interessantes Faktum erwähnt. Dass nämlich bei einer der zurückliegenden Sitzungen des BfR (am 23. November 2011) ein Vertreter der Industrie anwesend war. – Zitat aus dem Bericht: *»Damals stellte ein Vertreter der Industrie eine Expositionsberechnung vor, bei der sich unter der Annahme einer Penetrationsrate von 0,012% eine systemische Expositionsdosis (SED) von 9 µg/Person/Tag bzw. 0,15 µg/kg KG ergab.«*

Damit, hatte der Industrievertreter der BfR-Kommission erklärt, liege das Risiko um das 200-fache unter dem Grenzwert. Also weit jenseits jeglicher Gefahr. Der Vertreter bezog sich dabei auf eine Ministudie aus dem Jahr 2001, an der gerade einmal zwei Personen teilgenommen hatten. Genau diese Studie[21] wurde aber in den BfR-Entscheidungen stets als wichtiger wissenschaftlicher Hinweis für die Harmlosigkeit der Alu-Deos genannt, weil doch angeblich damit bewiesen wurde, dass nur 0,01 Prozent der aufgetragenen Alu-Verbindung von der Haut aufgenommen wird.

Bei der aktuellen Sitzung des BfR war nun ein neuer Experte anwesend, von dem im Bericht keine Industrienähe gemeldet wird. Und siehe da, er kam nun zu gänzlich anderen Resultaten. – Zitat aus dem Protokoll:

»Ein Experte berichtet zum aktuellen Sachstand von Aluminium in kosmetischen Mitteln und stellt eine neue Expositionsberechnung nach Notes of Guidance vor. Aus einem neuen, nach OECD-Richtlinie durchgeführten in vitro-Versuch ergaben sich Penetrationsraten in Abhängigkeit von der Formulierung zwischen 0,3 (für ein Roll-On) und 1,61 μg/cm² (für ein Aerosol). Anhand dieser Penetrationsraten ergäben sich weitaus höhere systemische Einträge.«

Demnach werde allein über Deos so viel Aluminium in den Körper aufgenommen, dass damit der Grenzwert der EU-Behörde für Lebensmittelsicherheit (EFSA) für die »tolerierbare wöchentliche Aufnahme« von einem Milligramm pro Kilogramm Körpergewicht bereits erreicht werde. Also keine Rede mehr von einem 200-fachen Sicherheitsabstand.

Umgerechnet auf diesen Grenzwert , schreiben die BfR Experten gilt bei einem 60 Kilogramm schweren Erwachsenen eine »systemisch verfügbare Dosis von 8,6 μg Aluminium pro Tag als unbedenklich«.

8,6 μg Aluminium?

Sehen wir uns nochmal an, wie viel Aluminium aus Deodorants in der oben erwähnten französischen Studie von der Haut aufgenommen wird. Bei gesunder unverletzter Haut wird 1,81 μg aufgenommen, bei frisch rasierter Haut 11,5 μg. Und zwar pro Quadratzentimeter!

Man braucht also nicht einmal einen halben Quadratzentimeter pro frisch rasierter Achsel mit Deo bestreichen, um den Tages-Grenzwert vollkommen auszuschöpfen.

Wie ist es möglich, dass sich die wissenschaftlichen Studien in ihren Resultaten voneinander um das 200-fache unterscheiden – je nachdem wer die Studie finanziert hat? Daraus entspann sich im

Plenum des BfR eine Diskussion, bei der u. a. Kritik an den Mängeln der vorangegangenen – vom Industrie-Lobbyisten – vorgetragenen Studie aufkam. Der Bericht des BfR fasst den Abschluss der Debatte folgendermaßen zusammen:

»Aufgrund der insgesamt schlechten Datenlage zum Thema dermale Penetration sei es schwer, eine vernünftige Expositionsbetrachtung zu machen. Es bestehe dringender Bedarf an einer OECD-konformen in vivo-Studie unter Anwendungsbedingungen.«

Es sollte also jemand forschen?

Auf der Homepage des BfR[22] gibt es ein Übersichtspapier, welches Daten und Fakten zum BfR auflistet. Gegründet wurde das BfR im Jahr 2002 als Anstalt öffentlichen Rechts im Geschäftsbereich des Bundesministeriums für Ernährung und Landwirtschaft. Mit letztem Zählstand von Ende 2012 beschäftigte das Institut in seinen drei Berliner Standorten zusammen genommen 775 Mitarbeiter, darunter 302 Wissenschaftlerinnen und Wissenschaftler.

Wenn »dringender Bedarf« besteht an zuverlässigen Anwendungsstudien, um endlich einmal die Frage zu klären, wie viel des toxischen Alu-Chlor-Gemisches über die Antitranspirantien nun tatsächlich in den Körper – und damit auch ins Brustgewebe – gelangt, was hindert das BfR, diese Frage selbst zu klären?

Hierzu noch ein Blick in die Aufgaben des BfR: *»Das BfR hat den gesetzlichen Auftrag, Forschung zu betreiben, soweit diese in engem Bezug zu seinen Arbeitsschwerpunkten und Tätigkeiten steht und für die Wahrnehmung der gesetzlichen Aufgaben nötig ist.«*

Unter den mehr als 300 beim BfR angestellten Wissenschaftler wären sicherlich einige für diese Aufgabe zu gewinnen.

Nachdem sich damit hoffentlich zweifelsfrei klären lässt, wie viel Aluminium in die Haut geht, schließe ich mich gleich mit einer Inspiration für eine mögliche weitere Fragestellung an: Hochinteressant wäre nämlich auch, was die toxischen Aluminium-Ionen dann – nachdem sie die Haut durchdrungen haben – im Brustgewebe machen. Auch hier gibt es großen Bedarf an Industrie-unabhängiger Forschung.

Wir haben in der EU eine Heerschar von Wissenschaftlern, die im öffentlichen Dienst angestellt sind und aus Steuergeldern bezahlt werden. Es wäre höchste Zeit, wenn zumindest ein Teil davon gesundheitlich relevante Fragen untersucht, deren Beantwortung im Interesse der Bevölkerung schon längst überfällig ist.

Sonne auf der Haut

Wer sich Fotos der altehrwürdigen Sanatorien in den »Luftkurorten« Österreichs oder der Schweiz ansieht, dem stechen vor allem die großzügigen Sonnenterrassen ins Auge. Hier sollten die Kranken täglich einige Stunden verbringen um bei guter Luft und den wohltuenden Strahlen der Sonne Heilung zu erlangen. »Das Sonnenlicht führt reine positive Lebensgeister aus dem kosmischen Äther mit sich«, heißt es etwa in einer »Anleitung zur Sonnenkur« aus dem 19. Jahrhundert. Berühmte Kurorte wie Davos, oder die Sanatorien am Semmering warben mit ihren zahlreichen »Sonnentagen«, welche den Gästen auch dann noch Sonnenbäder ermöglichten, wenn die Täler längst in den Herbst- und Winternebeln versunken waren.

Seit dieser Zeit hat der Ruf der Sonne einige Schrammen abbekommen. Ausgehend von der hohen Hautkrebsrate der Australier ging über mehrere Jahre eine regelrechte Lawine von Schockmeldungen durch die Medien. Sonne wurde zum Synonym für Melanome – die bösartigste Form von Schwarzem Hautkrebs. Und an manchen Badeorten hat man den Eindruck, die Designer der aktuellen Sommermode seien strenggläubige Taliban. Wer seine Haut dennoch der Sonne aussetzen wollte, wappnete sich – angeleitet durch die mediale Hysterie – mit einem Sonnenschutzfaktor von 25 aufwärts.

Wer bei der Wahl der Sonnencreme das falsche Mittel erwischt, kann eine recht hohe Dosis an Aluminium ausfassen. »Wenn man sich nach den offiziellen Empfehlungen der WHO zum Sonnenschutz richtet«, sagt Alu-Experte Chris Exley, schmiert man sich an einem durchschnittlichen Tag am Strand mehr als ein Gramm Aluminium auf die Haut.«

Zur Erinnerung: Die tolerierbare Wochendosis bei Lebensmitteln liegt bei einem Aluminiumgehalt von einem Milligramm pro Kilogramm Körpergewicht.

Bleibt also die Frage, wie viel Aluminium durch die Haut in den Körper dringt. Laut Kosmetikindustrie wird der Großteil der Produkte abgewaschen. Genauere Untersuchungen fehlen jedoch.

Aber auch zur Frage, was das Aluminium in der äußeren Hautschicht anstellt, ist wenig Substanzielles bekannt. Wie hoch ist etwa das Risiko, dass Aluminium – ähnlich wie bei den Zellen der Brust – Doppelstrangbrüche an der DNA der Hautzellen auslöst und damit zum Hautkrebsrisiko beiträgt?

Wenn man in die internationale Medizin-Datenbank »pubmed« die Suchwörter Hautkrebs, Sonnencreme und Aluminium eingibt, erhält man null Resultate.

Wenn man in der Suchmaske Hautkrebs weg lässt, sieht es schon anders aus. Dann erscheinen gleich mehrere hundert Studien zu eigenartigen Themen, wo auch jemand wie ich, der fast täglich medizinische Studien liest, ein Fachlexikon braucht, um auch nur annähernd den Sinn und Zweck der Arbeiten zu verstehen. Meist geht es dabei um die Rezeptur neuer Sonnencremes aus metallischen Partikeln die verbesserte Filtereffekte gegen die UV-Strahlen der Sonne liefern sollen. Solche Arbeiten erscheinen dann in Publikationen wie beispielsweise dem »Journal of Nanoscience and Nanotechnologie«.

Als Nanopartikel bezeichnet man Atom- oder Molekül-Verbände im Bereich von 1 bis 100 Nanometer (nm).

1 nm entspricht einem millionstel Millimeter. Diese Partikel sind so winzig, dass sie – wenn sie eingeatmet werden – bis in die Lungenbläschen vordringen können und dort ins Blut übergehen. Dabei geraten sie mit dem Immunsystem in Konflikt und können heftige Entzündungen auslösen. Über die Nasenschleimhaut aufgenommen, zeigte sich dass Nanopartikel entlang der Nervenbahnen des Riechkolbens wandern können und im Weiteren auch die normalerweise recht gut abgesicherte Blut-Hirn-Schranke überwinden und ins Gehirn gelangen. Der Schutz des Gehirns vor hochreaktiven und

vermutlich gewebeschädigenden Substanzen ist somit aufgrund der Größe der Nanopartikel nicht mehr gewährleistet.

Wie weit Nanopartikel aus Kosmetikprodukten über die Haut in den Organismus gelangen können, wird kontrovers diskutiert. Einige Studien widerlegen eine Aufnahme von Nanopartikeln bis zu lebenden Zellschichten des Epithelgewebes; andere Untersuchungen geben Hinweise auf gegenteilige Befunde. So können in Kosmetikprodukten enthaltene Nanopartikel über die Hornhaut direkt oder über Haarwurzeln in die Haut aufgenommen werden und dort zur Schädigung der Zellen durch Radikalenbildung führen und möglicherweise Hautirritationen und -allergien auslösen. Im Organismus besteht die Gefahr, dass die Partikel die Arbeit der Mitochondrien und somit den Zellstoffwechsel stören[23]. Medizinisch eingesetzte Nanopartikel können die DNA sogar schädigen, ohne dafür in die Zellen eindringen zu müssen[24]. Die genaue Wirkung ist jedoch noch unzureichend erforscht, deshalb scheint es sehr bedrohlich, dass zahlreiche Hautpflegeprodukte bereits Nanopartikel enthalten.

Wie sich konkret die Nanopartikel von Aluminium im lebenden Organismus verhalten, dazu findet man bisher nur vereinzelt Arbeiten. Wissenschaftler der Universität Kairo testeten in einer Studie mit Ratten[25] wie Nanopartikel von Aluminium im Gewebe und den verschiedenen Organen aufgenommen werden. »Aluminium akkumulierte sich in Gehirn, Leber, Nieren, Darm und Rückgrat der Ratten signifikant stärker als in der Kontrollgruppe, wenn das Aluminium in Form von Nanopartikeln zugeführt wurde«, schreiben die Autoren und bemerken abschließend: »Aluminium hat eine hohe Neigung sich im Gewebe bis zu einem Grad anzusammeln, der sich toxisch auf die Gene auswirken kann.«

Hautkrebs ist eine der häufigsten Krebsformen. In Deutschland waren im Jahr 2012 beinahe 1,5 Millionen Menschen erkrankt, davon 318.000 mit dem gefürchteten bösartigen Melanom. Seit 2005 bedeutete das einen Anstieg um 60 Prozent. Der »helle Hautkrebs« mit Basalzell- und Stachelzellkarzinom ist deutlich harmloser und bildet selten Metastasen. Er ist laut Erhebung der Barmer Krankenkasse im selben Zeitraum sogar um 79 Prozent angestiegen. Ein Teil der Steigerungen ist sicherlich durch die Einführung des Hautkrebs-Screenings im Rahmen der Früherkennungsprogramme erklärbar. Doch womit erklärt man den Rest?

Sind es wirklich vor allem die Sonnenbrände und die Schädigung der Hautzellen in der Folge übertriebener Solarium-Bräunungskuren? Oder geht vielleicht von den Sonnencremes ebenfalls ein Risiko aus? – Warum ist Australien nach wie vor internationaler Spitzenreiter bei Hautkrebs obwohl dort auch am meisten gecremt und eingeölt wird? Ist das wirklich damit zu begründen, dass Menschen, die sich eincremen dann selbstgefährdend lange in der Sonne schmoren, weil sie ihren Schutz überschätzen? Oder geht zumindest ein Teil des Risikos auf das Konto der Inhaltsstoffe?

Gesicherte Antworten auf diese Fragen gibt es derzeit nicht. Immer klarer wird jedoch die Tatsache, dass die Gefahr nicht in der Sonne liegt und die sonnenfeindlichen Kampagnen vielleicht den Kosmetik-Konzernen nützt, aber nicht den Konsumenten.

Viele Ärzte haben bis heute Probleme damit, ihren Patienten therapeutische Sonnenbäder zu empfehlen. Dabei ist der Zusammenhang zwischen Sonne und Melanomen, der gefährlichen Form des »schwarzen Hautkrebs«, bis heute wissenschaftlich umstritten. So gibt es beispielsweise kein geringeres Melanom-Risiko bei traditionell verhüllten Moslem-Frauen im Vergleich zu jenen, die nichts dabei finden im Bikini an den Strand zu gehen. »Menschen, die sich berufsbedingt ständig in der Sonne aufhalten, haben im Gegenteil sogar ein geringeres Melanom-Risiko«, erklärt Marianne Berwick, Leiterin der Division für Epidemiologie und Prävention von Krebserkrankungen an der Universität von New Mexico in Albuquerque.

Wissenschaftlich eindeutig gesichert sind die ursächliche Rolle der UV-Strahlung und der Einfluss von Sonnenbränden nur bei der häufigsten Form von »weißem Hautkrebs«, dem Basalzellkarzinom. Diese Tumoren entwickeln sich meist im Kopfbereich, bilden keine Metastasen und können normalerweise gut entfernt werden. Damit ist der Krebs dann in den meisten Fällen endgültig geheilt.

Im Jahr 2010 erschien dazu eine große dänische Übersichtsarbeit[26], die ein wirklich sensationelles Ergebnis brachte: nämlich die meines Wissens erste und einzige Studie, in der die Gruppe der Krebspatienten einen Überlebensvorteil hatte. Die Auswertung der dänischen Daten von 72.295 Fällen von Basalzellkarzinom ergab nämlich, dass diese Patienten nicht kürzer, sondern signifikant länger lebten als die Durchschnittsbevölkerung.

Natürlich war es nicht der Krebs, der diesen Überlebensvorteil bewirkte, sondern der Zusammenhang mit der Sonne. Wer diesen Krebs bekam, war öfter in der Sonne und hatte einen höheren Vitamin-D-Spiegel als der Durchschnitt.

Mittlerweile ist die aggressive Angst-Kampagne, nur ja nicht zu lange in die Sonne zu gehen, etwas abgeebbt. Zu offensichtlich standen die Hautkrebs-Organisationen im Bund mit den Sonnencreme-Herstellern.

Langsam erlebt die Einsicht ein Comeback, dass der Stern, dem wir alles Leben auf Erden verdanken, doch nicht so schlecht sein kann. Über neue wissenschaftliche Erkenntnisse materialisieren sich nun auch die »Lebensgeister«, die im Sonnenlicht enthalten sind. Verantwortungsvolle Mediziner raten heute dazu, wann immer sich die Gelegenheit bietet, Sonne zu tanken – speziell im Herbst und Winter. Und besonders gilt dieser Rat – so wie in den alten Zeiten der Sonnenkuren – für kranke und gebrechliche Menschen. Die generelle Einführung von Sonnenterassen in Alten- und Pflegeheimen – und die eifrige Nutzung derselben – wäre demnach ein konsequenter und vor allem heilsamer Schritt.

Natürlich ist das alles kein Plädoyer für den Sonnenbrand, sondern ein Aufruf zu verantwortungsvollem Umgang mit dem Sonnenlicht. Und dazu gehört es auch, die Sonne an die Haut zu lassen und diese nicht über nanotechnologisch aufgepeppte Filterschichten aus modernen Sun-Blockern abzuschirmen. Besonders gilt das natürlich für Sonnenschutzmittel, die zu allem Überfluss auch noch Alu-Verbindungen enthalten.

Tabuthema Aluminium

Vor einigen Jahren betrieb ich einen Blog auf der Plattform »Scienceblogs.de«. Dabei handelte es sich um die kleine deutsche Schwester einer recht bekannten und einflussreichen US-Plattform. Ich war heftig umworben worden und erhoffte mir ein attraktives Umfeld und größeres Publikum für meine Beiträge. Also war ich von meiner alten Blogger-Plattform dorthin übersiedelt. Honorare für meine Beiträge erhielt ich keine.

»Scienceblogger« sind im Idealfall Wissenschaftler aus den verschiedensten Fachbereichen, die auch noch journalistische Qualitäten haben und ihre Berichte direkt von der Quelle liefern, entweder aus ihrer eigenen Forschung oder aus ihrem Fachbereich. Soweit die Theorie. Während dem knappen Jahr, das ich auf der deutschen Plattform verbracht habe, wunderte ich mich oft über das recht beschränkte Interessensprofil meiner Blogger-Kollegen. Denn in erster Linie sah man sich als eine Art freiwillige Kampfgruppe gegen Homöopathie, Alternativmedizin und vermutete esoterische Umtriebe. Mehr als die Hälfte der Hervorbringungen der Bloggerkollegen widmeten sich diesem Themenbereich.

Dass auch Impfkritik in diesen Kreisen als esoterischer Umtrieb gilt, merkte ich an den Reaktionen auf einen Beitrag zum Thema ADHS (Aufmerksamkeitsdefizit-/Hyperaktivitätsstörung), der ein regelrechtes transatlantisches Pulverfass zündete.

Zunächst kurz zu meinem Artikel. Ich hatte von einem neuartigen Untersuchungsverfahren[27] berichtet, mit dessen Hilfe zwei Gruppen von Kindern auf Hirnveränderungen untersucht worden sind: 47 Kinder mit der Diagnose ADHS und 66 Kinder ohne diese Störung in der Kontrollgruppe. Bei Jungen mit der Diagnose ADHS wiesen die Gehirnaufnahmen aus der MR-Röhre ein signifikant verringertes Volumen im Bereich der Basalganglien auf. Diese Hirnregion ist besonders in der Kontrolle der Motorik involviert.

Die Ergebnisse hatten sich auch in vorangegangenen Studien bereits angekündigt. Allerdings brauchte es das neue technische

Verfahren, um die Volumenbestimmung zu präzisieren. Anlass des Artikels war also ein technisches Verfahren, das bei Kindern mit der Diagnose ADHS konkrete Schäden im Gehirn fand. »Ob die Hirnveränderungen von Geburt an bestehen oder ob sie beispielsweise über entzündliche Prozesse oder Vergiftungen im frühen Lebensalter hervorgerufen werden, ist unklar«, schrieb ich und befasste mich mit diesem »Grundrätsel von ADHS«.

Seit rund drei Jahrzehnten wird ja heftig über alle möglichen Ursachen dieses Syndroms diskutiert. Manchmal auch über die Frage, ob es sich dabei überhaupt um eine Störung handelt, oder ob nicht bloß eine gestörte Gesellschaft mit »den besonders aktiven, unangepassten Kindern« nicht mehr zurechtkommt - und diese deshalb »mit Psychopharmaka ruhigstellt.«

Unbestritten gibt es auch solche Phänomene der Übertherapie – ohne organischen Hintergrund. Doch ist es bei sorgfältiger fachlicher Anamnese durchaus möglich, gesunde Kinder mit rein psychischer Auffälligkeit von wirklichen ADHS-Fällen zu unterscheiden. Die Studie war in diesem Sinne ein klarer Beweis, dass die Entwicklungsstörung körperliche Ursachen hat und nicht als Erziehungsfehler oder Einbildung abgetan werden kann.

Immer mehr Fachexperten zählen ADHS denn auch dem Krankheitsbereich des Autistischen Spektrums zu. Auch hier gibt es etwa dasselbe Geschlechterverhältnis mit deutlich mehr Jungen, dieselbe Bedeutung der genetischen Komponente, und etwa dasselbe Manifestationsalter. Außerdem gibt es in der Praxis derartig viele Überschneidungen bei den Patienten, dass allein aus diesem Grund eine gewisse Verwandtschaft der Diagnosen logisch scheint.

Bei Autismus besteht das Kernproblem in einer »Vernetzungsstörung« im Gehirn, wo bestimmte wichtige Areale nicht miteinander in Kontakt sind, isolierte Areale aber à la »Rain Man« besonders hoch entwickelt sein können. ADHS wäre somit eine Spezialform des Autistischen Spektrums. Welche Krankheit sich manifestiert, hängt demnach von Art und Ausmaß der Hirnschädigungen ab.

Nach dieser These, schrieb ich, müsse also ein Umwelteinfluss bestehen, ein Trigger, der die genetischen Anlagen überhaupt erst zum Ausbruch bringt. Denn während sich Erbkrankheiten über die Jahrhunderte in der Prävalenz recht stabil verhalten, haben sich die Fallzahlen bei Autismus und Hyperaktivität allein im Lauf der letzten Jahrzehnte vervielfacht.

Als ich im Jahr 2008 Jahren diesen Artikel schrieb, war in den USA laut US-Behörde CDC (Centers for Disease Control) ein Kind von 150 autistisch. 2013 wurde auf der CDC-Webseite[28] ein Verhältnis von eins zu 88 angegeben. Und im März 2014 war in den USA bereits eines von 68 Kindern betroffen[29]. Beim männlichen Geschlecht ist es noch deutlich schlimmer: Einer von 42 Jungs leidet heute an Autismus.

ADHS ist noch viel häufiger und liegt je nach Bundesstaat in einer Bandbreite von 8 bis 11 Prozent. Auch in Mitteleuropa sitzen bereits in jeder Schulklasse im Schnitt ein bis zwei Kinder mit »Zappelphilipp-Syndrom«.

Als möglichen Umwelteinfluss vermuten manche die fortgeschrittene Reizüberflutung im Kindesalter mit Dauerfernsehen, Computerspielen und Mobiltelefonen. Andere machen die Strukturlosigkeit mancher Familien oder die überbordenden Leistungs-Ansprüche der Schule verantwortlich. Ältere Thesen identifizierten Erziehungsfehler, Vernachlässigung oder frühkindliche Traumata als Auslöser. Als heiße Kandidaten werden auch Lebensmittelzusätze und ein Übermaß an künstlichem oder natürlichem Zucker gehandelt.

Nachdem ich dies alles angeführt hatte, kam schließlich die Passage in meinem Artikel, welche die Explosion auslöste. Ich schrieb:

»Mir persönlich erschiene es wichtig, endlich auch den möglichen Einfluss der Impfungen im Babyalter unvoreingenommen zu untersuchen. Konkret geht es dabei um die Aluminiumsalze, die in zwei Drittel der derzeitigen Kinderimpfungen als Hilfsstoffe enthalten sind. Anstatt die Ursachensuche ernsthaft zu forcieren, beschäftigen sich Wissenschaft und Medizin aber lieber mit der Verwaltung und Vermarktung von ADHS. Ritalin und Co. sind heute Megaseller. Und die ADHS-Experten ausgebucht.«

Jemand hatte dieses Zitat anscheinend übersetzt und über den Teich zum großen Bruder »scienceblogs.com« gemailt und sofort nahmen zwei prominente US-Blogger die Diskussion auf. Orac nannte sich der eine, der zweite war PZ Myers, Autor des weltweit damals populärsten Wissenschaftsblogs Pharyngula. Und sie konzentrierten sich sofort auf das Wesentliche: Nicht auf die Frage, ob Aluminium an der Entstehung von Gehirnentzündungen beteiligt sein kann, ob es Autoimmunreaktionen fördert und die Entwicklung des kindlichen Nervensystems stört; nein, das wurde gar nicht erst erwähnt. Zentrales Thema der Beitrage war die Frage: Gibt es da etwa Quacksalberei bei unserer kleinen deutschen Schwester? Hat sich gar ein Impfgegner ins wissenschaftliche Heiligtum geschummelt?

Es folgten unzählige Kommentare, in denen sowohl aus dem deutschen Sprachraum als auch aus den USA mit wirklich bemerkenswerter Aggressivität auf mich draufgeknüppelt wurde. Nur sehr vereinzelt fanden sich Leute, die für mich Partei ergriffen oder zumindest zugestanden, dass im Wissenschaftsbetrieb doch Fragen und Diskussionsbeiträge eigentlich erlaubt sein sollten.

Als schließlich die Kampagne mit hunderten hasserfüllten Kommentaren im Dezember 2008 ihren Höhepunkt erreichte, fand ich nicht mehr die Zeit und verspürte auch immer weniger Lust, mich gegen diese Flut von Anwürfen zu wehren. Nachdem die Leitung von »scienceblogs.de« selbst ins Visier dieser Pressure-Group geriet wurde mir mitgeteilt, »dass man sich von mir trennt«.

Ich weine den Scienceblogs keine Träne nach und wünsche ihnen viel Erfolg bei ihrer ebenso kindischen wie fruchtlosen Mission als Sammelplattform für selbst ernannte Eso-Ghostbuster.

Zum Abschied schrieb ich dem Scienceblogger Ulrich Berger, Mathematiker mit Schwerpunkt Spieltheorie, der einer meiner schärfsten Kritiker war folgendes:

»Es gibt verschiedene Arten von Medizinjournalismus. Manche schreiben jeden Tag an einer anderen Studie oder einer anderen Pressekonferenz und liefern dann brav ihren Artikel ab, so wie ein Huhn auch jeden Tag ein Ei legt. Produziert aus dem, was vorgefunden und

verarbeitet wurde. Und mit nur undeutlicher Erinnerung, welches Ei genau gestern oder vor einer Woche gelegt wurde.

Das ist dann Wissenschaftsjournalismus im Random-Modus. Wo ein und dieselbe Substanz mal Krebs verursacht, dann begünstigt und sechs Monate später schließlich heilt.

Solche Kollegen sind dann nebenher meist fanatische Radfahrer oder Segler. Denn irgendwas muss es ja geben, auf das man sich freuen kann – neben dem öden Brotjob.

Ich selbst bin seit mehr als 20 Jahren Journalist, seit mehr als 10 Jahren mit dem Schwerpunkt auf Medizin. Ich habe mir die Hochachtung für die Wissenschaft bewahrt. Ich mache meine Arbeit nach wie vor gerne. Es genügt mir aber längst nicht mehr, den geworfenen Stock zu apportieren, die gesprochenen Sätze brav abzutippen und die vermittelte Botschaft wortneutral ans Publikum zu bringen. Zu vieles – auch von dem was ich berichtet habe – hat sich schon nach kurzer Zeit als falsche Hoffnung, als viel zu optimistisch oder sogar als kontraproduktiv erwiesen. Und so denke ich bei jeder neuen frohen Botschaft auch die alten frohen Botschaften mit.

Manche werfen mir hier nun vor, dass ich Thesen behaupte, die ich nicht belegen kann. Dass es mir also nicht gelingt, einen klaren Zusammenhang zwischen Aluminiumsalzen in Impfstoffen und der nachfolgenden Entstehung von ADHS zu beweisen.

Nein das gelingt mir nicht. Wenn dieser klare Zusammenhang bereits bestätigt wäre, müsste ja auch niemand mehr darüber nachdenken.

Ich habe nicht behauptet, dass ich das beweisen kann, sondern gefordert, dass hier wissenschaftliche Ressourcen eingesetzt werden, um diesen Zusammenhang zu prüfen, bzw. auszuschließen.

Ich habe in einer kurzen Literaturübersicht gezeigt, wie enorm die Wissenslücken und auch die Risiken im Bereich der Interaktion von Adjuvantien + Immunsystem + Nervensystem sind.

Ein ganz Witziger meinte, dann könne man ja ebenso Förderungsgelder zur Erforschung des Flugverhaltens der Maikäfer im November beantragen.

Ich denke nicht, dass der von mir angesprochene Zusammenhang so an den Haaren herbeigezogen und lächerlich ist.

Allein schon die ganz primitive Korrelation von höherer Aluminiumsalz-Belastung durch die in den letzten Jahrzehnten zahlreicher werdenden Impfungen und der im selben Zeitraum steigenden Prävalenz von Krankheiten, die mit Störungen des Immunsystems assoziiert sind, hätte Anlass für eine ganze Batterie von Forschungsaufträgen sein müssen.

Was gibt es stattdessen? Eine magere Metaanalyse der vorhandenen Literatur zu Nebenwirkungen nach Impfung mit aluminiumhaltigen Impfstoffen die zu folgender großartigen Schlussfolgerung kommt:

›Trotz einem Mangel an Evidenz von guter Qualität empfehlen wir nicht, dass bei diesem Themenbereich weitere Forschungen unternommen werden.‹

Ich habe Tom Jefferson, den Hauptautor dieser Metaanalyse[30] konkret gefragt, warum er hier quasi einen Forschungsstopp gefordert hat, bevor die Forschung überhaupt richtig begonnen hat. Er ist mir die Antwort schuldig geblieben, hat bloß achselzuckend gemeint, da sei nichts dran. Ich bin zu lange im Geschäft, um mich mit derart substanzlosen Auskünften abspeisen zu lassen.

Ich weiß ja nicht, ob Sie Jeffersons Schluss teilen. Und wir dafür nicht besser wieder ein paar Millionen Euro an Forschungsgeld in die Suche nach Genen stecken sollten, die an Autoimmun-Prozessen beteiligt sind, oder diese begünstigen.

Bloß ja nicht am Impfen anstreifen. Bloß ja keine unangenehmen Fragen stellen. Bloß ja nicht das autoimmune Potenzial der aluminiumhaltigen Adjuvantien thematisieren und damit die Impffreudigkeit der Bevölkerung gefährden, wo es draußen im Land ohnehin nur so wimmelt vor lauter radikalen Impfgegnern. Das wäre doch bloß Wasser auf deren Mühlen.

Es stimmt, es ist ein schwieriges Umfeld.

Es ist ein schmaler Grad. Sowohl für Wissenschaftler als auch für Journalisten.

Und es ist immer einfacher, seine Beißreflexe auszuleben, als möglichst vorurteilsfrei zu diskutieren.«[31]

Soweit mein Abschlussbrief zu meiner Scienceblogs-Episode. Ich zitiere die Auseinandersetzung hier als ein Beispiel von unzähligen derartigen Vorfällen. Mit der Auseinandersetzung um mein Buch »Dirty Little Secret« haben die Anwürfe weitere Höhepunkte erklommen. Wer möchte, kann diese Schlammschlacht, die von einem weitgehend gleich bleibenden Kern bestehend aus fanatischen Impfbefürwortern sowie der so genannten »Skeptiker«-Bewegung mit ihrer »Gesellschaft zur Wissenschaftlichen Untersuchung von Parawissenschaften« (GWUP) ausgeht, gerne googeln. Allerdings braucht es einen guten Magen.

Da werde ich als fanatischer Impfgegner bezeichnet, als Kindesmisshandler beschimpft, weil ich den Kindern die segensreichen Impfungen vorenthalten will, oder – wenn die Argumente vollständig versiegen – als »Aidsleugner« oder »Aidsspinner« apostrophiert. Letzteres ist besonders originell, als ich mich mit dem französischen Entdecker der HI-Viren Luc Montagnier bei unseren bisherigen Kontakten großartig verstanden habe und seine wissenschaftlichen Ansichten weitgehend teile. Dass ich seinen US-Konkurrenten und Gegenspieler Robert Gallo mit der ihn umgebenden Clique von Geschäftemachern und Lobbyisten im Gegenzug für unseriös halte, auch dafür bin ich öffentlich eingestanden. Insofern hat es mich besonders gefreut, als Robert Charles Gallo im Jahr 2008 bei der Nobelpreis-Verleihung an Luc Montagnier vom schwedischen Komitee übergangen wurde.

Doch das ist ein anderes Thema. Wissenschaftliche Forschung wird seit langem als Verkaufsargument für Marketing-Kampagnen missbraucht und es ist kein Geheimnis, dass mehr als 90 Prozent der wissenschaftlichen Studien von Auftraggebern bezahlt werden, die ein kommerzielles Interesse an »guten« Resultaten haben. Niemals bestand ein Mangel an gut ausgebildeten Experten, die sich gerne hier einspannen und bezahlen lassen. Doch auch abseits finanzieller Vorteile schöpfen viele Menschen ihr Selbstbewusstsein aus der Tatsache, dass sie auf Seiten der Mehrheit stehen. Unzählige Personen haben keine Probleme damit, den Mainstream noch etwas dickflüssiger zu machen und auf Kritiker und Opponenten aggressiv hinzuhacken.

Tabus offen anzusprechen und Graubereiche an der Grenze zwischen Wissenschaft und Ökonomie darzustellen, war für mich stets eine der wesentlichen Motivationen in meinem Beruf. Und es stört mich auch nicht, wenn ich damit anecke. Es stört mich bloß, wenn ich im Internet von Feiglingen, die sich hinter Nicknames verstecken und sich nicht einmal getrauen, mit ihrem eigenen Namen für ihre Anwürfe einzustehen, aus dem anonymen Off heraus verleumdet werde. Ich werde weiterhin offen für meine Aussagen einstehen.

2. Alu-Fallen

»Aluminium macht uns verwundbar und anfällig« – Exley Interview Teil 2

Im zweiten Teil des Interviews mit »Mr. Aluminium« Christopher Exley geht es um das Gefahrenpotential des Leichtmetalls und seiner chemischen Verbindungen: Bei zwei Dutzend Krankheiten gibt es bereits handfeste Indizien, dass Aluminium bei der Entstehung involviert sein könnte. Immer mehr Wissenschaftler halten es für möglich, dass der ständig steigende Kontakt mit Aluminium in allen Lebensbereichen jener lange gesuchte Umweltfaktor ist, der den dramatischen Anstieg der so genannten Zivilisationskrankheiten zumindest zum Teil erklärt. Aluminium-Fallen im Alltag zu erkennen und die Kontaminierung zu verringern ist deshalb eine wichtige Vorsorge-Maßnahme zur Sicherung der Gesundheit.

Wann haben Sie erstmals bemerkt, dass von Aluminium Gefahr ausgeht?

Christopher Exley: Meine Beschäftigung mit Aluminium begann Anfang der 1980er-Jahre mit Forschungen zum damals aktuellen Phänomen des »Sauren Regens«. Ich habe versucht heraus zu finden, warum so viele Fische im sauer gewordenen Wasser starben. Alle dachten, das Problem sei die Säure im Wasser, doch wir zeigten, dass die Vergiftung über einen Umweg ablief: Bei neutralen pH-Werten sind Aluminium-Ionen nahezu unlöslich. Der saure Regen mit einem pH-Wert unter 5 löste jedoch vermehrt Aluminium-Ionen aus dem Boden. Und die haben das Nervensystem der Fische sowie ihre Kiemen geschädigt und sie damit getötet. Einen sauren pH-Wert ohne Aluminiumbelastung haben die Fische hingegen ganz gut ausgehalten.

Aluminium ist doch allgegenwärtig. Jeder Mensch nimmt Aluminium mit der Nahrung auf.

Exley: Ja, heute. Aber vor 100 Jahren gab es kaum Aluminium in Lebensmitteln und gar keines in Kosmetikprodukten. Das hat sich geändert. Auch gesunde Menschen haben heute geringe Mengen von Aluminium, die sich in Leber, Knochen oder Gehirn anreichern. Das sollte aber nicht so sein, denn es gibt zahlreiche biochemische Prozesse, die durch Aluminium gestört werden. Bei einigen Krankheiten, wie Dialysedemenz, Knochenerweichung, Anämie oder Aluminiumasthma ist die Verursacher-Rolle von Aluminium nachgewiesen. Doch es gibt noch zahlreiche andere Krankheiten beim Menschen wie Alzheimer, Brustkrebs, Allergien und Autoimmunerkrankungen, wo ein Zusammenhang möglich ist, bisher aber nicht eindeutig belegt wurde.

Gab es dazu auf Ihrer Konferenze, dem »10. Keele meeting on Aluminium«, neue Erkenntnisse?

Exley: Forscher aus 25 Ländern haben daran teilgenommen und ihre neuen Arbeiten präsentiert. Vieles von dem ist noch gar nicht veröffentlicht. Nehmen wir die Frage, ob Aluminium etwas mit Brustkrebs zu tun hat, oder nicht. Da sind wir noch ganz am Anfang. Wichtig war jedoch, dass diesmal beim Meeting alle wesentlichen Akteure dabei waren. Das sind vier oder fünf Forschergruppen. Für mich war das ganz interessant, ein Gesamtbild zu bekommen. Und nun denke ich durchaus, dass eine Verbindung zwischen Aluminium und Brustkrebs besteht. Und zwar nicht etwa indirekt über irgendwelche Umwege, sondern in Form eines Mechanismus, der unmittelbar vom Aluminium ausgelöst werden könnte.

Wissen die Menschen ausreichend Bescheid über das Risiko, das von den Kosmetikprodukten ausgeht? Wie viele Frauen müssen denn noch an Brustkrebs sterben, bevor die Verwendung dieser aggressiven Aluminium-Verbindungen verboten – oder zumindest deutlich auf den Packungen deklariert wird?

Exley: Das Hauptproblem sind jene, die eigentlich zum Schutz der Öffentlichkeit agieren sollten. So bekommen wir beispielsweise keinerlei Forschungsaufträge von den großen Stiftungen, die sich dem Kampf gegen Brustkrebs verschrieben haben. Auf den Webseiten dieser Einrichtungen findet man keinerlei Information darüber, warum Aluminium etwas mit Brustkrebs zu tun haben könnte. Das gleiche gilt für Großstiftungen in anderen Bereichen, etwa bei Alzheimer. Wir veröffentlichen Arbeiten, die eine mögliche Verbindung von Aluminium bei der Entstehung von Alzheimer nachweisen. Wenn man dann diese Leute bittet, sich zu unseren Ergebnissen zu äußern, dann heißt es: Das ist doch völlig unwichtig! Mit anderen Worten: Die Einrichtungen, die doch eigentlich die Öffentlichkeit schützen sollten bzw. sich um Kranke und Betroffene kümmern sollten, die interessieren sich gar nicht für unsere Forschung. Andererseits vertrauen viele Menschen diesen Stiftungen. Die denken wirklich, diese sind dazu da um sich um Frauen zu kümmern, die Brustkrebs haben, oder gefährdet sind. Man weiß aber nicht, dass diese Stiftungen sich nur für einige mögliche Ursachen von Brustkrebs interessieren. Aber so ist das. Das muss sich ändern, Vorurteile müssen fallen. Wer voreilig Entwarnung gibt, handelt fahrlässig.

Entwarnung bei Aluminium ist demnach die Botschaft einer Lobby, so wie seinerzeit, als es hieß, Rauchen hat mit Lungenkrebs sicher nichts zu tun?

Exley: Ja, es geht in diese Richtung. Wir wissen eindeutig, dass Aluminium ein Nervengift ist. Aluminium löst genau jene pathologischen Veränderungen aus, die mit Alzheimer assoziiert sind. Sie können mit Hilfe von Aluminium Asthma und Allergien auslösen. Bei Multiple Sklerose-Patienten finden wir überhöhte Aluminiumspiegel im Harn. Menschen, die an Alzheimer sterben, haben im Gehirn den zwei- bis dreifachen Gehalt an Aluminium.

Denken Sie persönlich, dass Aluminium die Alzheimer-Demenz auslöst?

Exley: Ich bin absolut sicher, dass die Krankheit Alzheimer auch ohne Aluminium auftreten würde. Doch würde sie so früh auftreten? Möglicherweise müsste man ohne Aluminium 150 Jahre alt werden, um daran zu erkranken. Oder der Verlauf wäre wesentlich milder und nicht so aggressiv. Und das Schicksal der Menschen wäre nicht so elend vom Zeitpunkt ihrer Diagnose bis zu ihrem Tod.

Ist das, was über Aluminium nun nach und nach bekannt wird mit dem Asbest-Skandal zu vergleichen?

Exley: Es gibt einige Ähnlichkeiten und Gemeinsamkeiten. Dazu gehört, dass so etwas wie Asbestose zuerst latent auftrat. Schließlich wurde die Krankheit aber in ihrer Gesamtheit wahrgenommen und erst dann bemerkten wir, um was es überhaupt ging. Bei Aluminium haben wir eine ähnliche Grauzone. Der springende Punkt ist aber, dass die Gefahren von Aluminium nur diffus erkennbar sind, in Wahrheit aber schon komplex auf uns einwirken, ohne dass wir das verstehen. Es gibt also durchaus Unterschiede zu Asbest, wo ja die Aufklärung der Mechanismen schlussendlich gelungen ist.

Manche Krankheiten wie etwa Allergien oder Autoimmunerkrankungen nehmen stark zu. Denken Sie, dass Aluminium in diesen Prozess involviert sein könnte?

Exley: Jeder weiß, dass es einen Umweltfaktor geben muss, der hier beteiligt ist. Meine These ist, dass Aluminium keineswegs dieser neutraler Trägerstoff ist für den es gehalten wird. Es wirkt vielfach selbst wie ein Antigen. Aluminiumdepots im Körper können ganze

Kaskaden von Effekten in Gang setzen, auch diese entzündungsähnlichen Symptome, die für Allergien typisch sind. Ohne Aluminium hat man bei vielen biochemischen Abläufen eine kleine oder gar keine Reaktion. Aber mit Aluminium wird aus einem kleinen Effekt ein deutlich stärkerer. Wir wissen dass dies etwa bei oxidativen Prozessen der Fall ist. Wo immer du einen Schaden hast, der von Sauerstoff-Radikalen ausgelöst wird, vergrößert sich der Schaden etwa um den Faktor zehn, wenn Aluminium in der Nähe ist.

In den USA zeigte eine große bundesweite Studie jüngst, dass nahezu die Hälfte der Kinder und Jugendlichen im Alter unter 18 Jahren an mindestens einer behandlungsbedürftigen chronischen Krankheit laborieren. Auch in Europa sind bereits deutlich über 30 Prozent der Kinder chronisch krank. Das kann Heuschnupfen sein, Asthma oder Neurodermitis. Aber auch ADHS, chronisch entzündliche Darmerkrankungen oder autoaggressiver Diabetes sind in den letzten beiden Jahrzehnten stark angestiegen. Wo liegen hier die Gründe?

Exley: Es ist sicher nicht ein einzelner Grund, soviel steht fest. Meine Herangehensweise an diese Problematik ist folgende: Wenn ich alles, was wir über Aluminium wissen im Hinterkopf behalte, frage ich schon, ob es schlau ist, den Babys und Kindern heute mehr Aluminium zuzumuten als jemals zuvor in der Geschichte. Messungen zeigen, dass die Menge an Aluminium im Körper von Kindern noch nie so hoch war. Aluminium hat keine Funktion, aber der Körper muss sich trotzdem damit befassen und darauf reagieren. Der Organismus der Kinder muss also laufend Energie dafür aufwenden, um eine immer höhere Menge an Aluminium in Schach zu halten. Diese Energie fehlt dann wieder, um sie anderswo einzusetzen, etwa zur vollständigen Entwicklung des Immunsystems und in vielen anderen Bereichen. Wenn dann eine neue gesundheitliche Herausforderung auftaucht, haben die Kinder vielleicht weniger Energiereserven, um damit klar zu kommen. Man kann also diese Aluminiumbürde im Körper als eine Art Immunsuppressor bezeichnen, welcher die Kinder generell anfälliger und verwundbarer macht.

Bei Deos ist Aluminium unter Brustkrebsverdacht geraten. Wie sieht es denn bei Sonnencremes aus, die ja auch oft Aluminium-Zusätze enthalten?

Exley: Bei manchen dieser Mittel schmiert man sich an einem Tag am Strand die ungeheure Menge von einem Gramm Aluminium auf die Haut. Die Firmen sagen zwar, es bleibt nur auf der Außenseite und geht nicht in die tieferen Hautschichten, aber das ist Unsinn. Eine wichtige Frage, die bei diesem Sonnenschutz-Thema auftaucht ist folgende: Warum haben wir heute die höchste Inzidenz an Melanomen und Hautkrebs während wir gleichzeitig noch nie so viel Sonnenschutz aufgetragen haben. Welches Land hat den höchsten Verbrauch an Sonnencremes? – Australien. Und wo gibt es das höchste Hautkrebs-Risiko? Ebenfalls Australien. Natürlich kann das auch ein vollkommener Zufall sein.

In Kosmetikprodukten werden Dutzende von unterschiedlichen Alu-Verbindungen für alle möglichen Anwendungsbereiche eingesetzt. Ist Aluminium hier immer gleich Aluminium oder gibt es Verbindungen – etwa Aluminiumsilikate – die weniger problematisch sind?

Exley: Bei den verschiedenen Verbindungen von Aluminium geht es immer um die Frage: Wie rasch kann sich daraus die biologisch aktive, toxische Form von Aluminium lösen: Al^{3+}, dreifach positiv geladene Aluminium-Ionen. Alle Alu-Verbindungen liefern Al^{3+} in unterschiedlichem Ausmaß. Manchmal zerfällt eine Verbindung in dem Moment, wo sie auf die Haut aufgetragen wird, andere sind stabiler. Es geht immer um die Frage, wie viele der toxischen Ionen daraus freigesetzt werden. Doch absolut stabil ist keine Verbindung. Es gibt keine Form von nicht toxischem Aluminium. Sogar die Aluminiumsilikate liefern etwas Al^{3+}.

Viele Menschen fragen, ob Aluminium als Verpackungsmaterial problematisch ist. Bei Tetra Pak ist die Alufolie zwischen Plastik und Karton eingeschweißt.

Exley: Tetra Pak hat meines Wissens keine Studien veröffentlicht, die belegen, dass die Verpackung sicher ist. Ich würde niemals Orangensaft aus einem Tetra Pak-Karton trinken, auch keine Haltbarmilch.

Eine Firma kann also ihre Produkte in Aluminiumfolie verpacken, ohne nachweisen zu müssen, dass diese nicht kontaminiert werden?

Exley: Ja, das ist so. Kürzlich haben wir uns Aspirin und andere Medikamente angesehen. Auch sie enthalten eine Menge Aluminium und das stammt wohl von der Verpackung oder aus der Verarbeitung. So wie bei Babynahrung. Es gibt viele ähnliche Produkte und niemand muss ihre Sicherheit demonstrieren.

Cola hat einen pH-Wert von etwa 3. Wenn ich das in eine Dose aus Aluminium gebe die innen nicht mit Plastik beschichtet wäre, wie lang muss ich das drin lassen, bis sich Aluminium im Cola auflöst?

Exley: Das passiert so oder so, auch wenn das beschichtet ist. Es gibt immer eine gewisse Kontaminierung durch Aluminium aus der Verpackung. Natürlich würde das viel stärker sein, wenn es keine Beschichtungen gäbe. Aber diese Beschichtungen sind auch nicht perfekt dicht. Die perfekte Isolierung gibt es nicht, da sind immer poröse Anteile, schadhafte Stellen etc. – Ein paar Milligramm sind schnell aufgelöst. Es braucht nicht viel von einem alu-freien Getränk zu einem, das schlimm kontaminiert ist.

Das heißt, wenn man Pech hat und die falsche Dose erwischt, wo die Innenschichte nicht vollständig isoliert ist…

Exley: Was heißt Pech? Es ist gerade umgekehrt. Es gibt keine Behälter, die vollständig isoliert sind. Dazu gibt es jede Menge Literatur. Jede einzelne Limo aus einer Alu-Dose, die wir und andere untersucht haben, hat immer Aluminium enthalten. Und wenn die Dose ein paar Monate an einem Platz gelagert wird, wo es vielleicht ein wenig wärmer ist, dann wird der Alugehalt höher sein.

Nahrungsmittel können Aluminium enthalten, die Verpackungen geben Aluminium ab, technische Geräte wie etwa Laserdrucker können die Raumluft kontaminieren. Da kann man auch leicht paranoid werden, oder?

Exley: Ja, man muss auch vorsichtig sein, weil Aluminium ja tatsächlich überall ist. Dieses Metall hat so einen unglaublichen Erfolg gehabt, weil es eben so vielfältig anwendbar ist. Es wird tatsächlich in so vielen Bereichen eingesetzt, dass man kaum den Überblick behalten kann. Wenn man nun sofort überall Gefahr und Vergiftung assoziiert, so ist man auch psychologisch in einer ungesunden Position. Wir können ja noch nicht einmal hundertprozentig beweisen, dass aluminiumhaltige Deos Schaden anrichten. Wir nehmen es an, aber bis zur schlüssigen Beweisführung ist es ein weites Stück.

Manche Leute sehen Ihren Film oder lesen einen Artikel über Antitranspirantien und schließen dann daraus, dass jedes einzelne Unglück in ihrem Leben von Aluminium ausgelöst wurde. Jede Woche bekomme ich zwei oder drei derartige Mails. Daraufhin versuche ich dann ein nettes beruhigendes Mail zurückzuschreiben, wo man exakt beschreibt, was bekannt und was noch nicht bekannt ist.

Warum werden den Impfstoffen eigentlich aluminiumhaltige Hilfsstoffe als so genannte Adjuvantien beigesetzt?

Exley: Wenn man keine solchen Hilfsstoffe verwenden würde, müsste man zehnmal so viele Wirkstoffe in die Impfungen geben. Aluminiumsalze machen die Impfungen also profitabler.

Verstehen wir schon ausreichend, was diese Adjuvantien im menschlichen Organismus machen?

Exley: Die großen Konzerne haben jedenfalls fast gar keine Forschung zur Beantwortung dieser Frage beigetragen. Sogar in den Experimenten bei den Tieren hat die Herstellerfirmen stets mehr die Wirksamkeit der Impfstoffe interessiert, als dass es bei den

Hilfsstoffen ein Problem mit der Toxizität geben könnte. Vom Verständnis, wie die Adjuvantien arbeiten, sind wir derzeit noch weit entfernt. Es gibt auch keine Experimente, die spezifisch die chemischen Eigenschaften von Aluminium untersuchen.

Ihre Arbeit zur Funktionsweise von aluminiumhaltigen Adjuvantien[32] zeigte, dass es fast unmöglich ist, vorher zu sagen, was im Organismus ablaufen wird. Es gibt so viele Zutaten in dieser Impfsuppe, die im Muskel auf die verschiedensten Zellen des Immunsystems treffen und damit so viele Unbekannte im Ablauf der Interaktionen, dass niemand genau sagen kann, welche Reaktionen hier gestartet werden und wie sich eine Impfung langfristig auswirken wird. Gibt es von Seiten der Wissenschaft überhaupt ein Bewusstsein, dass Adjuvantien toxisch sein könnten?

Exley: Theoretisch erkennen Wissenschaftler die Toxizität von Aluminium als Hilfsstoff sehr wohl. Aber wie sich das auf die geimpften Menschen auswirken könnte, das wird größtenteils ignoriert. Es gilt noch immer die optimistische These, dass ein Hilfsstoff seine Aufgabe erledigt und dann spurlos aus dem Körper ausgeschieden wird. Das können Sie in allen Lehrbüchern lesen. Aber das entspricht leider nicht der Realität.

Alu-Adjuvantien sind alles andere als neutral. Viele der Reaktionsmuster die wir an der Einstichstelle einer Impfung im Muskelgewebe beobachten, finden wir auch im Gehirn bei Multipler Sklerose, im Cortex der Großhirnrinde bei der Alzheimer-Krankheit oder in der Lunge bei allergischem Asthma. Da kann dieselbe Reaktion ablaufen und unterschiedlichste Symptome auslösen.

Alu-Falle Impfungen

Wir haben es beim Impfen mit einem enorm sensiblen Thema zu tun. Es braucht nicht viel, dass hier die Wogen hoch gehen, weil Impfen von allen Seiten – von den Befürwortern wie den Gegnern –

sehr emotional besetzt ist. Ich selber kann hier ein Lied davon singen, wie schnell man ins Kreuzfeuer der verschiedenen Gruppen geraten kann und wie aggressiv hier argumentiert wird.

Von Impfgegnern bin ich heftig attackiert worden, weil ich öffentlich für die Masern-, Mumps- und die Rötelnimpfung eingetreten bin. Die Sprecherin einer bekannten Impfgegner-Vereinigung hat mir etwa mitgeteilt, man werde sicherlich keine Bücher mehr von mir öffentlich empfehlen, weil ich als »nicht zuverlässig« gelte.

Eine ähnliche Meinung vertreten auch prominente Impfbefürworter, denen meine Argumentation zu aluminiumhaltigen Hilfsstoffen (Adjuvantien) in Impfstoffen nicht gefällt. Ich habe mehrfach öffentlich kritisiert, dass bei den meisten Impfstoffen keine zuverlässigen Sicherheitsstudien vorliegen, weil im Normalfall die eine aluminiumhaltige Impfung gegen eine andere aluminiumhaltige Impfung getestet wurde und Nebenwirkungen, die vom Aluminium ausgehen, deshalb naturgemäß nicht entdeckt und bewertet werden können. Solche Studiendesigns maskieren die Effekte, wie jeder weiß, der sich auch nur am Rande mit wissenschaftlichem Arbeiten befasst hat.

Das ist insofern hoch problematisch, weil längst bekannt ist, dass Aluminiumsalze, wie sie in Impfungen verwendet werden sich gerade auf ein in Entwicklung befindliches Nervensystem toxisch auswirken können. Die europäische Behörde für Lebensmittelsicherheit (EFSA) hat bereits im Jahr 2008 genau dieses Argument genannt, um niedrigere Grenzwerte für Aluminium in Lebensmitteln einzuführen (siehe auch Seite 86). Umso unverständlicher und fahrlässiger ist es, wenn diese Chemikalien Babys gespritzt werden, bei denen sich das Nervensystem gerade entwickelt. Und, nein – um gleich einem anderen häufigen Einwand zu begegnen –, es ist keine Frage der Dosis. Den Babys wird auch mengenmäßig sehr viel zugemutet. Speziell bei kleinen Babys oder bei Frühgeborenen übersteigt die Menge an Aluminium in Impfungen oftmals den Grenzwert, der für Lebensmittel gilt.

Anstatt nun Arbeiten zu zitieren, welche belegen, dass meine Kritik ungerecht ist und die Sicherheit aluminiumhaltiger Impfungen selbstverständlich sonnenklar erwiesen ist, hagelte es bösartige Attacken gegen mich persönlich. Da wird behauptet, ich sei »ein Abzocker, der mit Angstmache Geld verdienen will«. Oder mir wird unterstellt, ich rufe zur Kindesmisshandlung auf, »weil ungeimpfte Kinder misshandelte Kinder sind«. Ähnlich schlaue Argumente hagelt es jedes Mal, sobald ich öffentlich Kritik äußere.

Auf die Idee wirkliche Argumente – also belastbare Daten für die Sicherheit der Impfstoffe – zu liefern, kommt jedoch keiner dieser selbst ernannten »Impfexperten«. Stattdessen wird damit argumentiert, dass diese Impfstoffe doch schon jahrzehntelang eingesetzt werden und da wäre es doch aufgefallen, wenn es mit Adjuvantien ein Sicherheitsproblem gäbe.

Sicherlich ist es für viele Menschen verführerisch, mit dem Strom zu schwimmen. Von zu viel Nachdenken bekommen manche Kopfschmerzen. Also ist es einfacher, den Kanon mitzusingen, mit dem die meisten Fachartikel zum Impfthema beginnen: dass Impfungen nämlich der größte Erfolg der modernen Medizin sind und Millionen Menschenleben gerettet haben.

So mag es ja auch sein. Doch das entbindet uns nicht davon, trotzdem die strengsten Kriterien an ihre Sicherheit anzulegen.

Ein weiteres Argument, das einer allzu strengen Prüfung der Sicherheit entgegen steht ist ein kommerzielles. Noch nie wurde mit Impfungen so viel Geld verdient. Aus der einstigen Wohlfahrtsnische, in der Impfungen bis hinein in die 1990-er Jahre fast zum Selbstkostenpreis verschenkt wurden, ist ein extrem lukrativer Markt geworden, seit fast alle Industrieländer ihre Impfpläne prallvoll haben mit teuren modernen Impfungen. Speziell die Kinderimpfungen boomen. Innerhalb weniger Jahre – von 2005 bis 2011 – haben sich die Umsätze am Weltmarkt glatt verdoppelt. Und es ist nach den Marktanalysen noch kein Ende des Booms abzusehen. Kinderimpfungen machen bereits jetzt mehr als 50 Prozent des Marktkuchens aus. Bis zum Jahr 2015 werden die Gesamtumsätze mit Impfungen ein Volumen von 23 Milliarden Dollar übersteigen. Fünf Multis beherrschen den Weltmarkt. Allen voran der Konzern GlaxoSmithKline mit Zentrale in London, der weltweit etwa ein

Viertel der Umsätze am Impfmarkt erzielt. Dahinter der US-Gigant Merck, Sanofi Pasteur aus Frankreich, Pfizer, der weltgrößte Pharmakonzern, wieder aus den USA, sowie der Schweizer Riese Novartis.

Jeder dieser Konzerne beschäftigt tausende Lobbyisten, welche an den wichtigsten Positionen der Industrieländer in Kommissionen, Jurys, ja, sogar in Parlamenten, Behörden und Regierungen sitzen oder um deren Vertreter herum scharwenzeln.

Auch die Behörden selbst, sowie die Spitzen der internationalen Gesundheitsorganisationen pflegen einen engen Kontakt zur Industrie. Laufend wechseln hohe Behördenvertreter auf lukrative Jobs in der Industrie – und bringen natürlich ihr gesamtes Know-How der internen Abläufe in der Kontrollbehörde sowie ihre persönlichen Beziehungen zu den Ex-Kollegen als Bonus in ihr neues Berufsfeld ein.

Aluminiumhaltige Adjuvantien rangieren in der Reihenfolge wichtiger Themen bei den Gesundheitsbehörden im abgeschlagenen unteren Bereich. Als ich begonnen habe, hier Fragen zu stellen, erntete ich vor allem Erstaunen. Warum interessiert so etwas einen Journalisten?

Manchmal hatte ich auch den Eindruck, die zuständigen Impfexperten in den Behörden am falschen Fuß zu erwischen. Wenn sie etwa nicht wussten, welche Adjuvantien in welchen Impfstoffen sind oder woraus diese Adjuvantien überhaupt bestehen.

Dass von diesen Hilfsstoffen ein Gesundheitsrisiko ausgehen könnte, wurde schließlich rundweg abgestritten. Doch Impfungen sind keine Therapien, wo man je nach Krankheitslast eher bereit ist, ein gewisses Risiko unerwünschter Nebenwirkungen einzugehen. Impfungen werden meist an gesunden Menschen als Vorsorgemaßnahme durchgeführt. Eine ganze Generation kerngesunder Babys wird im Alter von zwei Monaten aufwärts mit diesen Arzneimitteln behandelt. Deshalb darf es im Bereich der Sicherheit hier keine Ausreden oder Schlampigkeiten geben. Es sollte eine Selbstverständlichkeit sein, dass die Kinder nach der Impfung genauso gesund sind wie vor der Impfung.

Bei manchen Impfexperten, speziell der älteren Generation, hat man jedoch den Eindruck, sie befinden sich noch mitten in den alten Seuchenzeiten. Da wird der Eindruck vermittelt, dass nur über die Impfungen die Rückkehr katastrophaler Krankheiten wie Diphtherie oder Kinderlähmung vermieden werden kann. Und neben dieser Argumentation schwingt ungesagt auch immer die Botschaft mit, dass dieser heroische Abwehrkampf, leider leider manchmal auch unter den Impflingen Opfer fordert. Als Kollateralschäden im Kampf gegen die Rückkehr der Seuchen.

Ähnlich wie Versicherungsvertreter das oft tun, wird dabei das Risiko, das von einem Schadensfall ausgehen kann, möglichst übertrieben dargestellt. Da lauert die Gefahr schon um die Ecke, wenn die »Impffreudigkeit« nachlässt. In Wahrheit ist es – wieder am Beispiel der Diphtherie und der Kinderlähmung – wohl wahrscheinlicher, dass man im Garten von einem Asteroiden erschlagen wird als dass diese Krankheiten zurückkehren und in unseren Regionen wüten. Außer natürlich, es brechen Krieg oder ähnliche Katastrophen aus und Europa stürzt ins Elend.

Diphtherie: Lehren aus dem Ernstfall

Dann jedoch, bietet auch die Impfung keinen wirklichen Schutz, wie die in Teilen Osteuropas wütende Diphtherie-Epidemie in der ersten Hälfte der 1990er-Jahre demonstriert hat. Die ersten Krankheitsfälle traten 1990 in russischen Kasernen unter zurückgekehrten Afghanistan-Kämpfern auf. Ein Jahr später breitete sich die Seuche auf mehrere Länder aus und erreichte 1995 den Höhepunkt, blieb jedoch immer auf die Nachfolgestaaten der Sowjetunion beschränkt. Im Fachjournal *»The Journal of Infectious Diseases«*[33] sind die Abschlussberichte der Epidemie in einer Extra-Ausgabe nachzulesen. Sie bieten einige Überraschungen.

Besonders stark verbreitete sich die Diphtherie in der Ukraine, die gerade unabhängig geworden war. Verheerend wütete die Krankheit speziell unter Alkoholikern und Obdachlosen der Städte Kiev, Lviv (Lemberg) und Odessa, wo auch die Mehrzahl der 646 Todesfälle auftrat.

Insgesamt wurden 17.356 Fälle von Diphtherie gezählt, darunter 5.643 Fälle bei Kindern und Jugendlichen. Und dies war der eigentliche Skandal dieser Epidemie: Bei den Kindern bis zu 15 Jahren hatten nämlich 80,4 Prozent der Erkrankten einen vollständig ausgefüllten Impfpass mit fünf Impfdosen bis zum Volksschulalter, bei den 16 bis 19-jähigen sogar 81,5 Prozent.

Die Epidemie blieb bis zu ihrem Abklingen im Jahr 1998 vollständig auf Osteuropa beschränkt. Und das obwohl viele Untersuchungen zeigen, dass bei mehr als der Hälfte der erwachsenen Bevölkerung Mitteleuropas keinerlei Antikörper gegen Diphtherie mehr nachweisbar sind. Viele Millionen Menschen galten deshalb als »ungeschützt«. Die Warnungen der Impfexperten, dass nur eine hohe Impfquote einen »Herdenschutz« bietet, sind zumindest im Fall der Diphtherie demnach wenig glaubwürdig.

Aus der wissenschaftlichen Aufarbeitung der Diphtherie-Epidemie ergeben sich mehrere Lehren, welche die Versicherungsversprechen der Impfexperten doch etwas relativieren:

- Damit eine Krankheit wie Diphtherie ausbrechen kann, braucht es Katastrophen mit hygienischen Notständen.
- Die Krankheit gefährdet vor allem Menschen in schlechtem sozialem Umfeld und Gesundheitszustand.
- Die Impfung bietet keinen sicheren Schutz vor Erkrankung.

Auf Grund der zahlreichen Krankheitsfälle bei Geimpften geriet der Impfstoff unter Verdacht, dass er eventuell schadhaft wäre. Eine Untersuchung der WHO ergab jedoch, dass er im Vergleich zu westlichen Impfstoffen keine Nachteile hatte.

Der Diphtherie-Impfstoff wurde in den 1920er-Jahren entwickelt und wird seither in kaum veränderter Form hergestellt. Damit stellt sich die Frage, ob diese »alten Rezepte« für moderne Zeiten überhaupt noch gültig sind. Möglicherweise würde der Impfstoff überhaupt keine Zulassung mehr bekommen, wenn es sich um eine Neuentwicklung handelte. Vielleicht ist es bloß die Tradition, welche uns an manchen Impfstoffen festhalten lässt. Zu diesen »Oldies« zählen neben Diphtherie auch noch Tetanus und Polio.

Bei Keuchhusten gab es mit den azellulären Impfstoffen eine Neuentwicklung. Sie lösten in den meisten Industrieländern die Ganzzell-Impfstoffe ab, welche wegen ihrem hohen Risiko schwerer Nebenwirkungen in die Kritik geraten waren. Doch zeigt sich speziell in der jüngeren Vergangenheit, dass diese zwar besser verträglich sind, aber doch deutlich schlechter wirken als ihre Vorgänger. Laufend treten nun wieder Keuchhustenfälle bei Geimpften auf.

Nun wird über die Notwendigkeit diskutiert, dass hier dringender Verbesserungsbedarf besteht. Im Gegensatz zu Diphtherie, Tetanus und Polio liegt dies aber wohl daran, dass Keuchhusten eine Krankheit ist, die auch wahrnehmbar ist, weil sie auch tatsächlich auftritt. Bei den anderen drei Krankheiten muss die Impfung nur in seltensten Fällen ihre Wirksamkeit belegen. Wenn sie dann – wie am Beispiel der Diphtherie deutlich wurde – im Anlassfall vollständig versagt, so steigert das nicht gerade das Vertrauen, seine Kinder impfen zu lassen. Zumal die Kinder noch nie so viel geimpft wurden wie heute – und damit auch noch nie so viel Aluminium gespritzt bekamen.

Babyimpfungen: Hochdosis Aluminium

In besorgten Kreisen junger Eltern wird oft darüber diskutiert, ob eine Sechsfachimpfung nicht zu viel ist für so ein kleines Baby. Und viele überlegen, ob nicht zwei Dreifachimpfungen oder sechs Einzelimpfungen – mit einem ordentlichen Abstand dazwischen – besser verträglich wären.

Bei derartigen Diskussionen wird meist übersehen, dass die Wirkstoffmengen in den Impfungen vernachlässigbar gering sind im Vergleich zum Gehalt der so genannten Adjuvantien. Der Hauptanteil am Volumen einer Impfung kommt – abgesehen von Wasser als Lösungsmittel – nämlich von diesen Hilfsstoffen, die als Wirkverstärker dienen. Ohne Adjuvantien würde der Großteil der Impfungen deutlich schlechter oder gar nicht wirken. Doch nicht nur der Anteil am Volumen ist bei den Hilfsstoffen größer, auch die Nebenwirkungen einer Impfung kommen meist von den Adjuvantien und nicht von den tatsächlichen Wirkstoffen (Antigene).

Als Adjuvantien werden im Normalfall Aluminiumverbindungen verwendet. Und Aluminium ist bekannt neurotoxisch – also giftig für das Nervensystem.

Diese Problematik gab für die Europäische Behörde für Lebensmittelsicherheit EFSA (European Food Safety Authority) in Zusammenarbeit mit einem Komitee der WHO bereits im Jahr 2008 den Anlass die empfohlenen Grenzwerte für die Aufnahme von Aluminium aus Lebensmitteln dramatisch zu senken. Dieser Grenzwert für die »tolerierbare wöchentliche Aufnahme« war in den 1980er-Jahren auf 7 Milligramm pro Kilogramm Körpergewicht festgelegt worden. Nun wurde er radikal auf 1 Milligramm abgesenkt.

»Das Komitee kam zu dem Schluss, dass Aluminium die Fortpflanzung und das sich entwickelnde Nervensystem bereits in niedrigeren Dosen als bisher angenommen beeinträchtigen kann«, fasste das Bundesinstitut für Risikoforschung[34] diese Maßnahme zusammen.

Den Lobbyisten der Aluminiumindustrie schmeckten diese Aktivitäten gar nicht. Und so wurde rasch Druck aufgebaut, die Empfehlungen der EFSA zu unterlaufen. Einer dieser Versuche war eine von der Industrie vorgelegte und finanzierte Studie, aus der hervorgehen sollte, wie gering die Gefahr einer Aufnahme von Aluminium aus Lebensmitteln ist. Die Experten der EFSA bezeichneten die neuen Informationen in einer umfangreichen Stellungnahme[35] als nicht ausreichend und hielten an den niedrigeren Grenzwerten genauso fest wie am Verbot bestimmter Alu-Zusätze in Lebensmitteln.

Eine Absage erteilte die EFSA nebenher auch einem häufig von Impfexperten vorgebrachten Argument. Aluminiumhaltige Adjuvantien wie Aluminiumhydroxid oder Aluminiumphosphat werden regelmäßig als »schwerlöslich« oder »unlöslich« bezeichnet. Sie würden deshalb weder vom Blut noch sonstigen Körperflüssigkeiten aufgenommen, sondern »nahezu vollständig« ausgeschieden.

In einer Zusammenfassung wissenschaftlicher Arbeiten zum Thema heißt es im EFSA-Bericht abschließend:

»Diese Resultate bestätigen, dass es nicht möglich ist die biologische Verfügbarkeit eines aluminiumhaltigen Stoffes allein aus seiner physikalisch-chemischen Beschaffenheit vorherzusagen. Es gibt in der Bioverfügbarkeit keine größeren Unterschiede zwischen einer löslichen und einer unlöslichen Aluminiumkomponente.«

Um die Tragweite dieser EFSA Aussagen richtig zu erfassen, ist es gut, das ganze nochmal zu wiederholen: Die internationalen Lebensmittelbehörden steigen also beim Thema Aluminium gewaltig auf die Bremse, weil es aus den aktuellen wissenschaftlichen Studien berechtigten Anlass zur Sorge gibt, dass die toxische Metallverbindung die Nerven schädigt.

Wo aber wird ein »sich entwickelndes Nervensystem« mehr ins Visier genommen als bei den Babyimpfungen? Hört man diesbezüglich etwas von den Gesundheitsbehörden?

Lesen Gesundheitsbehörden die Sicherheitsberichte der Lebensmittelbehörden?

Nun macht es selbstverständlich einen großen Unterschied, ob ein problematischer Stoff über die Nahrung aufgenommen wird, oder ob er – unter Umgehung des gifterprobten Magen-Darm-Traktes – gleich ins Muskelgewebe injiziert wird.

Sehen wir uns mal an, wie es theoretisch aussieht, wenn wir die Lebensmittelgrenzwerte auf die Impfungen übertragen.

Rechnen wir also den EFSA Grenzwert von 1 Milligramm (mg) pro Kilogramm Körpergewicht auf ein 5 kg schweres Baby um: Der Grenzwert liegt demnach bei 5 mg Aluminium pro Woche. Pro Tag wären das 0,71 mg.

Und nun sehen wir nach, was in den Baby-Impfstoffen drin ist.

Infanrix hexa, der Sechsfachimpfstoff des Hersteller-Konzerns GlaxoSmithKline (GSK) war viele Jahre lang das einzige Produkt am Markt, nachdem der Konzern Sanofi Pasteur sein Konkurrenzprodukt *Hexavac* im Jahr 2005 wegen »Mängeln der Wirksamkeit« zurückgezogen hat. Erst 2013 wurde Sanofi Pasteurs Neuversion dieses Sechsfachimpfstoffes unter dem Namen *Hexyon* zugelassen. Den Markt beherrscht derzeit jedoch der Impfstoff von GSK.

Infanrix hexa enthält zwei Aluminiumverbindungen: Aluminiumhydroxid und Aluminiumphosphat. Das ergibt laut Produktinformation eine Menge von 0,82 mg Aluminium-Ionen (Al^{3+}).

Wenn die Babys beim Impfarzt so wie empfohlen in den linken Oberschenkelmuskel die Sechsfach- und in den rechten auch gleich die Pneumokokkenimpfung dazu bekommen, so erhöht sich die Aluminiummenge (am Beispiel des GSK Impfstoffs *Synflorix* gerechnet) noch einmal um 0,5 mg.

Den Babys werden beim Impfarzt also 1,32 mg einer Substanz injiziert, welche nach Expertise der Lebensmittelbehörde das »sich entwickelnde Nervensystem« negativ beeinträchtigen kann.

Das ist fast die doppelte Menge, welche für Lebensmittel als tolerierbarer Höchstwert gilt.

Nun wird natürlich ein Baby nicht jeden Tag geimpft, das stimmt schon. Doch andererseits bestehen auch enorme Unterschiede, ob Aluminium per Injektion ins Muskelgewebe gespritzt wird oder ob es über Lebensmittel oral in den Körper kommt. Der Magen-Darm-Trakt ist beim Umgang mit Giften recht gut geübt und hat Erfahrung damit, toxische Substanzen rasch wieder loszuwerden.

»Bei der Injektion ins Muskelgewebe«, erklärte mir der Leiter des Zentrums für Neuromuskuläre Erkrankungen an der Universität Paris-Est, Professor Romaine Gherardi, »verbleibt rund 60- bis 100-mal mehr Aluminium im Organismus als bei oraler Aufnahme. Sogar wenn man die Alu-Lösung intravenös unmittelbar in den Blutkreislauf verabreicht, wird deutlich weniger Aluminium aufgenommen als bei einer Impfung ins Muskelgewebe.«

Auf derartige Unterschiede wird von den Gesundheitsbehörden überhaupt nicht eingegangen. Da wird stets so getan als mache es keinerlei Unterschied, ob man nun einen alu-belasteten Salat isst oder ob man einem Neugeborenen die aluminiumhaltige Impfung injiziert.

Wenn man diese Unterschiede berücksichtigt und den Grenzwert der Lebensmittelbehörden – entsprechend Gherardis Angaben – mit 60 oder 100 multipliziert, kommt man jedenfalls auf eine dramatische Überschreitung der »tolerierbaren wöchentlichen Aufnahme«. Noch dazu in einer hoch sensiblen Lebensphase.

Babys bekommen ihre ersten Impfungen bei uns üblicherweise im Alter zwischen zwei und drei Monaten.

In Österreich folgt dann – so wie in fast allen Ländern Europas – noch eine zweite Dosis von Sechsfach- und Pneumokokken-Impfung. Die dritte und abschließende Dosis der Basis-Immunisierung folgt ab dem 1. Geburtstag.

Deutschland und die Schweiz gehen hier »aus Sicherheitsgründen« wie es heißt, einen Sonderweg. Da wird noch ein zusätzlicher Impftermin im Alter von sechs Monaten eingeschoben. Die deutschen und die Schweizer Babys bekommen also von beiden Aluimpfstoffen vier Dosen.

Beim Paul-Ehrlich-Institut (PEI) wird das mit der »erwiesenen Sicherheit« der Impfstoffe begründet. PEI-Sprecherin Susanne Stöcker schickte mir zum Beweis das Bundesgesundheitsblatt, Ausgabe 11 des Jahres 2009, wo das Thema Aluminium erschöpfend abgehandelt werde.

Doch sogar in diesem Rechtfertigungspapier treten gleich Widersprüche auf. Heißt es hier doch, quasi beruhigend, dass laut Monographie »Impfstoffe für den Menschen« des Europäischen Arzneibuchs der Aluminiumgehalt in einer Impfstoffdosis »auf maximal 1,25 mg« beschränkt ist.

Doch was bedeutet das nun, wenn »der Mensch« zwei Impfungen mit zusammen 1,32 mg Aluminium gleichzeitig bekommt? Und was, wenn »der Mensch« dabei nur fünf Kilogramm wiegt und gerade erst zwei Monate alt geworden ist?

Freibrief für Aluminium

Eine von der französischen Nationalversammlung eingesetzte Expertenkommission empfahl 2012, Aluminium aus Impfstoffen so rasch wie möglich zu entfernen und speziell für die Babys, welche am meisten geimpft werden, aluminiumfreie Alternativen anzubieten.

Von einer Umsetzung dieser Empfehlung ist bisher wenig zu merken. Frankreich bleibt mit dieser Forderung innerhalb der EU weitgehend isoliert. Von Seiten der Hersteller gab es keine Reaktion, da die Einführung aluminiumfreier Impfstoffe für sie enorm teuer wäre. Es gibt zwar eine Reihe von Kandidaten, die als Alternative geeignet wären, doch gibt es für diese nicht den Freibrief, der für aluminiumhaltige Hilfsstoffe gilt. Tatsächlich ist es in den internationalen Regulatorien der Gesundheitsbehörden nämlich festgeschrieben, dass Wirkverstärker auf Aluminiumbasis keine Sicherheitstests absolvieren müssen. Sogar neu entwickelte und verstärkte Alu-Verbindungen, wie sie etwa in den beiden HPV-Impfstoffen gegen Gebärmutterhalskrebs (Produktnamen *Gardasil* und *Cervarix*) eingesetzt werden, können gleich nach den Tierversuchen zur Dosisfindung in der Impfung beim Menschen eingesetzt werden. Dies wird mit der großen Tradition aluminiumhaltiger Impfstoffe begründet.

Für alu-freie Adjuvantien gibt es diesen Freibrief nicht. Das bedeutet, dass sie durch langwierige und teure Testverfahren laufen müssen. Und so lange hier kein Druck der Behörden kommt, werden die Impfstoff-Hersteller diesen Schritt sicherlich nicht freiwillig unternehmen.

Die Gesundheitsbehörden der anderen EU-Mitgliedsländer sind dem Thema bisher konsequent ausgewichen. »Es gibt kein Problem mit Aluminiumhydroxid, warum sollten wir hier also Druck auf die Unternehmen ausüben?«, beschreibt der zwischen Wien und Europäischer Arzneimittelbehörde (EMA) in London pendelnde Österreicher Christoph Baumgärtel den Standpunkt der Gesundheitsbehörden in der EU. Und auch in den USA ist die Beurteilung der Lage nicht viel anders. »Aluminiumhaltige Adjuvantien sind weder bei FDA (Food and Drug Administration) noch CDC (Centers for Disease Control) ein Thema«, erklärte mir dazu die in zahlreiche Impfstoff-Studien involvierte US-Wissenschaftlerin Diane Harper. »Deren Sicherheit gilt als Tatsache, die innerhalb der Behörde niemand in Frage stellt.« Sie selbst ist sich da weniger sicher. Im Gespräch sagte sie mir dazu:

»Es kann sein, dass vom Aluminium ein Langzeitschaden ausgeht, der sich über die Zeit akkumuliert. Wir wissen, dass es eine Epidemie

an Demenzkrankheiten gibt, von der die erste Babyboomer-Generation betroffen ist, die nun ins Rentenalter kommt. Wir wissen, dass diese Generation zu den meistgeimpften in der Geschichte der Menschheit gehört. Es wäre dumm, wenn die Wissenschaft hier die Augen verschließen würde. Die Aluminiumbelastung aus allen Quellen – inklusive der Mengen aus den Impfungen – gehört evaluiert.«[36]

Mit so einer Überprüfung sollte man jedenfalls Wissenschaftler beauftragen, die an einer unvoreingenommenen Aufarbeitung der bisherigen Studienlage interessiert sind und dabei das Vorsorgeprinzip beachten. Dieser Grundsatz der Gesundheitspolitik in Europa zielt darauf ab, »trotz fehlender Gewissheit bezüglich Art, Ausmaß oder Eintrittswahrscheinlichkeit von möglichen Schadensfällen vorbeugend zu handeln, um diese Schäden von vornherein zu vermeiden.«

Jedenfalls sollten also Warnhinweise ernst genommen und nicht vertuscht oder uminterpretiert werden.

Genau diesen Eindruck bekommt man jedoch, wenn man offizielle Papiere der Behörden zur Sicherheit von Aluminium in Impfstoffen genauer unter die Lupe nimmt. Ich will dies an einem Beispiel aus dem vom Paul-Ehrlich-Institut als Beleg angeführten Bericht aus dem Bundesgesundheitsblatt[37] zeigen.

Im Bericht wird eine Fütterungsstudie[38] zur Neurotoxizität bei Frühgeborenen zitiert. Die Babys bekamen entweder eine Standardnährlösung, die einen relativ hohen Aluminiumgehalt aufwies, oder sie erhielten eine eigens von Aluminium befreite Nährlösung. Die Autoren des Berichtes, Mitarbeiter des PEI, fassen die Ergebnisse so zusammen: »Die Studie zeigte keinen Unterschied in der neurologischen Entwicklung zwischen Kindern, die bis zu zehn Tage lang mit einer Standardlösung oder einer aluminiumfreien Lösung ernährt wurden.«

Wenn man die Studie im Original aushebt, so passt diese Interpretation gerade einmal auf den ersten Satz der Resultate. Der ganze weitere Absatz der Studienergebnisse wird von den Autoren des PEI jedoch verschwiegen. Dort wird nämlich gleich im Anschluss an den ersten Satz von einer »geplanten Untergruppen-

Analyse« berichtet, welche sich auf Kinder bezog, die über mehr als zehn Tage die intravenöse Nährlösung bekamen. Frühgeborene mit neuromotorischen Störungen wurden hier ausgeschlossen, um den Effekt der Ernährung besser messen zu können. In beiden Gruppen waren 40 Babys. Die Entwicklung der Kinder wurde mit dem »Bayley-Index« gemessen, einer international gebräuchlichen Skala, mit der die geistige Entwicklung von Kindern objektiv verglichen werden kann. Die Wissenschaftler nahmen einen Wert von 85 auf der Bayley-Skala als Grenzwert für ein »höheres Risiko späterer Lernschwächen« an und verglichen die Gruppen. Hier zeigte sich nun ein signifikanter Unterschied. In der Alu-Gruppe lagen 39 Prozent der Kinder unterhalb dieses Grenzwertes, in der Gruppe mit alu-freier Ernährung waren es nur 17 Prozent. Abschließend heißt es in der Zusammenfassung der Resultate: »Im Schnitt auf alle 157 Babys der Studie gerechnet ergab sich pro Tag an dem die Babys die aluminiumbelastete Nahrung erhielten, ein Verlust von einem Punkt auf der Bayley-Skala.«

Man hätte die Kinder also nur lange genug mit dem Alu-Brei weiter füttern müssen, um bei allen einen Hirnschaden zu verursachen.

Warum wurden diese alarmierenden Resultate im PEI-Bericht zur »Sicherheit von Impfungen« verschwiegen, dafür aber die Entwarnungsbotschaft aus der Kurzzeitfütterung sehr wohl erwähnt?

Ich habe das PEI mit dieser Frage konfrontiert und erhielt nach einigen Wochen von PEI-Sprecherin Susanne Stöcker die Antwort, dass eben die Hauptbotschaft im ersten Satz gelegen habe. Das andere sei ein zusätzliches Resultat, das nicht als Hauptaussage angesehen werden könne, sondern bestenfalls dazu diene, Hypothesen für Nachfolgestudien zu generieren. Außerdem habe der verwendete Grenzwert auf der Bayley-Skala von 85 immer noch im Normbereich (83 bis 115) gelegen.

Abschließend schreibt mir die PEI-Sprecherin[39]:

»Die Autoren der Publikation im Bundesgesundheitsblatt bestreiten nicht, dass Aluminium im Blut ab bestimmten Konzentrationen neurotoxisch ist. Dies gehört jedoch zum Lehrbuchwissen, muss also nicht explizit erwähnt werden. In Bezug auf eine mögliche Belastung durch

Impfungen war den Autoren jedoch insbesondere der Hinweis aus der Studie wichtig, dass sogar kurzzeitig stark erhöhte Aluminiumblutspiegel in Säuglingen nicht zu drastischen neurologischen Störungen führen.«

Soweit also die Haltung des Paul-Ehrlich-Instituts. Dass Aluminium toxisch ist, wisse schließlich jeder, also brauche man das nicht eigens anzuführen. Wenn es jedoch den kleinsten Hinweis gibt, dass Aluminium ungefährlich ist, dann gehört das in eine ordentliche Behördenstellungnahme. Auch wenn es sich dabei nur um den ersten Satz der Studienresultate handelt und alle anderen Resultate höchst bedrohlich klingen.

Dieses Beispiel belegt recht schön, dass die Behörden alles versuchen, um ihre bisherige Einschätzung der Ungefährlichkeit von Aluminium zu rechtfertigen. Und dafür lassen sie alles unter den Tisch fallen, was diese Ansicht gefährden könnte. Der Behörde geht es also vor allem darum, ihren Ruf zu wahren. Und der könnte wohl leiden, wenn sie damit beginnen würde, bestehende Empfehlungen zu revidieren. Auch wenn sie damit klar gegen die Intention des Vorsorgeprinzips verstößt und die Gesundheit der Kinder potenziell gefährdet wird. Mit so einer Einstellung, die stets nur das eigene Ansehen im Sinn hat, droht der Behörde in der Öffentlichkeit aber ein nachhaltiges Problem der Glaubwürdigkeit.

Ganz anders verhält es sich mit der EU-Behörde zur Lebensmittelsicherheit EFSA. Sie setzt ihre vorsichtige Linie im eigenen Verantwortungsbereich konsequent fort: Weil es schwer ist, unter den derzeitigen Bedingungen die niedrigen Empfehlungen zur Aufnahme von Aluminium aus Lebensmitteln einzuhalten, regte die EFSA an, die Zulassung für einige aluminiumhaltige Lebensmittelzusätze zu streichen. Außerdem sollte eine Deklarierungspflicht eingeführt werden, damit die Konsumenten und auch die weiterverarbeitende Industrie überhaupt die Chance haben, den Gehalt an Aluminium zu bemerken.

Der Chef der EU-Kommission José Manuel Barroso unterzeichnete am 3. Mai 2012 eine entsprechende Verordnung, die bis 2014 von den Mitgliedsstaaten in Landesgesetze übernommen werden musste. Dabei ging es unter anderem den aluminiumhaltigen Zusätzen E-556 (Calcium-Aluminium-Silikat), E-558 (Bentonit) und E-559 (Kaolin) an den Kragen.

Es wäre höchste Zeit, dass die Lebensmittel-Experten der EFSA ihren Kollegen aus dem Gesundheitsbereich, angefangen von der EMA (European Medicines Agency) bis zu den nationalen Gesundheitsbehörden, Aufklärungsunterricht erteilen. Diese hätten es nämlich dringend nötig!

HPV: Schmutzige Tricks und kranke Mädchen

In Frankreich hat eine staatliche Kommission den Hersteller der HPV-Impfung Gardasil zur Zahlung von Schadenersatz verpflichtet, weil eine Schülerin kurz nach der Impfung an Multipler Sklerose erkrankt ist. In Japan hat eine Task-Force des Gesundheitsministeriums 38 Fälle schwerer Nebenwirkungen untersucht und daraufhin überraschend die gültige Impfempfehlung für Mädchen im Alter von 12 bis 16 Jahren zurückgezogen. In fast allen Melderegistern für mögliche Impfschäden führt die HPV-Impfung die Listen mit großem Vorsprung an. Doch statt diese seit ihrer Zulassung im Jahr 2006 höchst umstrittene Impfung endlich einer unabhängigen Sicherheitsprüfung zu unterziehen, sorgen Pharma-Lobbyisten für die immer weitere Verbreitung.

Seit Februar 2014 wird die teure Impfung nun auch in Österreich auf Steuerkosten angekauft und als »Gratis«-Impfung an den Schulen angeboten. Die einflussreiche »Österreichische Krebshilfe«, welche von der Pharmaindustrie (darunter den Vermarktern von Gardasil) massiv finanziell unterstützt wird, hatte diesen Schritt – zusammen mit anderen Pharma-Lobbyisten – jahrelang gefordert. Geschäftsführerin Doris Kiefhaber jubelte: »Endlich ist diese Impfung auch in Österreich für alle zugänglich!«[40]

Auf rund 30 Millionen Euro pro Jahr wurde in einer von Ingrid Zechmeister vom Ludwig Boltzmann Institut für HTA erstellten

Studie[41] der finanzielle Aufwand für diese Impfung geschätzt, wenn beide Geschlechter geimpft werden. Seit Einführung der Impfung im Jahr 2007 dürfte der Preis etwas gesunken sein. Doch mit einem Jahresumsatz[42] von zuletzt 1,78 Milliarden US-Dollar für Gardasil hat sich der Impfstoff des US-Konzerns Merck ohnedies zu einem der umsatzstärksten Arzneimittel aller Zeiten entwickelt. In Europa wird Gardasil in Kooperation mit dem französischen Konzern Sanofi Pasteur vermarktet. Cervarix, der etwas später zugelassene zweite HPV-Impfstoff des Konzerns GSK bringt es immerhin noch auf 581 Umsatz-Millionen.

Seit Jahren begleiten unangenehme Nachrichten über Todesfälle und schwere Erkrankungen den finanziellen Siegeszug. So auch jetzt wieder:

Ende November 2013 hatte eine staatliche medizinische Kommission in Bordeaux (CRCI) die Impfung als wahrscheinlichen Auslöser bezeichnet, dass die 18-jährige Océane an Multipler Sklerose erkrankt ist. Das Mädchen war vor drei Jahren geimpft worden und konnte seither kaum noch in die Schule. Es leidet an ständiger extremer Müdigkeit und schweren Krankheitsschüben. Multiple Sklerose ist eine Autoimmunerkrankung, bei der ein entfesseltes Immunsystem die eigenen Nerven angreift und zerstört.

Die Pariser Anwältin Camille Kouchner, welche Océane vertritt, kündigte an, dass sie in kürze weitere Schadenersatzklagen einbringen wird, weil drei andere junge Frauen, ebenfalls nach Gardasil, schwer erkrankt sind. Der Herstellerkonzern Sanofi Pasteur MSD[43] wies alle Vorwürfe als unbegründet zurück und beschuldigte die französische CRCI, das Vertrauen in ihren Impfstoff zu untergraben und damit die Frauen dem Risiko von HPV-bedingten Krankheiten auszusetzen.

In Japan war es eine Elterninitiative, die schließlich die Einsetzung einer staatlichen Untersuchung erreichte. Deren Sprecherin Mika Matsufuji vertritt 38 Mädchen und junge Frauen, die nach der HPV-Impfung schwer erkrankt sind. Ihre eigene Tochter wurde 2011 geimpft, berichtete Matsufuji auf einer Pressekonferenz. Daraufhin verlor sie die Fähigkeit zu gehen und sitzt seither im

Rollstuhl. Gemeinsam sind allen Betroffenen chronische starke Schmerzen.

Zur Jahresmitte 2013 gab das japanische Gesundheitsministerium bekannt, dass die Impfung nicht mehr empfohlen werden sollte. Die Untersuchung ergab unter anderem, dass die Wahrscheinlichkeit einer ernsthaften Nebenwirkung bei den HPV-Impfstoffen um das 20- bis 30-fache höher liegt als bei der Influenza-Impfung.

Im Oktober wurde ein großes Studienprogramm[44] beschlossen, an dem 17 japanische Kliniken teilnehmen. Eine Forschergruppe widmet sich der Frage, wie diese Impfungen auf das Nervensystem wirken. Eine zweite Gruppe versucht therapeutische Ansätze zu finden, wie die chronischen Schmerzen der betroffenen Mädchen und Frauen gelindert werden können und betreibt hier auch Ursachenforschung. Mit den Resultaten ist allerdings erst in einigen Jahren zu rechnen.

Fragen zu den HPV-Impfstoffen gibt es genug. In den USA führt Gardasil in der jeweiligen Altersgruppe mit weitem Abstand die Liste der schweren Nebenwirkungen im Melderegister an. Chris Shaw und Lucija Tomljenovic von der University of British Columbia in Vancouver wiesen in ihrer Analyse[45] der letzten sechs Meldejahre nach, dass Gardasil involviert war bei

- 60,9 Prozent der schweren Nebenwirkungen (gesamt 2.157 Fälle)
- 64,9 Prozent der lebensgefährlichen Ereignisse (gesamt 456)
- 61,9 Prozent der Todesfälle (gesamt 63)
- 81,9 Prozent der Ereignisse mit bleibendem Schaden (gesamt 589)

In der deutschen Nebenwirkungs-Datenbank des Paul-Ehrlich-Institutes für Verdachtsfälle von schweren Nebenwirkungen finden sich mit Stand von Ende September 2013 für Gardasil 1.356 Meldungen (darunter fünf Todesfälle).

Derartige passive Meldesysteme haben eine bekannt hohe Dunkelziffer. Wissenschaftliche Untersuchungen gehen davon aus, dass nur wenige Prozent der tatsächlich auftretenden Fälle damit erfasst werden können.

Wie hoch der Anteil der ursächlichen Nebenwirkungen ist, sollte eigentlich aus den Zulassungsstudien eines Arzneimittels hervorgehen. Das Studiendesign mit der höchsten Aussagekraft ist eine so genannte placebokontrollierte randomisierte Studie. Dabei werden die Teilnehmer per Los in die Wirkstoffgruppe oder in die Placebogruppe zugewiesen. Weder die Forscher noch die Probanden dürfen dabei wissen, welche Gruppe die Impfstoff-Gruppe ist (»Doppelblind-Design«).

So weit so gut. – Wer einen Blick auf die Zulassungsstudien bei Gardasil wirft, wird den Eindruck gewinnen, dass hier tatsächlich das oben beschriebene beste Design angewandt wurde. Erst auf den zweiten Blick eröffnet sich dann jedoch ein schmutziger Trick, wo es mich heute noch wundert, wieso vernunftbegabte Menschen dem zustimmen konnten. Die Behörden hatten aber kein Problem, ein haarsträubendes Design abzusegnen, das von den Strategen des Konzerns Merck vorgeschlagen worden war.

Doch der Reihe nach. Kommen wir zuerst zu den besonderen Herausforderungen, denen die Impfstoff-Hersteller ausgesetzt waren.

Es gibt knapp einhundert unterschiedliche Typen der Humanen Papillomaviren. Gardasil richtet sich gegen vier, Cervarix gegen zwei dieser HPV-Typen. Diese Viren sind extrem verbreitet. 80 Prozent der Menschen sind zumindest vorübergehend mit ihnen besiedelt. Das Immunsystem pflegt im Normalfall einen recht entspannten Umgang mit ihnen, da diese Viren anscheinend als wenig gefährlich eingestuft werden. Es war deshalb eine der schwierigsten Herausforderungen für die Impfstoff-Entwickler, das Immunsystem auf die Viren scharf zu machen, damit es überhaupt zu einer Immunreaktion kommen kann.

Der Impfstoff besteht aus abgetöteten humanen Papillomaviren, die aus Sicherheitsgründen noch zusätzlich von ihrer Erbsubstanz befreit wurden. Diese »virus-like particles« sind die Wirkstoffe der HPV-Impfung, die so genannten »Antigene«.

Da diese Viren – wie erwähnt – schon als Wildtypen vom Immunsystem kaum als Feinde gesehen werden, gilt das für die ausgehöhlten und abgetöteten Virentrümmer erst recht.

Es brauchte deshalb einen besonderen Hilfsstoff, der in der Lage sein musste, dem Immunsystem einen derartigen Schock zu versetzen, dass sogar die seltsamen Partikel im HPV-Impfstoff als Verdächtige hopsgenommen und gegen sie Antikörper entwickelt würden.

Die bisher für diese Aufgabe eingesetzten Hilfsstoffe (Adjuvantien) Aluminiumhydroxid und Aluminiumphosphat erwiesen sich jedoch als zu »sanft«. Beide Impfstoff-Hersteller mussten deshalb eigene verstärkte Aluminiumverbindungen entwickeln, welche in der Lage sein mussten, das Immunsystem so zu manipulieren, dass seine Aggressivität geweckt würde und es kampfeslustig gegen die virusähnlichen Partikel ausschwärmt.

GSK erfand für sein »Adjuvant System 04« (AS-04) eine Kombination aus Aluminiumhydroxid und den Oberflächenproteinen von Salmonellen. Eine rabiate Kombination, welche das Immunsystem im ganzen Körper in Alarmzustand versetzt.

Der in Gardasil verwendete Wirkverstärker heißt »Amorphes Aluminium Hydroxyphosphat Sulfat« – kurz AAHS. Eine Eigenentwicklung[46], von der die Merck-Wissenschaftler schwärmen, dass diese chemische Komposition eine deutlich stärkere und länger andauernde Immunreaktion auslöst.

Normalerweise sollte man annehmen, dass derartige Neuentwicklungen sorgfältig auf ihre Sicherheit getestet werden müssen. Doch Fehlanzeige! Bei Alu-Verbindungen gibt es nämlich eine Art behördlichen Freibrief, weil Aluminiumsalze schon seit den 1920er-Jahren in Impfstoffen eingesetzt werden. Deshalb dürfen diese Chemikalien sofort nach der »Dosisfindung« im Tierversuch in die Impfstoffe für den Menschen gemixt werden.

Seit Jahren weiß man aus zahlreichen Arbeiten, dass es die Aluminiumverbindungen sind, welche den Großteil der Nebenwirkungen der Impfstoffe auslösen. Das betrifft die spontanen Reaktionen nach der Impfung wie z. B. Entzündungen und Verhärtungen an der Einstichstelle oder Fieber.

Außerdem stehen diese Aluminiumverbindungen seit Jahren unter Verdacht, dass sie bei genetisch empfänglichen Personen Allergien oder Autoimmunerkrankungen auslösen können.

Bei neuartigen verstärkten Aluminiumverbindungen gilt dieser Verdacht umso mehr.

Und den Impfstoff-Herstellern war dieses Risiko offensichtlich wohl bewusst.

Welches Design schlugen also z. B. die Merck-Strategen den Behörden vor?

Sie schlugen vor, die neuartigen Alu-Booster auch in der Placebogruppe einzusetzen, also den Teilnehmerinnen, welche in die Kontrollgruppe gelost werden, mit Aluminium versetztes Wasser zu spritzen.

In Wikipedia wird ein Placebo folgendermaßen definiert:

»Ein Placebo (lat. ›ich werde gefallen‹) ist im engeren Sinn ein Scheinarzneimittel, welches keinen Arzneistoff enthält und somit auch keine durch einen solchen Stoff verursachte pharmakologische Wirkung haben kann. […]«[47]

Bei Impfungen würde also z. B. eine physiologisch neutrale Salzwasserlösung diesen Zweck erfüllen. Mit so einer Kontrollgruppe wäre zweifelsfrei zu erkennen, welche Nebenwirkungen auf die Impfung und deren Wirk- und Inhaltsstoffe zurückzuführen sind.

Die Behörden verzichteten jedoch darauf, dieses unangefochten beste Design durchzusetzen und genehmigten den absurden und jeglicher wissenschaftlichen Redlichkeit widersprechenden Vorschlag des Gardasil-Herstellers.

Und so geschah es: Abgesehen von einer kleinen Studie, bei der tatsächlich eine physiologisch neutrale Salinelösung als Placebo-Impfung verwendet wurde, bekamen 95 Prozent der insgesamt rund 20.000 Teilnehmerinnen demnach die neuartigen Alu-Booster gespritzt.

Damit wurde also eine Substanz, die nie am Menschen auf ihre Sicherheit getestet worden ist, gleich in dem Impfstoff angewendet, der auf den Markt kommen sollte. Und um sicher zu gehen, dass keine Probleme damit auftreten, spritzte man die neu entwickelte Alu-Verbindung auch gleich den Teilnehmerinnen der Kontrollgruppe.

Damit waren also alle Nebenwirkungen, die vom »Amorphen Aluminium Hydroxyphosphat Sulfat« ausgehen mochten, vollständig maskiert und unsichtbar gemacht.

GSK ging bei seinem AS-04 System ähnlich vor, hatte aber immerhin den Anstand, seinen Impfstoff Cervarix mit dem Alu-Salmonellen-Gemisch zumindest gegen eine herkömmliche Aluminiumverbindung in der Kontrollgruppe zu testen.

Doch sehen wir, wie es beim Marktführer Gardasil weiter ging:

Ein Konzern, der eine wissenschaftliche Studie finanziert, hat kein Interesse daran, dass mögliche Krankheiten von Studienteilnehmern dem eigenen Arzneimittel zugeschrieben werden. Deshalb werden vor der Aufnahme in eine wissenschaftliche Studie alle Teilnehmer gründlich untersucht, ob sie auch wirklich vollkommen gesund sind.

Umso erstaunlicher ist es, dass bei den Gardasil-Studien laut Behördenprotokoll im Lauf von rund 18 Monaten bei insgesamt 463 der etwas mehr als 20.000 Teilnehmerinnen »neue Krankheiten mit potenziell autoimmunem Hintergrund« auftraten.

Dabei handelte es sich in der Mehrzahl um Gelenksentzündungen (Arthritis) sowie diverse Erkrankungen der Schilddrüse. 17 Teilnehmerinnen erkrankten an Morbus Crohn bzw. Colitis Ulcerosa, 7 an autoimmunem Diabetes, 6 an Multipler Sklerose und 4 an Lupus Erythematodes.

Insgesamt betrug also das Risiko binnen etwas mehr als einem Jahr von völliger Gesundheit in chronische Krankheit zu schlittern 1 zu 43. Das bedeutet einen Anteil von 2,3 Prozent.

Wie viele dieser neu aufgetretenen Erkrankungen nun tatsächlich auf die Impfungen zurück zu führen sind und wie viele auch ohne diese medizinische Intervention passiert wären, ist schwer zu sagen.

HPV-Experten und Lobbyisten weisen darauf hin, dass diese 2,3 Prozent wohl der Anteil der jeweiligen Bevölkerung sind, welcher in diesem Zeitraum ohnedies erkrankt wäre.

Wenn diese jährliche Rate an Neuerkrankungen tatsächlich der Realität entsprechen würde, müsste allerdings bereits die halbe Bevölkerung an Autoimmunerkrankungen laborieren. Soweit sind wir aber doch (noch?) nicht.

Jedenfalls wird von den HPV-Lobbyisten zur Untermauerung dieser Behauptung auf eine Studie der Schweizer Impfexpertin Claire-Anne Siegrist verwiesen. Sie kam – etwa zeitgleich zur Veröffentlichung der Gardasil-Studien – mit einer eigenartigen Arbeit[48] heraus, welche sich auf Daten großer Versicherungen bezog und zeigte, dass junge Frauen relativ häufig von Autoimmunerkrankungen betroffen sind.

Die Arbeit trug den bezeichnenden Untertitel: »Eine Kohortenstudie, um zu illustrieren, welche Ereignisse irrtümlich für Nebenwirkungen gehalten werden könnten« (!)

Ein Finanzier ist in dieser Studie – im krassen Gegensatz zu den Kriterien für seriöse wissenschaftliche Arbeit – nicht angegeben. Da Frau Professor Siegrist in der Vergangenheit aber auf der Honorarliste von fast allen großen Impfstoff-Konzernen stand, nehmen wir einmal nicht an, dass sie die Arbeit gratis und unbezahlt in ihrer Freizeit durchführen musste.

Man muss sich das auf der Zunge zergehen lassen:

Zunächst wird unter Komplizenschaft der Gesundheitsbehörden der USA und der EU ein bekannter Risikofaktor für Autoimmunerkrankungen »entschärft«, indem diese Chemikalie auch der »Placeboimpfung« beigemischt wird.

Anschließend wird eine – strategisch vorab geplante und zeitgleich publizierte – Studie vorgelegt, welche den Eindruck erwecken soll, dass ohnedies viele Frauen und Mädchen – auch ohne Impfung – diese Krankheiten entwickeln.

Seither wird bei allen Anfragen oder Bedenken zur Sicherheit von Gardasil von der Herstellerfirma sowie den HPV-Lobbyisten sofort auf die Siegrist-Studie verwiesen; auf strategisch aufbereitete Daten aus Versicherungs-Archiven, die überhaupt nichts mit den Impfstudien zu tun haben.

Ein prächtiges Ablenkungsmanöver, dass wohl von folgender Frage ablenken soll:

Wie viele der 463 Frauen und Mädchen, die an den Gardasil-Studien teilgenommen haben, sind auf Grund der neuartigen Wirkverstärker erkrankt?

Wir wissen es nicht!

Das wäre nur zu klären gewesen, wenn die Impfung gegen eine biologisch neutrale Salzwasserlösung als Placeboimpfung getestet worden wäre.

Das heraus zu finden lag jedoch nicht in der Absicht von Merck & Co.

Also fließen Milliarden an Steuergeldern für einen organisierten Trickbetrug in die Konzernkassen.

Als Gegenleistung werden gesunde Jugendliche und junge Erwachsene dem Risiko ausgesetzt, dass sie nach der Impfserie dauerhaft krank sind.

Es wäre höchste Zeit für die Einberufung einer Untersuchungskommission, um die rationalen Argumente für die Beweggründe der involvierten Behörden aufzuklären. Vor allem interessiert mich die Kernfrage, wie sie diesem wissenschaftlich absurden Design zustimmen konnten.

Möglicherweise waren diese »rationalen Argumente« ja ganz profane Bestechungsgelder.

Eines ist jedenfalls klar: Wenn der Anteil der durch HPV-Impfungen geschädigten Mädchen und Frauen auch nur annähernd den Bereich von einem Prozent erreicht, dann geht von der Impfung ein vielfach höheres Risiko aus als von den HP-Viren.

Zumal bei einem guten organisierten Screening-Programm zur frühzeitigen Erkennung von Gebärmutterhalskrebs, wie es etwa in Finnland praktiziert wird, in den allermeisten Jahren keine Zervixkarzinom-Todesfälle bei Frauen unter 50 Jahren auftreten.

Ob die Wirkung der HPV-Impfungen überhaupt länger als drei Jahrzehnte anhält, um dann eventuell das Krebsrisiko zu reduzieren, steht derzeit vollständig in den Sternen.

Katastrophale Impfpolitik in Afrika

Kurz nach der Jahrtausendwende wurde ich auf eine Forschergruppe aufmerksam, die sich mit den verschiedensten Fragestellungen zum Leben und Überleben in Afrika befasste: das »Bandim Health Project« in Guinea-Bissau, einem Land mit katastrophaler Infrastruktur, enormer Korruption und einer Rekordquote in der Kindersterblichkeit.

Gegründet wurde das Projekt im Jahr 1978 vom dänischen Anthropologen Peter Aaby, der als junger Wissenschaftler mithelfen wollte, die Probleme des Landes zu verstehen und die Lebensumstände zu verbessern. Zusammen mit seiner Frau, einer Pathologin, betreibt er eine – wie er es nennt – Doktoranden-Farm. Unablässig ist der Zustrom junger Wissenschaftler aus aller Herren Länder, die hier zu den verschiedensten Fragen forschen und ihre Doktorarbeiten schreiben. Im Schnitt arbeiten etwa zehn ausländische Wissenschaftler in dem kleinen Gebäude, etwas außerhalb der Hauptstadt Bissau, dazu kommen rund 150 einheimische Mitarbeiter: Dabei handelt es sich um Ärzte, Krankenschwestern, Techniker und Forschungsassistenten.

Finanziert wird das Bandim Health Projekt in erster Linie über Doktorats- und sonstige Forschungsaufträge, denn eine regelmäßige Basisfinanzierung über staatliche oder private Stellen gibt es nicht. In den mehr als 30 Jahren seit das Projekt nun besteht ergab sich aber ein hervorragend eingespieltes Team mit einer Außenstelle in Dänemark, in der die meisten statistischen Auswertungen der Studien gemacht werden.

Es gibt wohl wenige Wissenschaftler weltweit, die so genaue Kenntnisse über die Verhältnisse in einem Hochrisikoland wie Guinea-Bissau haben. Heute betreut das Bandim Health Project ein Gebiet mit mehr als 30.000 Einwohnern. Seit langem werden Schwangere im Zentrum beraten und alle Neugeborenen von den Mitarbeitern penibel erfasst sowie ihr Gesundheitszustand bei den Besuchen regelmäßig dokumentiert. »Nahezu jedes Kind ist in irgendeiner Untersuchung eingeschlossen«, erzählte mir Peter Aaby.

In der internationalen Medizindatenbank PubMed ist Aaby mit fast 500 Publikationen vertreten. Die meisten davon sind in hoch angesehenen Journalen erschienen. Professor Aaby untersuchte mit seinen Mitarbeitern so unterschiedliche Themen wie Schutzfaktoren gegen Cholera oder HIV, den Einfluss religiöser und mystischer Einstellungen der Mütter auf die Gesundheit ihrer Babys sowie die Ursachen der Kindersterblichkeit unter den verschiedensten äußeren Umständen.

Krisenzeiten gab es in Guinea-Bissau jedenfalls mehr als genug. Nach dem Unabhängigkeitskrieg (1963–1974) »wurde Korruption zur normalen Regierungsform«, erklärte mir Peter. »Vieles was an funktionierenden Gesundheitsstrukturen vorhanden war, mündete in ein Chaos aus Drogensucht, AIDS und Tuberkulose. Bis in die jüngste Vergangenheit sind Auftragsmorde und Übergriffe durch Militärs an der Tagesordnung.«

1998/99 wütete zudem ein Bürgerkrieg im Land. Und der war für Peter Aaby aus wissenschaftlicher Sicht höchst bedeutsam. Während nämlich die meisten anderen westlichen Wissenschaftler, Mediziner und die Entwicklungshelfer der verschiedenen Organisationen das Land verließen, blieb Peter Aaby mit seinen Leuten während des Krieges in Bissau. Er fand es als besondere Herausforderung, die gesundheitlichen Begleitumstände eines Krieges wissenschaftlich zu erforschen. Und so arbeiteten sie in den Spitälern und Lazaretten mit und versuchten zu helfen, wie es eben möglich war. Nebenher, wenn sich die Chance ergab, führten sie auch ihre Forschungsarbeiten weiter. Zahlreiche Einwohner der Hauptstadt Bissau flohen, das Gesundheitssystem brach zusammen: Weder waren Medikamente lieferbar noch konnten die Impfkampagnen der Weltgesundheitsorganisation (WHO) so wie geplant durchgeführt werden.

Das Erstaunlichste jedoch war, dass die Sterblichkeit bei den Babys und Kleinkindern nicht anstieg, sondern im Gegenteil: Sie ging dramatisch zurück! – »Wir hatten zunächst keine klare Erklärung für diese Beobachtung«, erinnert sich Aaby. Sie untersuchten alle möglichen Gründe für diese erstaunliche Entdeckung, fanden und verwarfen Thesen und saßen viele Tage über ihren Daten. Doch die waren robust und bestätigten den absurd anmutenden Trend: Der Krieg hatten den Kindern gut getan.

Schließlich stieg ein Verdacht auf. Könnte es an den Impfungen liegen?

Aaby und seine Mitarbeiter hatten während der letzten Jahre so viele Daten gesammelt wie nie zuvor. Einige der Studien umfassten mehrere tausend Teilnehmer. Und langsam trafen auch die Resultate der Auswertungen aus Kopenhagen ein, wo die komplexen statistischen Berechnungen durchgeführt wurden.

Gleich die erste große Arbeit erregte enormes Aufsehen. Sie erschien im Dezember 2000 im angesehenen *British Medical Journal*[49]. Aabys Gruppe untersuchte darin, wie sich Routine-Impfungen auf die allgemeine Kindersterblichkeit auswirken; eine Fragestellung, die nicht besonders originell klingt. Tatsächlich findet sich jedoch in der ganzen Medizinliteratur kaum eine Untersuchung darüber. Ob eine Impfung etwas taugt, wurde bislang stets darüber definiert, ob sie gegen eine bestimmte Krankheit schützt; ob also die Geimpften einen bestimmten Antikörperspiegel im Blut erreichten oder ob sie weniger stark an der betreffenden Krankheit erkrankten als Ungeimpfte. Ob geimpfte Kinder hingegen einen generellen Überlebensvorteil gegenüber ungeimpften Kindern haben oder ob sie eventuell sogar früher sterben, dieser Ansatz war komplettes Neuland. Und Aabys Ergebnisse schienen als Antwort einfach unerhört und unglaublich. Es zeigte sich nämlich, dass es gute und schlechte Impfungen gibt. Dass Lebendimpfungen wie die Masern- oder die Tuberkulose-Impfung die Abwehrkräfte der Kinder langfristig stärken und sie mit höherer Wahrscheinlichkeit die riskante Regenzeit gut überstehen. Dass aber auf der anderen Seite die Impfungen mit den abgetöteten Erregern einen negativen Effekt ausüben und das Sterberisiko der Kinder steigt.

Seit bald 15 Jahren werden laufend Studien veröffentlicht, die zeigen, dass die Impfprogramme von WHO oder der Bill & Melinda Gates-Foundation die Kinder in Entwicklungsländern eher gefährden als ihnen zu helfen. Die Arbeiten erscheinen in angesehenen

Journalen wie dem *British Medical Journal* oder dem Fachjournal *Vaccine*. Vielfach wurden die Arbeiten bereits auf ihren wissenschaftlichen Gehalt geprüft. Bisher konnten noch keine gravierenden methodischen Fehler nachgewiesen werden.

Peter Aaby nennt das die »unspezifischen Effekte von Impfungen« auf die Abwehrkräfte der Kinder. »Anscheinend machen Lebendimpfungen das Immunsystem fitter und die Kinder haben hinterher bessere Abwehrkräfte gegen die lebensgefährlichen Tropenkrankheiten«, beschrieb mir Aaby diesen Effekt. »Bei den Totimpfungen geht der Effekt hingegen ins Gegenteil, besonders stark bei den Mädchen. Diese Impfungen scheinen die Abwehrkräfte der Kinder zu schwächen, so dass sie in der Regenzeit häufiger an Durchfall, Lungenentzündung oder Malaria sterben.«

Welcher Mechanismus konkret die Abwehrkräfte der Kinder schwächt, darüber kann Aaby nur Vermutungen anstellen: »Vielleicht liegt es an einem der Inhaltsstoffe. Unter Verdacht stehen die Aluminiumsalze, die als Wirkverstärker eingesetzt werden. Doch das ist nur eine Vermutung, die es zu überprüfen gilt.«

Im Januar 2014 ist im Journal *Vaccine* wieder eine neue Studie[50] aus Guinea-Bissau erschienen. Mit besonders dramatischen Resultaten:

Insgesamt 2.331 Kinder erhielten nach Zufallsprinzip entweder nur Lebendimpfungen (Masern, Gelbfieber) oder zusätzlich auch Totimpfungen. Nach einem Beobachtungszeitraum von sechs Monaten war das Sterberisiko in der Gruppe mit den Totimpfungen um das mehr als Dreifache höher (Faktor 3,24).

Besonders krass waren die Resultate bei der im Jahr 2008 in Guinea-Bissau neu eingeführten Fünffachimpfung (Sie enthält zusätzlich zu DTP noch die Haemophilus Influenzae Typ b (Hib)- sowie die Hepatitis B-Komponente.). Kinder, die damit geimpft wurden, hatten im Vergleich zur Masern-Gelbfieber-Kombination ein beinahe achtfach höheres Sterberisiko (Faktor 7,7).

Die Verantwortlichen bei WHO, UNICEF sowie der Gates Foundation geraten nun immer mehr unter Druck, endlich Stellung zu beziehen. Den prominentesten Vorstoß machte im August 2013 eine heftige Anklage im Editorial des angesehenen Wissenschaftsmagazins *New Scientist* mit dem Titel »Silence isn't golden – Only openness can secure public trust in vaccines« (»Schweigen ist nicht Gold: Nur Offenheit kann das Vertrauen der Menschen in Impfungen sichern.«).

Es ging um die Arbeit einer hochrangigen, im März 2013 eingesetzten Expertengruppe der WHO, welche diese »unspezifischen Effekte« der Impfungen untersuchen sollte. Trotz mehrfacher Mailanfragen und Anrufen war es nicht einmal möglich zu erfahren, was die Expertenkommission überhaupt untersucht. Auch die Bill & Melinda Gates Foundation hüllte sich in Schweigen.

»Es gibt einen offensichtlichen Grund für diese Zurückhaltung«, schreiben die New Scientist-Autoren. »Die Forscher zögern zuzugeben, dass unser Verständnis davon wie Impfungen funktionieren, weit davon entfernt ist perfekt zu sein. Diese Vorsicht ist verständlich angesichts der lautstarken Impfgegner, die jede Gelegenheit ergreifen, um ihre Botschaft zu verbreiten. Andererseits ist es ein Affront gegen wissenschaftliches Arbeiten und ein Widerspruch in sich selbst: Denn wozu brauchen wir überhaupt noch Forscher, wenn es nichts mehr zu lernen gibt?«

Die meisten, die heute skeptisch gegenüber Impfungen sind, seien keine Hardcore-Verweigerer, sondern Eltern die einfach verwirrt sind über die beste Vorgehensweise zum Wohl ihrer Kinder. »Viele Eltern sind heute nicht wirklich davon überzeugt, dass man sie über ernsthafte Risiken von Impfungen informieren würde, die über die bekannten kleinen Nebenwirkungen hinausgehen. Und aus dieser Unsicherheit wächst der Zweifel.«[51]

Es trägt auch nicht eben zur Beruhigung bei, wenn man sich auf der Webseite der WHO ansieht, wer in diese »Strategische Beratungsgruppe von Experten« berufen wurde. Mehr als die Hälfte der Mitglieder hat starke finanzielle Beziehungen zu Impfstoffherstellern oder zu Organisationen wie der UNICEF oder der Melinda & Bill Gates Foundation, welche die Impfaktionen organisieren. Man wird sehen, zu welchen Ergebnissen die Expertengruppe kommt. Der geplante Abschluss mit Herbst 2013 wurde jedenfalls verschoben.

Es bleibt abzuwarten, ob es diesmal Reaktionen von Seiten der internationalen Gesundheits- und Hilfsorganisationen gibt oder ob diese wie schon einige Male zuvor versuchen, mit methodisch extrem schwachen »Gegenstudien« ihre Impfpolitik zu verteidigen. Aaby und sein Team haben diese WHO-Studien öffentlich zerpflückt, weil dabei verstorbene Kinder generell als »ungeimpft« eingestuft wurden. Ob es sich dabei um einen laienhafter Fehler handelte oder um einen Fälschungsversuch – beide Möglichkeiten sind nicht sonderlich schmeichelhaft. Jedenfalls gelang es damit, den positiven Effekt der Impfungen künstlich aufzublasen. Und das war wohl die Hauptsache. (Wer sich dazu näher informieren möchte: In meinem Buch »Dirty Little Secret – Die Akte Aluminium« habe ich viele Informationen sowie auch die Quellen zu Aabys Forschung detailliert angeführt.)

In den letzten Jahren ist Peter Aaby dazu übergegangen, den WHO-Impfteams mit Masern-Impfungen hinterher zu impfen. Das hat mit der Beobachtung zu tun, dass die letzte Impfung anscheinend besonders bedeutsam ist und einen bleibenden Effekt auf die Abwehrkräfte hat. »Es scheint als ob wir damit eine fehlerhafte Orientierung im Immunsystem korrigieren können«, erklärte Aaby. Mehrere Studien belegten den Erfolg der Maßnahme: Wenn eine Lebendviren-Impfung auf die Alu-Impfungen folgte, hob sie einen Teil des negativen Effektes auf und das Sterberisiko der Kinder verringerte sich.

Was aber bedeuten diese Studien für unseren Umgang mit Impfungen in Europa? Welche Schlüsse können wir daraus ziehen? Recht schnell kommt in Diskussionen mit »Impfexperten« das Argument, dass man afrikanische Lehren wohl schwer auf unsere völlig anders funktionierende Lebenswelt übertragen kann.

Doch stimmt das auch? Wenn den afrikanischen Kindern die Lebendviren-Impfungen gut tun und die alu-verstärkten Impfungen schaden, sollte dieser Effekt bei uns vollkommen unsichtbar sein?

In einer groß angelegten Studie[52] wurde Aabys These jetzt erstmals in einem westlichen Land geprüft. Signe Sørup vom »Forschungszentrum für Vitamine und Impfstoffe« am Statens Serum Institut in Kopenhagen untersuchte mit ihrem Team wie sich die Reihenfolge der Impfungen auf die Gesundheit der Kinder auswirkt.

Im dänischen Impfplan sind die Sechsfachimpfungen für Babys im Alter von 3, 5 und 12 Monaten vorgesehen. Dann erst folgt die erste Masern-Mumps-Röteln-(MMR)-Impfung im Alter von 15 Monaten.

Sørup und ihre Kollegen werteten die Daten von 495.987 dänischen Kindern aus. Zweck der Studie war es, zu vergleichen, ob die Reihenfolge der Impfungen irgendwelche Auswirkungen auf das Infektionsrisiko im zweiten Lebensjahr der Kinder hatte.

Insgesamt wurden im Studienzeitraum 56.889 Fälle von Krankenhauszuweisungen wegen Infekten registriert. Und hier zeigten sich signifikante Unterschiede:

Wenn MMR zum Abschluss der Impfserie gegeben wurde, so wie im Impfplan empfohlen, war bei 8,9 von 100 Kindern eine Behandlung wegen eines Infektes nötig.

Wenn die Sechsfachimpfung am Ende stand, waren 12,4 von 100 Kindern betroffen.

»Bei Kindern, welche die dritte Sechsfachimpfung nach den MMR-Impfungen erhielten, war das Risiko einer Krankenhausaufnahme wegen einer Infektion um 62 Prozent höher«, berichtet Signe Sørup. Speziell betroffen waren Infektionen der unteren Atemwege, also der Luftröhre und der Bronchien.

Es scheint also durchaus möglich, afrikanische Beobachtungen auf unseren Lebensraum zu übertragen. Im Gegensatz zu den afrikanischen Zuständen sind bei uns die Folgen milder. Was unter katastrophalen sozialen und hygienischen Verhältnissen rasch lebensgefährlich wird, führt bei uns »nur« zu einer Bronchitis oder einer Lungenentzündung.

Doch wer hätte so etwas mit voran gegangenen Impfungen assoziiert? Wer wäre auf den Gedanken gekommen, dass die aluminiumverstärkten Sechsfachimpfungen das Immunsystem so negativ beeinflussen können?

Im Editorial einer Arbeit, die im Februar 2014 im Journal der US-Ärztegesellschaft erschienen ist, gehen die Autoren auch auf die tagende Expertengruppe der WHO ein. Sie regen an, die aktuelle Studie ebenfalls in ihre Expertise mit aufzunehmen, weil damit erstmals gezeigt wurde, dass die »unspezifischen Effekte« kein Phänomen sind, das auf Entwicklungsländer beschränkt ist.

Doch so sehr der Effekt der dänischen Arbeit auch überraschen mag, ist er gering im Vergleich zu dem, was Aaby in Guinea-Bissau zeigte: Wenn alu-verstärkte Impfungen tatsächlich das Sterberisiko der Kinder massiv erhöhen, dann kann es nicht mehr darum gehen, diesen Effekt über eine Änderung der Impfabfolge abzuschwächen. Dann müssen diese Impfungen komplett ausgesetzt werden, bis die Angelegenheit eindeutig geklärt ist.

Es ist eine Schande, wie lange es dauert bis eine öffentliche Debatte über dieses wichtige Thema entsteht und die tatsächlichen Auswirkungen unserer Impfpolitik in den »Dritte Welt«-Ländern ernsthaft geprüft werden. Klar wäre der Imageschaden für WHO, UNICEF, Gates & Co. enorm, wenn sich die Resultate von Peter Aaby und seinem Team junger Wissenschaftler des Bandim Health Project bestätigen.

Doch was ist hier wohl mehr wert? Das gute Image der Organisationen und der edlen Milliardäre oder die Sicherheit und das Leben der Kinder?

Land der Zecken

Sobald der Frühling ins Land zieht, bricht in Österreich die Werbung für die Zeckenschutzimpfung aus. Auf Plakaten und in TV-Spots: Mal sind es Monster, die kleine Kinder fressen könnten, dann wieder sind es unsichtbare Vampire, welche nur unser Blut wollen. Die Werbung geht – mit starken Anleihen bei Horrorfilmen – unter die Haut und sie treibt die Menschen in Scharen zu den Impfärzten.

Für Kinder ist die Impfung ab dem Alter von einem Jahr empfohlen, wenn die Eltern in einem auf einer – von der Herstellerfirma des Impfstoffes finanzierten – Informationswebseite rot eingefärbten

Gebiet wohnen. Da fast alle dichter besiedelten Gebiete Österreichs rot eingefärbt sind, hat sich die Zeckenangst tief ins Nationalgefühl der Österreicher geschlichen. Doch es gibt etwas, das hilft. Die Botschaft ist angekommen.

Kein Land der Welt erreicht bei der Impfung gegen die von Zecken übertragenen FSME-Viren auch nur annähernd Raten wie Österreich. Je nach Bundesland sind 70 bis 90 Prozent der Bevölkerung geimpft. Im Süden Deutschlands erreichen die Impfraten gerade einmal ein Niveau von 15 bis 20 Prozent. In der Schweiz ist die Impfung gar erst ab sechs Jahren empfohlen, die Impfraten liegen unter den deutschen Werten. Ähnlich gelagert ist die Impffreudigkeit im Osten und Süden der Alpenrepublik. Stellt sich also die Frage, ob es in Österreich besonders bösartige Zecken gibt oder ob bloß die Werbung für die Impfung aggressiver ist als anderswo.

Die Antwort fällt eindeutig aus. Die Werbung ist nicht nur aggressiver, sie ist auch hinterhältiger und subtiler – beschränkt sich längst nicht auf die Plakate, sondern spielt auf allen medialen Ebenen.

Ich möchte dazu zwei tragische Fälle aus den letzten Jahren beschreiben: zwei Todesfälle von Kindern und ihre mediale Verwertung im Sinne der Zeckenimpfwerbung.

Am Montag dem 29. April 2013 war der zweijährige Simon aus dem oberösterreichischen Innviertel noch gesund und munter. Am Vormittag erhielt er eine FSME-Impfung. In der Nacht auf Dienstag setzte hohes Fieber ein. Am Morgen bemerkte seine Mutter, die 27-jährige Silke S., dann auch noch blaue Flecken am Körper. Sie fuhr ihren Bub ins nächste Krankenhaus nach Passau: »Da haben ihn mir die Ärzte aus den Armen gerissen, weil er alles hängen gelassen hat«, erzählte die Mutter Reportern der Tageszeitung Kurier.[53]

Doch alle Eile war umsonst. Simon starb noch am selben Tag. – »Trotz ausgeprägter Intensivmaßnahmen konnten wir das Kind leider nicht retten«, erklärte Matthias Keller, der ärztliche Direktor der Passauer Klinik. Als Todesursache nannte er eine Blutvergiftung durch Meningokokken. Die kurz davor verabreichte FSME-Impfung, beteuerten eine ganze Reihe von Medizinern und

Impfexperten, hatte mit dem Todesfall »ganz sicher nichts zu tun«. Das sei eine vollkommen zufällige zeitliche Überschneidung.

Ein Jahr davor ergab sich ein genau gegensätzliches Szenario. Ein 9-jähriges Mädchen aus Ledenitzen am Faaker See starb im Landeskrankenhaus Klagenfurt an einer Gehirnentzündung. Der zuständige Abteilungsvorstand erklärte gegenüber dem ORF Kärnten, dass FSME-Viren den Todesfall verursacht hätten und betonte die Wichtigkeit der Schutzimpfung. Das Mädchen sei zwar geimpft gewesen, sagte der Professor, »allerdings nur ein Mal«. Dann habe man von weiteren Impfungen Abstand genommen, »weil das Mädchen sie schlecht vertragen hat.« Das sei sogar so schlimm gewesen, dass der Hausarzt der Familie davon abgeraten habe. Ein fataler Fehler, sagte der Professor. »Wäre das Mädchen weiter geimpft worden, würde es wahrscheinlich heute noch leben.«

Mit einer Impfquote von 93 Prozent hält Kärnten wohl den Weltrekord an einer von den Menschen selbst zu bezahlenden Impfung. Und sicherlich trug der Vorfall dazu bei, den Verkauf der beiden Bestseller der Firmen Baxter (»FSME-Immun«) und Novartis (»Encepur«) noch weiter anzukurbeln.

Kurz nach dem Vorfall meldete sich ein Arzt bei mir, der erzählte, er sei in den Kärntner Ort gefahren und habe die trauernde Familie besucht. Dabei habe sich der Fall, so wie er in den Medien transportiert worden war, als »satte und waschechte Lüge« erwiesen. Er habe sich den Impfpass des Mädchens zeigen lassen, erklärte der Arzt, und da war nicht eine FSME-Impfung eingetragen, wie der Klagenfurter Professor behauptet hatte, sondern deren gleich zwei. Der Arzt habe von den Eltern auch Einblick in die Befunde des Mädchens erhalten. Darin las er von einem ausreichend hohen Antikörperspiegel gegen FSME. Der IgG-Wert lag demnach bei mehr als 1.000 VIEU (Vienna-Units) und das werde von den Impfexperten normalerweise »als Schutz über weitere fünf Jahre« interpretiert. Demnach wäre das Mädchen also gegen FSME-Viren geschützt gewesen.

Was ist nun die Wahrheit? Woran ist das Mädchen tatsächlich gestorben, wenn es laut Blutbefund einen so hohen Antikörpertiter hatte? Wurden die FSME-Viren beim Kind tatsächlich festgestellt, oder wurde nur indirekt auf das Vorhandensein dieser Viren geschlossen? Und warum hat das Kind damals die FSME-Impfungen so schlecht vertragen, so dass sogar der an sich impffreudige Hausarzt von weiteren Impfungen abgeraten hatte.

Schließlich fragte der Arzt die Mutter des toten Mädchens noch nach dem Zeitpunkt des Zeckenstiches. Das sei gar nicht sicher, dass sie einen Zeckenstich gehabt hat, lautete die Antwort. Sie selbst habe jedenfalls keine Zecke bei ihrer Tochter gesehen. Das sei nur eine Vermutung des Großvaters gewesen.

Mich erinnert diese Informationspolitik an einen Vorfall der sich vor beinahe 30 Jahren zugetragen hat. Damals war ein junger ungeimpfter Soldat des österreichischen Bundesheers »nach Zeckenbiss«, wie es hieß, »ins Koma gefallen«. Tagelang waren die Titelseiten der Zeitungen besetzt mit Neuigkeiten von diesem tragischen Geschehen. Die FSME-Impfung erlebte damals in Österreich einen enormen Höhenflug. Das Unternehmen Immuno, wie es vor der Einverleibung in den US-amerikanischen Baxter-Konzern hieß, kam kaum mit dem Produzieren des Impfstoffes nach.

Damals bot das Unternehmen nicht nur eine aktive Impfung an, wie sie jetzt noch am Markt ist, sondern auch die so genannte »passive Impfung«, welche nach einem Zeckenstich gegeben wurde. Dabei wurde den Betroffenen eine Menge von fertigen Antikörpern (Immunglobulinen) verabreicht, die mit den seit dem Zeckenstich vergangenen Stunden multipliziert wurden. Das konnten, wenn der Stich bereits längere Zeit zurücklag, regelrechte Elefantenspritzen werden.

Nach einigen Wochen im Koma starb der Bundesheersoldat. In der Folge wurde beim Heer die FSME-Impfung verpflichtend eingeführt. Auch in vielen Schulen und Kindergärten wurde vor Ausflügen ein Impfnachweis von den Kindern verlangt, sonst würden sie nicht teilnehmen können. Der tragische Fall des armen Soldaten galt überall als ernste Mahnung, ja nicht ungeschützt in die Wiese oder den Wald zu gehen.

Einige Monate nach dem Tod des Soldaten hielt Christian Kunz, der damalige Vorstand des Institutes für Virologie der Universität Wien, der mit seinem Team die »Zeckenimpfung« entwickelt hatte, einen Vortrag. Beiläufig erwähnte Kunz dabei etwas, das mich damals fast umgeworfen hat: »Wir sollten etwas vorsichtiger mit der Indikation für die Passivimpfung sein«, sagte der Professor, »sonst haben wir noch mehr Fälle wie jenen des armen Soldaten.«

Der Soldat war also nicht aufgrund des Zeckenstiches, sondern nach Verabreichung der Passivimpfung ins Koma gefallen. Ein nicht unwichtiges Detail, das damals in allen Medienberichten gefehlt hatte. Ein tragischer Todesfall auf Grund der »passiven Impfung« wurde also ohne jeden Genierer für die Impfwerbung eingesetzt!

Diese FSME-Immunglobuline standen später noch viele Jahre im Verdacht, dass sie überdurchschnittlich häufig schwere Nebenwirkungen mit dauernder Behinderung oder sogar Todesfälle verursachten. In Deutschland wurde diese »passive Impfung« rasch für die Anwendung bei Kindern verboten. In Österreich – dem Heimatland des FSME-Impfwirtschaftswunders – mahlten die Mühlen wie üblich langsamer. Hier wurde die Impfung nach Jahrzehnten des Einsatzes ohne ordentliche Sicherheitsprüfung erst vor kurzem abgeschafft.

Nutzen-Schaden-Bilanz der FSME-Impfung

Von offizieller Seite wird die FSME-Impfung stets als Erfolgsgeschichte dargestellt. In »Normaljahren« ereignen sich in Österreich zwischen 50 und 100 Fälle zeckenbedingter Viruserkrankungen. Wenn es die Impfung nicht gäbe, würden wir jährlich mehr als 400 FSME-Fälle zählen, heißt es in Aussendungen des Wiener Virologie-Institutes, das sich über jahrelange gute und lukrative Zusammenarbeit mit den Impfstoffherstellern freut.

Doch wie sicher ist die FSME-Impfung? Welche Nebenwirkungen hat sie – einmal abgesehen von leichtem Fieber oder den rasch abklingenden Rötungen an der Einstichstelle? Was ist dran an den episodischen Berichten über das Auftreten von Multipler

Sklerose, rheumatoider Arthritis und anderen Autoimmunerkrankungen in zeitlicher Nähe zu einer FSME-Impfung? Wie steht es um den Zusammenhang mit Asthma, mit Neurodermitis? Und was ist mit Allergien und erworbenen Nahrungsmittelunverträglichkeiten wie der immer häufiger diagnostizierten Fruktose-Intoleranz?

Das sind Fragen, die man nach jahrzehntelanger Anwendung der FSME-Impfung und Milliardenumsätzen auf Seiten der Impfstoffhersteller jedenfalls beantworten können sollte. – Doch Fehlanzeige. Die Fachinformation zur Baxter-Impfung »FSME-Immun« liest sich wie ein Sammelsurium unbekannter Risiken. Als »Gegenanzeige« – also als Ausschlussgrund für die Impfung – werden Überempfindlichkeit auf die in der Impfung enthaltenen Zusätze Formaldehyd, Neomycin, Gentamicin und Protaminsulfat genannt. Bei schwerer Überempfindlichkeit gegen Ei oder Hühnereiweiß drohe ein anaphylaktischer Schock. Doch wer kennt solche Risiken im Voraus? Auch eine intravasale Injektion sei »unbedingt zu vermeiden«, da dies »zu schweren Reaktionen, einschließlich Überempfindlichkeitsreaktionen mit Schock, führen kann.«

Wie steht es um FSME-Impfungen in Schwangerschaft und Stillzeit? Es gebe weder aussagekräftige Studien zur Anwendung der Impfung bei schwangeren Frauen noch Reproduktionsstudien am Tier, heißt es in der Fachinfo. »Auch ist nicht bekannt, ob FSME-Immun in die Muttermilch übertritt.«

Bei »bekannter oder vermuteter Autoimmunerkrankung eines Impflings«, heißt es weiters, sollte das Risiko einer FSME Infektion »gegen das Risiko einer ungünstigen Beeinflussung der Autoimmunerkrankung durch die Impfung abgewogen werden.« Wie aber sollte ein Impfarzt derartige Risiken gegeneinander abwägen? – Daten dazu gibt es nicht. Und offiziell heißt es stets, dass eine FSME-Impfung keinesfalls Autoimmunerkrankungen auslöst.

Die Fachinformation ist also nicht viel mehr als eine Pflichtübung zur juristischen Absicherung des Herstellers. Unabhängige Studien existieren nicht. Niemand kann heute sagen, ob der Nutzen der Impfung tatsächlich den möglichen Schaden übersteigt.

Offiziell starb Simon wie erwähnt an einer durch Meningokokken ausgelösten Sepsis, also an einer durch Bakterien ausgelösten Blutvergiftung. »Die FSME-Impfung hat damit nicht das Geringste zu tun«, lautete der Tenor der von den Medien befragten Impfexperten.

Eine Meningokokken-Infektion hat eine Inkubationszeit von zwei bis zehn Tagen. Etwa zehn Stunden vor dem Auftreten der ersten Symptome wurde geimpft.

Wie aber wirkt sich eine Impfung auf eine zufällig parallel dazu ablaufende Infektion aus? – Gar nicht, wenn man den diversen Impfexperten glaubt. »Das Kind ist ursächlich an einer Meningokokken-Infektion verstorben, das hat definitiv nichts mit der FSME-Impfung zu tun«, erklärte etwa der Wiener Impfexperte Wolfgang Maurer. Derartige Spekulationen seien Schwachsinn und entbehrten jeder wissenschaftlichen Grundlage. Also Schwamm drüber. Die einzige Lehre, die Maurer aus dem tragischen Vorfall erkennen kann: »Das Kind hätte – statt gegen FSME – lieber rechtzeitig gegen Meningokokken geimpft werden sollen!«

Demnach wäre es also vollkommen zufällig gewesen, dass Simon am Vormittag geimpft wurde?

Sehen wir uns dazu zunächst die Funktionsweise einer Impfung an, welche – so wie die FSME-Impfung – Aluminiumhydroxid enthält. Dieser Bestandteil, der in der Fachinformation großzügig ignoriert wird, ist essentiell für die Funktion der Impfung. Was also macht die Alu-Verbindung im Organismus?

In den vergangenen Jahren sind einige wissenschaftliche Arbeiten erschienen, welche das »Dirty Little Secret« der Immunologie ein wenig gelüftet haben. Lange Zeit wusste man ja nicht viel mehr über den Wirkmechanismus der Alu-Verbindung als dass die Impfung ohne Aluminium leider nicht wirkt. Mittlerweile weiß man, dass die toxische Alu-Verbindung an der Einstichstelle im Muskel Zellen abtötet und damit für einen gewaltigen Schock im Organismus sorgt. Die absterbenden Zellen setzen körperinterne Signalstoffe frei, welche das Immunsystem im gesamten Körper in unspezifische Alarmbereitschaft versetzen.

Im Idealfall sollten die Immunzellen dann die im Zentrum der Entzündung neben den Alu-Partikeln treibenden, abgetöteten FSME-Viren finden und diese für die Verursacher der Zellschäden halten. Aufgabe der Alu-Verbindung ist es also, Großalarm auszulösen und dann dem Immunsystem einen falschen Verdächtigen als Brandstifter im Gewebe unterzujubeln. Wenn die Immunzellen den Köder annehmen und daraufhin massenhaft Antikörper gegen die FSME-Viren erzeugen, wäre der Impfzweck erfüllt.

Dummerweise wird das Immunsystem aber unspezifisch – also ungezielt – alarmiert. Die Zellen wissen am Beginn so einer Alarmkaskade noch nicht, wovon die Gefahr ausgeht. Und wenn sich Abermillionen von Immunzellen in Angriffslaune befinden, so kann das auch gewaltig nach hinten losgehen.

Simon starb an einer Meningokokken-Sepsis. »Der Sepsis liegt ein Versagen des Immunsystems zugrunde«, heißt es im zugehörigen Artikel auf Wikipedia[54], wo aktuelle wissenschaftliche Studien zum Thema recht gut zusammengefasst werden:

»In der Folge kommt es, meist über den Blutkreislauf, zu einer Ausbreitung der Infektion auf den gesamten Körper. Die im Falle einer Lokalinfektion sinnvolle Entzündungsreaktion entwickelt sich nun zum eigentlichen Motor der Sepsis. In einer überschießenden Reaktion freigesetzte große Mengen an Überträgerstoffen führen zu einer Entzündung des gesamten Körpers unter anderem mit Schwellungen, Durchblutungsstörungen und Sauerstoffmangel, ohne dass sie der Erregerbekämpfung nützten. Sind einmal lebenswichtige Organe davon betroffen, kann der daraus folgende Verlust ihrer Funktionsfähigkeit schnell zum eigentlichen begrenzenden Faktor für das Überleben der Patienten werden.«

Simons Immunsystem hat also versagt, weil es auf die Bakterien in »einer überschießenden Reaktion« eine »Entzündung des gesamten Körpers« ausgelöst hat. Mit hoher Wahrscheinlichkeit war die Aktivierung des Immunsystems durch den Alu-Wirkverstärker in der FSME-Impfung also zum schlechtest möglichen Zeitpunkt erfolgt und hat das tragische Ereignis ausgelöst.

Doch was lernen wir daraus für künftige Impfungen? Wer erklärt den Impfärzten, wie man eine beginnende Infektion erkennt und wer gibt die Warnung raus, die Impfung im Zweifelsfall besser zu verschieben?

Es wäre das mindeste, wenn sich Mediziner und besonders die selbst ernannten »Impfexperten« mit den Basiskenntnissen immunologischer Abläufe vertraut machen würden. Es wäre weiters zu empfehlen, befangene Experten – also jene, die seit vielen Jahren am finanziellen Tropf der Impfstoffhersteller hängen – nicht mehr als erste Auskunftsquelle und als Garant für unabhängige wissenschaftliche Informationen zu betrachten. Dazu zähle ich in Bezug auf die FSME speziell auch die »Impfexperten« am Wiener Institut für Virologie.

Und schließlich sollte eine verantwortungsvolle Gesundheitspolitik dafür sorgen, dass nach Jahrzehnten der Gelddruckerei über den hemmungslosen Verkauf der Zeckenimpfung seriöse Studien angeordnet und finanziert werden, welche endlich auch einmal das Risiko der Impfung messen. Und zwar nicht nur die örtlichen Nebenwirkungen über einen Zeitraum von wenigen Tagen.

Um hier seriöse Aussagen treffen zu können, bräuchte es größere Studien mit einer wirklichen Kontrollgruppe und einer zuverlässigen Verblindung – und natürlich ein ausreichend langes Beobachtungsintervall.

Ich habe keine Zweifel an der Wirksamkeit der FSME-Impfung. Mit ihrer Hilfe ist es tatsächlich gelungen, die Fälle zeckenstichbedingter Gehirnentzündungen dramatisch zu senken. Doch wie ernsthaft waren diese Ereignisse im Vergleich zu den Nebenwirkungen?

Bevor der oben beschriebene Todesfall des Kärntner Mädchens den Zecken in die Schuhe geschoben wurde, gab es in der gesamten Medizinliteratur keine dauerhaften Schäden bei Kindern. Speziell kleine Kinder vor dem Schulalter vertragen den Kontakt mit Viren normalerweise ausgezeichnet. Nicht von ungefähr empfiehlt die Schweiz die FSME-Impfung erst ab einem Alter von sechs Jahren. Doch auch bei älteren Kindern gleicht die FSME von ihren Symptomen eher einer Sommergrippe denn einem dieser katastrophalen Verläufe mit unerträglichen Schmerzen und bleibenden Lähmungen, wie sie über die Impfwerbung suggeriert werden.

Eine der wenigen guten Studien[55] zu Ausmaß und Häufigkeit der Bedrohung wurde in der Steiermark durchgeführt, jenem Bundesland, das mit Abstand die meisten FSME-Opfer in Österreich zählt. Seit 1981 wurden dort 116 Fälle von FSME bei Kindern im Alter unter 16 Jahren gezählt. In der Mehrzahl verlief die Krankheit mild. Insgesamt waren nur bei sechs Kindern Aufenthalte auf einer Intensivstation notwendig. Bei fünf dieser Kinder heilten die Symptome vollständig aus. Nur ein einziges blieb halbseitig gelähmt. Und gerade dieses Kind war vollständig geimpft.

Eine objektive Nutzen-Schadens-Bilanz zu ziehen, ist bei den heute zur Verfügung stehenden Informationen vollständig unmöglich. Es kann durchaus sein, dass die FSME-Impfung mehr gesundheitlichen Schaden anrichtet, als die von den Zecken übertragenen Viren – speziell bei den Kindern. Dieses Nichtwissen um die selteneren, aber umso ernsthafteren Nebenwirkungen blockiert auch die qualitative Verbesserung der Impfung. Seitdem vor mehr als zehn Jahren das toxische Quecksilber als Konservierungsmittel weggelassen wurde, gab es keine weiteren Änderungen der Rezeptur. Braucht man unbedingt das problematische Formaldehyd in der Impfung? Könnte man das Antibiotikum Neomycin weg lassen? Und wie steht es mit dem Hilfsstoff Aluminiumhydroxid, der im Tierversuch Allergien und Autoimmunreaktionen auslöst?

Welchen Schutz bietet die FSME Impfung tatsächlich? Welchen Schaden richtet sie an? Und womit bezahlen wir unser Nichtwissen? Mit unerklärlichen Todesfällen »aus heiterem Himmel«, so wie bei Simon und einer unbekannten Anzahl chronisch kranker Menschen, welche eine auf Angstmache statt auf seriöser Information basierende Kampagne zu den Impfärzten getrieben hat.

Übersicht Alu-Impfungen

Im Folgenden bringe ich eine hoffentlich vollständige Liste der aluminiumhaltigen Impfungen für Babys, Kinder und Erwachsene. Ich werde diese Liste auch auf der Webseite zum Buch *www.al-ex.org* posten und aktualisieren, falls ich Impfungen übersehen habe oder neue Impfungen einzufügen sind.

Der Aluminiumgehalt ist in den Fachinformationen auf zwei Arten angegeben. Entweder als Gewicht der Aluminiumverbindung oder als isolierte Menge des Aluminiums.

Ich möchte dies kurz am Beispiel der zwei geläufigsten Aluminiumsalze zeigen. Aluminiumhydroxid hat die Formel $Al(OH)_3$. Aluminium hat ein Atomgewicht von 27, Wasserstoff (H) ein Gewicht von 1 und Sauerstoff (O) von 16. Dreimal die OH-Gruppe plus Al ergibt also ein Molekulargewicht von 78. Aluminium in Form von Al^{3+} hält davon einen Anteil von 35 Prozent.

Bei Aluminiumphosphat $AlPO_4$ liegt das Atomgewicht von Phosphor (P) bei 31. Vier O-Atome plus P plus Al ergibt ein Molekulargewicht von 122. Der Anteil von Aluminium liegt bei 22 Prozent.

Name des Impfstoffes (Herstellerfirma)	**Krankheiten/Pathogen**	**Aluminiumgehalt pro Impfung**
Ambirix (GSK)	Hepatitis A + B	0,14 mg Aluminiumhydroxid ($0{,}05$ mg Al^{3+}) 1,8 mg Aluminiumphosphat ($0{,}4$ mg Al^{3+})
Bexsero (Novartis)	Meningokokken (Gruppe B)	1,4 mg Aluminiumhydroxid ($0{,}5$ mg Al^{3+})
Boostrix (GSK)	Diphtherie, Tetanus, Pertussis	0,9 mg Aluminiumhydroxid ($0{,}3$ mg Al^{3+}) 0,9 mg Aluminiumphosphat ($0{,}2$ mg Al^{3+})
Boostrix Polio (GSK)	Diphtherie, Tetanus, Pertussis, Polio	0,9 mg Aluminiumhydroxid ($0{,}3$ mg Al^{3+}) 0,9 mg Aluminiumphosphat ($0{,}2$ mg Al^{3+})

Cervarix (GSK)	Humane Papillomaviren (HPV Typen 16, 18)	neuartiger Wirkverstärker AS04 enthält 1,4 mg Aluminiumhydroxid (0,5 mg Al^{3+})
diTeBooster (Statens Serum Inst.)	Diphtherie, Tetanus (Auffrischung)	Aluminiumhydroxihydrat (0,5 mg Al^{3+})
dT-reduct »Merieux« (Sanofi Pasteur)	Diphtherie, Tetanus	Aluminiumhydoxid: keine Mengenangaben in Fach-Info
DTaP Booster (Statens Serum Inst.)	Diphtherie, Tetanus, Pertussis	1,4 mg Aluminiumhydroxid (0,5 mg Al^{3+})
DTaP-IPV Vakzine (Statens Serum Inst.)	Diphtherie, Tetanus, Pertussis, Polio	2,8 mg Aluminiumhydroxid (1,0 mg Al^{3+})
Encepur (Novartis)	FSME	0,5 mg Aluminiumhydroxid (0,17 mg Al^{3+}) (Kinder), 1,0 mg Aluminiumhydroxid (0,35 mg Al^{3+}) (Erwachsene)
Energix B 20 µg (GSK)	Hepatitis B	1,4 mg Aluminiumhydroxid (0,5 mg Al^{3+})
Fendrix (GSK)	Hepatitis B	neuartiger Wirkverstärker AS04C enthält 2,3 mg Aluminiumphosphat (0,5 mg Al^{3+})
FSME Immun (Baxter)	FSME	0,5 mg Aluminiumhydroxid (0,17 mg Al^{3+}) (Kinder), 1,0 mg Aluminiumhydroxid (0,35 mg Al^{3+}) (Erwachsene)
Gardasil (Merck, Sharp & Dohme)	Humane Papillomaviren (Typen HPV 6, 11, 16, 18)	neuartiger Wirkverstärker amorphes Aluminiumhydroxyphosphatsulfat (0,225 mg Al^{3+})
Havrix (GSK)	Hepatitis A	0,7 mg Aluminiumhydroxid (0,25 mg Al^{3+}) (Havrix Junior) 1,4 mg Aluminiumhydroxid (0,5 mg Al^{3+}) (Erwachsene)

HBVAXPRO (Merck, Sharp & Dohme)	Hepatitis B	neuartiger Wirkverstärker amorphes Aluminiumhydroxyphosphatsulfat: 5 µg: 0,25 mg Al^{3+} 10 µg: 0,5 mg Al^{3+} 40 µg: 0,5 mg Al^{3+}
Hepatyrix (GSK)	Hepatitis A, Typhus	1,4 mg Aluminiumhydroxid (0,5 mg Al^{3+})
Hexacima (Sanofi Pasteur)	Diphtherie, Tetanus, Pertussis, Polio, Haemophilus influenzae Typ b, Hepatitis B	1,7 mg Aluminiumhydroxid (0,6 mg Al^{3+})
Hexyon (Sanofi Pasteur)	Diphtherie, Tetanus, Pertussis, Polio, Haemophilus influenzae Typ b, Hepatitis B	1,7 mg Aluminiumhydroxid (0,6 mg Al^{3+})
Infanrix hexa (GSK)	Diphtherie, Tetanus, Pertussis, Polio, Haemophilus influenzae Typ b, Hepatitis B	1,4 mg Aluminiumhydroxid (0,5 mg Al^{3+}) 1,4 mg Aluminiumphosphat (0,32 mg Al^{3+})
Infanrix penta (GSK)	Diphtherie, Tetanus, Pertussis, Polio, Hepatitis B	1,4 mg Aluminiumhydroxid (0,5 mg Al^{3+}) 0,9 mg Aluminiumphosphat (0,2 mg Al^{3+})
Meningitec (Pfizer)	Meningokokken (Gruppe C)	0,6 mg Aluminiumphosphat (0,125 mg Al^{3+})
Menjugate (Novartis)	Meningokokken (Gruppe C)	0,9 bis 1,1 mg Aluminiumhydroxid (0,3 bis 0,4 mg Al^{3+})
Neisvac (Baxter)	Meningokokken (Gruppe C)	1,4 mg Aluminiumhydroxid (0,5 mg Al^{3+})
Pentavac (Sanofi Pasteur)	Diphtherie, Tetanus, Pertussis, Polio, Haemophilus influenzae Typ b	0,9 mg Aluminiumhydroxid (0,3 mg Al^{3+})

Prevenar 13 (Pfizer)	Pneumokokken (13 Stämme)	0,6 mg Aluminiumphosphat (0,125 mg Al^{3+})
Procomvax (Merck, Sharp & Dohme)	Haemophilus influenzae Typ b, Hepatitis B	neuartiger Wirkverstärker amorphes Aluminiumhydroxyphosphatsulfat keine Mengenangabe in der Fach-Info
Synflorix (GSK)	Pneumokokken (10 Stämme)	2,3 mg Aluminiumphosphat (0,5 mg Al^{3+})
Td-pur (Novartis)	Diphtherie, Tetanus	1,5 mg Aluminiumhydroxid
Tetanol (Novartis)	Tetanus	1,5 mg Aluminiumhydroxid
Tetravac (Sanofi Pasteur)	Diphtherie, Tetanus, Pertussis	0,9 mg Aluminiumhydroxid (0,3 mg Al^{3+})
Tritanrix (GSK)	Diphtherie, Tetanus, Pertussis, Hepatitis B	0,7 mg Aluminiumhydroxid (0,26 mg Al^{3+}) 1,7 mg Aluminiumphosphat (0,37 mg Al^{3+})
Twinrix (GSK)	Hepatitis A + B	0,14 mg Aluminiumhydroxid (0,05 mg Al^{3+}) 1,8 mg Aluminiumphosphat (0,4 mg Al^{3+}) Bei Kindern die Hälfte
Viatim (Sanofi Pasteur)	Hepatitis A	0,9 mg Aluminiumhydroxid (0,3 mg Al^{3+})

Fragen zu Impfungen

Dass Aluminium in unserem Leben eine so große Rolle spielt, aber vor allem auch so nachteilige Auswirkungen auf den menschlichen Organismus hat, hätte ich nie gedacht.

Und heute kam mir die Idee, doch einmal bei meinem Medikament nachzusehen, ob da wohl Aluminiumhydroxid vorhanden wäre: und tätsächlich, ja! Ich mache seit Oktober eine Immuntherapie wegen Heuschnupfens mit Alutard SQ, und da ich das 3 Jahre lang werde spritzen müssen, ist mir doch angst und bange, ob ich da nicht viel zu viel von diesem Alu-Hydroxid in meinem Körper aufnehme.

Darf ich Ihre geschätzte Meinung dazu wissen???? Soll ich die Immuntherapie sofort aufhören???

Mit freundlichen Grüßen, Heidi B.

Eine generelle Aussage ist schwierig, weil die Vielzahl verschiedener Allergenextrakte mit unterschiedlichen Herstellungs- und Standardisierungsverfahren den Überblick und die Vergleichbarkeit beinahe unmöglich machen. Etwa drei Viertel der zugelassenen Mittel verwenden Aluminiumhydroxid als Trägersubstanz, einige wenige Tyrosin oder Calciumphosphat. Es gibt jedoch auch »naive« Allergenextrakte ohne Zusatz.

Die Behandlung wird meist mit niedrigen Dosierungen der Allergenextrakte begonnen und dann schrittweise über wöchentliche Termine gesteigert. Die optimale Behandlungsdauer ist unbekannt. Empfohlen wird bei Allergenen, die über die Luft verbreitet werden, eine Therapie über mindestens drei Jahre, bei Insektengiftallergien über drei bis fünf Jahre, bei hohem Risiko lebenslang.

Im »Arznei-Telegramm«[56] erschien vor einigen Jahren eine Übersichtsarbeit zur Immuntherapie (Hyposensibilisierung) allergischer Erkrankungen. Deren Autoren beklagen die überwiegend schlechte Qualität der einbezogenen Studien: »Die Vielzahl möglicher, eventuell erst nachträglich etablierter Auswertungen öffnet biometrischer Willkür Tür und Tor. Schadwirkungen werden oft unzureichend erfasst und in vielen Studien gar nicht thematisiert.«

Bei spezieller Suche nach Studien mit *Alutard SQ* ergibt sich auf den ersten Blick ein eher positives Bild. Die Heuschnupfenproblematik bessert sich bei den meisten Patienten. Eindeutig mit der Spritzenkur zusammen hängende Nebenwirkungen sind selten, allerdings wenn einmal welche auftreten, dann sind sie meist schwer (Anaphylaxie, Nesselsucht/Urticaria).

Gut gemachte Langzeitstudien zur Häufigkeit und Art von unerwünschten Arzneimittelwirkungen mit einer Kontroll- bzw. Placebogruppe gibt es meines Wissens bei Menschen nicht.

Bei Mäusen wurden sehr wohl Nebenwirkungen beobachtet, z. B. die Bildung von Aszites (Fremdkörpergranulome) im Bauch der Tiere, welche proportional zur Menge des verwendeten Aluminiums mehr wurden.

Die Präparate enthalten pro Injektion zwischen 0,1 und 1,25 Milligramm der Alu-Verbindung. Üblicherweise umfasst eine Spritzenkur jährlich etwa 15 Behandlungen. Damit nehmen Allergiepatienten eine durchaus relevante Menge an Aluminium auf.

Aluminiumexperte Christopher Exley schreibt in einem 2014 publizierten Übersichtsartikel[57] zur Immuntherapie gegen Allergien folgendes:

»Entgegen anderswo verbreiteten Ansichten sind Aluminiumadjuvantien sicherlich keine ›harmlosen Salze‹. Sie sind sehr reaktiv und wurden mit Nebenwirkungen – sowohl bei den Empfängern von Impfungen als auch von Immuntherapien – assoziiert. Derart unerwünschte Reaktionen hätten vielleicht vermieden werden können, wenn es eine Verpflichtung geben würde, die Sicherheit ihrer Anwendung am Menschen zu belegen. Solche Vorgaben gibt es jedoch nicht und deshalb wird die Menge an Aluminiumsalzen einfach nach dem bemessen, was den Herstellern nötig erscheint. In der Tat ist es eine Perversion vieler Sicherheitsstudien bei aluminiumhaltigen Impfstoffen, dass die (tatsächlich toxischen) Aluminiumsalze als bestens geeignete Placebos in solchen Studien betrachtet werden.«

In der Medizinliteratur sind meist nur Fallstudien auffindbar, welche die Reaktionen einzelner Patienten auflisten. Folgende Reaktionen werden beschrieben: Fremdkörpergranulome, Nesselsucht, subkutane Sarkoidose, progressive Sklerose, subkutane Knoten und Pseudolymphome. Die Europäische Arzneimittel Behörde (EMA) listet sogar 32 unerwünschte Arzneimittelreaktionen auf derartige Immuntherapien auf – von Verfärbungen der Haut bis hin zu Erkrankungen des Gehirns.

Ich denke, dass es riskant wäre, über einen längeren Zeitraum subkutane Injektionen von Aluminiumhydroxid zu erhalten. Würde so eine Immuntherapie bei mir selbst also nicht machen lassen. Aber es ist schwierig, hier generelle Empfehlungen abzugeben. Sicherlich hängt das auch vom Leidensdruck ab, den Allergiepatienten empfinden.

* * *

Da ich im 5. Monat schwanger bin möchte ich mich vorab über meine Möglichkeiten, mein Kind keiner unnützen oder gar schädlichen Impfung zu unterziehen, informieren. Deshalb wüsste ich gerne von Ihnen, ob Sie in Ihrer Nachforschung auf aluminiumfreie Impfstoffe gestoßen sind oder mir weiterführende Links, Information oder ähnliches schicken können.

Ich denke bei den einflussreichen Lobbyisten die Druck auf die Politiker ausüben, müssten sich schon Volksaufstände bilden, um etwas zu verändern.

Ich hoffe, dass Sie mit Ihren Publikationen möglichst viele Menschen erreichen und aufwecken.

Mit freundlichem Gruß, Luisa G.

Es gibt schon Impfungen ohne Zusatz von Aluminium, etwa die Impfungen mit Lebendviren (Rotaviren, Masern, Mumps, Röteln, Windpocken) aber auch die meisten Influenza-Impfungen.

In Frankreich empfahl kürzlich eine von der Nationalversammlung eingesetzte Expertenkommission, dass auch bei den Babyimpfungen rasch Alternativen ohne Aluminium angeboten werden sollten. Dieser Wunsch wurde an die zuständigen Einrichtungen der EU weiter geleitet, bisher jedoch ohne großen Erfolg. Denn bisher steht Frankreich unter den Staaten der EU mit seiner aluminiumkritischen Haltung allein da.

Es ist ein weiter mühsamer Weg zu alu-freien Impfstoffen für Babys. Zunächst müssten die großen Pharmakonzerne dazu gebracht werden, überhaupt einmal in diese Richtung zu forschen. Es gibt eine Reihe von Kandidaten, die sich als Ersatz für Aluminium eignen würden, doch müssten die neuen Adjuvantien dann in umfangreichen Tests auf ihre Sicherheit geprüft werden. Und das ist extrem teuer.

Deshalb müssten die Zulassungsbehörden Druck auf die Industrie ausüben, weil die Hersteller sicher nicht freiwillig so viel Geld investieren, solange beim Status quo noch alles weitgehend ruhig ist.

Es geht also tatsächlich darum, öffentlichen Druck aufzubauen, sodass die Behörden endlich den Bedarf und die Sorgen der Bevölkerung erkennen und aus ihrer Handlungsstarre erwachen.

Wie absurd die behördlichen Regelungen sind, erkennt man allein schon daran, dass das europäische Arzneibuch vorschreibt, dass eine Impfung nicht mehr als 1,25 Milligramm Aluminium enthalten darf. Diese Regelung wird nicht genauer definiert. Sie gilt für die Impfung eines zentnerschweren Mannes genauso wie für ein frühgeborenes Baby, das zum Impfzeitpunkt vielleicht noch nicht einmal zwei Kilogramm wiegt. Es wird auch nicht definiert, wie viele derartige Impfungen ein Baby bekommen darf. Bei den Terminen zur »Gesundheitsvorsorge« werden im ersten Lebensjahr meist zwei Alu-Impfungen gleichzeitig verabreicht. Damit erhalten viele Babys eine Aluminiumdosis, die über dem Grenzwert des europäischen Arzneibuches liegt (siehe Seite 89). Mit Meningokokken und FSME werden dann ab dem ersten Geburtstag der Kinder weitere Alu-Impfungen empfohlen, welche simultan gegeben werden können.

Dieses Beispiel zeigt, mit welcher Ignoranz die Gesundheitsbehörden dem Risiko einer Überdosis der speziell für ein heranwachsendes Nervensystem gefährlichen Chemikalie heute begegnen.

* * *

Wie viele andere Eltern auch, stehen wir gerade vor dem Thema: Sollen wir unser Baby (derzeit 8 Monate alt) impfen oder nicht. Wir haben uns jetzt dazu entschieden zu einem späteren Zeitpunkt zu impfen (10 Monate oder später). Laut unseren Recherchen würden wir zum

5fach-Impfstoff tendieren (da dieser weniger Aluminium beinhaltet gegenüber dem 6fach-Impfstoff und wir der Meinung sind dass Hepatitis B nicht wirklich notwendig ist für ein Baby). Wir haben jedoch Bedenken weil wir über diesen Impfstoff nicht soviel in Erfahrung bringen konnten. Gibt es Informationsmaterial zu diesem Impfstoff bzw. negative Aspekte diesen nicht zu wählen?!

Mit freundlichen Grüßen, Iris L.

Der Fünffachimpfstoff von GSK, Infanrix penta, kommt nicht in Frage, denn hier wurde anstelle von Hepatitis B auf die Hib-Komponente verzichtet. Der einzige mir bekannte Fünffachimpfstoff, der den Anforderungen entspricht, wäre Pentavac von Sanofi Pasteur. Er müsste wahrscheinlich in der Apotheke bestellt werden, weil er nur selten nachgefragt wird. Eine Dosis kommt auf ca. 53 EUR[58].

Pentavac enthält 0,9 mg Aluminiumhydroxid – das ist tatsächlich wesentlich weniger als der derzeit meist verwendete Sechsfachimpfstoff *Infanrix hexa*, der zusätzlich zu 1,4 mg Aluminiumhydroxid noch 1,4 mg Aluminiumphosphat enthält (siehe Übersichtstabelle Seite 120). Mit dieser Alternative könnte man den Aluminiumanteil also auf ein Drittel reduzieren.

Sicherlich spielt die Dosis bei Aluminium eine Bedeutung. Je mehr Aluminiumsalze eine Impfung enthält, desto höher ist der Gewebeschaden an der Einstichstelle, desto höher ist aber auch das Risiko, dass das Aluminium nicht ausgeschieden wird, sondern Reste im Körper der Kinder zurückbleiben. Es gibt jedoch auch andere Risikofaktoren, die nicht allein von der Menge abhängen, sondern auch von individuellen bzw. genetischen Einflüssen, wie eine aktuelle Studie[59] zeigte: Ein Team um Romain Gherardi an der Universität Paris Est untersuchte, was mit dem Aluminium nach der Impfung in den Muskel passiert. Dafür wurden die Leichtmetall-Nanopartikel mit einer fluoreszierenden Substanz kombiniert, so dass man ihren Weg als leuchtende Punkte verfolgen konnte. Gherardi und sein Team verabreichten den Mäusen fünf Alu-Impfungen, die dem Alu-Gehalt einer Hepatitis-B-Impfung beim Menschen – umgerechnet auf das Körpergewicht der Mäuse – entsprachen. Dabei zeigte sich, dass das Aluminium nicht an der Einstichstelle bleibt. Im Zuge der auf die Impfung folgenden Entzündungs- und Immunreaktion verschwand die Hälfte des Aluminiums binnen vier Tagen. Der Großteil wurde ausgeschieden, doch ab dem 21. Tag merkten die Wissenschaftler, dass immer mehr leuchtende Partikel im Rückenmark und schließlich im Gehirn der Tiere auftauchten. Dort waren sie auch am Ende des Beobachtungszeitraums nach einem Jahr noch nachweisbar. Speziell dann, wenn Mäuse verwendet wurden, deren Blut-Hirn-Schranke geschwächt war.

Auch bei menschlichen Neugeborenen ist die Blut-Hirn-Schranke noch nicht voll entwickelt. Ob sich Aluminium in Rückenmark und Gehirn der Impflinge anreichert oder nicht, hängt eng mit dem Impfzeitpunkt aber auch der individuellen Konstitution der Babys zusammen. Die frühe Gabe von Impfungen – speziell auch bei Frühgeborenen – erhöht demnach das Risiko, dass Aluminium ins Gehirn gelangt.

Die Autoren der Studie schließen denn auch mit einer Warnung: *»Aluminium hat ein hohes neurotoxisches Potenzial. Die geplante Verabreichung immer höherer Dosen dieses schwer abbaubaren Hilfsstoffes sollte von den Zulassungsbehörden sorgfältig evaluiert werden zumal er recht heimtückische Effekte bergen kann. Es ist wahrscheinlich, dass gute Toleranz von Aluminium von mehreren Faktoren beeinträchtigt werden kann. Dazu gehören Überimpfung, Unreife der Blut-Hirn-Schranke und eine Reihe individueller Faktoren welche die Empfänglichkeit erhöhen.«*

Mit der Impfung länger zuzuwarten als es die frühen Termine in den Impfplänen vorgeben, ist sicherlich eine Möglichkeit, dieses beschriebene Risiko etwas zu minimieren. Noch besser wäre es natürlich, wenn es aluminiumfreie Alternativen bei den Baby-Impfstoffen gäbe. Doch dafür sehen die meisten Gesundheitsbehörden in der EU aber auch in den USA derzeit leider überhaupt keinen Bedarf und keine Notwendigkeit.

Demnach wäre – nach dem Prinzip der Vorsorge und als Sicherheitsmaßnahme für die Gesundheit der Babys – auch die gänzliche Vermeidung aluminiumhaltiger Impfungen eine Alternative.

Hier tut sich natürlich sofort die Frage auf, wie riskant so eine Maßnahme wäre und welches Risiko von den Krankheiten ausgeht, vor denen die Babyimpfungen schützen.

* * *

Bei Impfungen ist sicher vieles zu überdenken.

Aber: haben Sie schon jemanden an Tetanus, Influenza, Pneumonie usw. usw. sterben gesehen?

Ich bin sicher kein Knecht der Pharmafirmen. Unstrittig sind jedoch auch deren Verdienste.

Sollen wir die Antibiotika abschaffen?

Sehen Sie sich doch mal die Erkrankungen während und nach dem 1. Weltkrieg an.

Die Materie ist viel zu komplex.

Und – pardon – wie sieht es mit Ihrer medizinischen Qualifikation aus? Sie möchten Ihre Bücher verkaufen – völlig o.k.

Vieles stimmt wahrscheinlich in Ihren Schriften und ich freue mich durchaus darüber.

Trotzdem: Sind Sie Berufskritiker?

Mit freundlichen Grüßen, Dr. med. U.

Sicherlich möchte ich meine Bücher verkaufen. Insofern bemühe ich mich, die komplexe Materie verständlich darzustellen.

Der erste Weltkrieg, den Sie ansprechen, war die »Hochblüte« des Wundstarrkrampfs, Tetanus das Todesurteil vieler Soldaten. Krankheiten sind immer auch »Kinder ihrer Zeit« und deshalb macht es Sinn, sie aus der damaligen Situation zu begreifen.

Doch wie waren die Umstände damals? – Nehmen Sie etwa die festgefahrenen Fronten zwischen Frankreich und Deutschland, mit dem Höhepunkt der grotesken Schlacht um Verdun. Den bis dahin in der Militärgeschichte noch nicht da gewesenen Materialeinsatz mittels dem stündlich tausende Granaten und Minen explodierten. In der Kriegszeit zwischen 1914 und 1918 wurden von deutscher Seite rund 1,2 Millionen Soldaten durch die »Hölle von Verdun« geschickt. Auf Seite der Franzosen waren es kaum weniger. Der Einsatz galt bei den Soldaten als »Blutpumpe«, »Knochenmühle«, »absolute Höllenfahrt«.

In den meisten Divisionen waren 100 Prozent der Soldaten zumindest leicht verletzt. Dazu kam das Giftgas. Die Soldaten mussten stundenlang Gasmasken tragen. Blieben tagelang in den Schützengräben, tranken vor Durst oft verseuchtes Regenwasser aus Granattrichtern, bekamen tagelang nichts zu essen. Viele vegetierten mit nicht behandelten Wunden von Granatsplittern in den Schützengräben, warteten vergeblich auf Hilfe. Dazu die vielen Militärpferde, welche eingespannt wurden um die Geschütze zu ziehen. Es war ein Dauersterben auch bei den Tieren, die leichtes Ziel waren. Dazu die Leichen der Soldaten, die nicht abtransportiert werden konnten und manchmal wochenlang liegen blieben. Es herrschten katastrophale hygienische Verhältnisse in allen Belangen.

Rund um das katastrophale Massensterben wurde von beiden Seiten an der Rückseite der Front eine gewaltige Versorgungsinfrastruktur aufgezogen, wo auch wieder hunderttausende Pferde im Einsatz waren. Dazu die Tiere, die zur Schlachtung und Verarbeitung angeliefert wurden. Stellen Sie sich diese Kombination vor: Massenhaft unversorgte Verwundete, miserabelste hygienische Verhältnisse mit allgegenwärtigem Kot von Tieren und Menschen. Hier wüteten unzählige Krankheiten, trugen das ihrige bei, den leicht und schwer verletzten Menschen den Rest zu geben. Besonders eindrucksvoll im negativen Sinn war natürlich der Wundstarrkrampf, bei dem viele Soldaten vor den Augen ihrer Leidensgenossen einen elenden verheerenden Todeskampf mitmachten; von Krämpfen geschüttelt und widernatürlich verzerrt, am ganzen Körper gebeugt, brüllend vor Schmerzen über Stunden hinweg elend krepierten.

So etwas prägte sich natürlich ins kollektive Gedächtnis ein. Das vergaß niemand, der dabei war. Eine Generation von Militärärzten ging mit diesem Trauma an die Universitäten und erzählte von dem, was sie hier miterlebt und mitgelitten hatte. Und die Erzählungen waren so stark und so eindrucksvoll, dass sie über 100 Jahre, noch bis heute nachwirken. Bis heute gilt Tetanus als schrecklichstes Schicksal, das einen treffen kann. Sogar ansonsten strenge Impfkritiker unter den Ärzten machen bei Tetanus eine Ausnahme.

Die Frage ist nur, ob dieses kollektive Trauma, das über die Generationen aus den Erzählungen der alten Militärärzte nachwirkt, in unseren Zeiten überhaupt noch eine reale Gefahr darstellt.

Viele Jahre nach dem Krieg wurden die Tetanus-Impfung und die Diphtherie-Impfung entwickelt. Beide Krankheiten sind sehr stark mit katastrophalen hygienischen Verhältnissen assoziiert.

Ob sie heute überhaupt noch nötig sind, ist eine Frage, die endlich vorurteilsfrei geprüft werden sollte. Zumal ja die Diphtherie-Impfung im Ernstfall auch kaum schützt, wie der letzte größere Ausbruch im Osten Europas gezeigt hat (siehe Seite 83).

* * *

»Unsere ältere Tochter leidet an Diabetes Typ 1 und obwohl die Ärzte keinen Zusammenhang sehen, haben wir die Baby-Impfungen als Auslöser unter Verdacht. Unsere jüngere Tochter Tatjana (jetzt 5 Jahre alt) haben wir bisher nicht impfen lassen. Wir überlegen gerade, welche Impfungen in weiterer Folge sinnvoll sind. Ich habe sie per Titertest auf Tetanus Antikörper bestimmen lassen, sie hatte 0,03 IE/ml. Die Schutzdauer für Tetanus wird bei 0,02 bis 0,09 IE/ml mit mangelhaft angegeben, die Impfempfehlung ist hier eine Auffrischung. Ab 0,1 IE/ml wäre die Schutzdauer 1 Jahr.

Meine Frage ist nun, welche medizinische Erklärung gibt es dafür, dass Tatjana überhaupt Antikörper hat? Ist das noch ein Nestschutz von der Mutter? Hatte sie eine unentdeckte Tetanusinfektion und hat selber Antikörper gebildet?

Alles Liebe, Andreas H.«

Nestschutz von der Mutter gibt es bei Fünfjährigen nicht mehr. Die mütterlichen Antikörper sichern nur die ersten Monate nach der Geburt, weil das eine für das noch nicht ausgereifte Immunsystem der Babys recht riskante Lebensphase ist. Im Lauf des ersten Lebensjahres werden die Leihantikörper dann abgebaut. Der Nestschutz geht schrittweise verloren während die Eigenkompetenz des kindlichen Immunsystems parallel dazu steigt.

Zudem handelt es sich bei der Tetanus-Impfung um eine »Totimpfung« mit abgetöteten Erregern. Und diese Impfungen haben generell eine wesentlich geringere Schutzdauer als »Lebendimpfungen«. Auch wenn die Mutter von Tatjana kurz vor der Schwangerschaft noch einmal gegen Tetanus geimpft worden wäre, hätte dies nur einen geringen Einfluss auf die Dauer des Nestschutzes.

Wie kann es nun sein, dass Tatjana trotzdem Antikörper gegen Tetanus im Blut hat? – Bei Untersuchungen des Erdbodens wurden in etwa einem Drittel der Proben weltweit Clostridium tetani-Bakterien gefunden. Sie sind also überall. Deshalb auch die Antikörper von Tatjana. Das ist jedoch keine »Infektion«, wie Sie das nennen, sondern ein normaler Kontakt. Das Immunsystem der Kinder tritt mit allen Keimen der Umgebung in Kontakt. Manchmal kommt es dabei zu einer Infektion mit bemerkbarer Immunreaktion (Fieber, Hals-, Ohrenschmerzen etc.), in den meisten Fällen ist diese Immunreaktion aber unsichtbar.

Für das Impfwesen sind Antikörper ein Marker für die Immunreaktion, der aber hauptsächlich zur Messung des Erfolgs einer Impfung im Rahmen von wissenschaftlichen Studien eingesetzt wird.

Außerhalb von Studien sind diese Antikörpertiter weniger aussagekräftig, z. B. weil die ELISA-Tests, die hier meist verwendet werden, ein hohes Potenzial für Kreuzreaktivitäten haben und damit immer eine gewisse Ungenauigkeit besteht.

Ein so genannter »schützender Antikörpertiter« bedeutet, dass so viele Antikörper vorhanden sind, dass man annimmt, dass hier ein Schutz vorliegt. Belege gibt es dafür – speziell bei Tetanus – aber keine.

Clostridium tetani-Bakterien leben strikt anaerob, das heißt sie sterben bei Kontakt mit Sauerstoff ab. Sauerstoff bedeutet hier nicht nur den Kontakt mit Sauerstoff aus der Luft, sondern auch im Gewebe. Speziell bei Kindern ist das Gewebe sehr sauerstoffreich.

Damit bei Kindern die Chance besteht, dass sich C. tetani-Bakterien vermehren, müssten sie über mehrere Tage in einem anaeroben Milieu sein. Das heißt, eine Wunde müsste tagelang unbehandelt vor sich hin schwüren und eitern, bis das sauerstoffreiche Gewebe im ganzen Umfeld zerstört ist. So eine extreme Form der Vernachlässigung und der Fehlbehandlung kommt heute – zumindest in unserer Weltgegend – glücklicherweise kaum noch vor.

Bis 2001 war Tetanus eine meldepflichtige Krankheit. Dann wurde die Meldepflicht abgeschafft, weil es den Aufwand nicht lohnte. In ganz Deutschland gab es bis dahin im Schnitt acht Fälle pro Jahr, wovon etwa ein Viertel der Patienten starben. Das Durchschnittsalter von Tetanus-Patienten liegt jedoch bei 80 Jahren. Diese Menschen haben im Regelfall schwere Grundkrankheiten. Die Bakterien vermehren sich z. B. in den schlecht heilenden Wunden von Diabetikern (»offenes Bein«). Und hier findet sich – im Gegensatz zu Kindern – auch das anaerobe Milieu, das die Tetanus-Bakterien für ihr Überleben benötigen.

Tetanus ist bei den so genannten impfpräventablen Krankheiten das meistüberschätzte Risiko. Wenn eine Wunde bei Kindern sorgfältig gesäubert wird, gibt es im Normalfall kein Tetanusrisiko.

* * *

Ich habe ein mulmiges Gefühl, wenn ich an die Sechsfachimpfungen denke. Sowohl beim Impfen als auch beim Nichtimpfen. Diphtherie, Tetanus, Kinderlähmung, Keuchhusten – das klingt sehr bedrohlich. Auch Hepatitis B und Hib, sagt unsere Kinderärztin, sind extrem gefährlich. Was meinen Sie: Wie hoch ist das Risiko, wenn wir nicht impfen, dass unser Kind die Krankheiten bekommt? Und was ist wenn viele Leute nicht mehr impfen lassen. Haben wir dann die Seuchen bald wieder im Land?

Viele Grüße, Helene S.

Es gibt viele Menschen, die Ihre Befürchtungen teilen. Allein der Klang dieser Krankheiten weckt Ängste, dass die alten Seuchenzeiten wieder aufleben.

Doch auch Krankheitserreger sind biologischen Mechanismen unterworfen. Wenn Viren oder Bakterien ihren Wirt schwer krank machen oder gar töten, so haben sie – evolutionär gesehen – selber recht schlechte Karten. Denn dann müssen sie sich ständig neue Wirte suchen. Das birgt für die Keime ein großes Risiko. Denn was bleibt ihnen, wenn die Übertragung auf ein neues Opfer nicht gelingt. Dann sterben sie mit ihren Wirten mit.

Besonders gilt das für Keime, die extrem gefährlich sind. Wenn Viren oder Bakterien ringsum alles töten, was sie erwischen, so werden die Wege bis zu den nächsten Opfern weiter. Außerdem vererben jene, die die Krankheit doch überstehen, ihre Widerstandskraft an ihre Kinder. Damit ist die nächste Generation schon deutlich resistenter gegen die Keime. Noch mehr gilt das für die genetische Ausstattung der folgenden Generationen.

So spielt sich im Lauf der Zeit ein Gleichgewicht ein. Allzu gefährliche Keime sterben entweder selbst aus – oder die Menschen werden widerstandsfähiger. Weit mehr als 99 Prozent aller Bakterien sind deshalb ungefährliche Mitbewohner, die ihre Wirte gar nicht gefährden, sondern im Gegenteil: in Symbiose mit uns leben.

Das sind recht neue Gedanken, welche viele Menschen und speziell auch die Mediziner noch gar nicht richtig realisiert haben. Da steckt das Weltbild oft noch fest im Schwarz-Weiß-Denken des 19. und 20. Jahrhunderts und den Ideen der »Mikrobenjäger« Louis Pasteur oder Robert Koch, die noch davon ausgegangen sind, dass der Mensch von Natur aus rein und steril ist – und sich im steten Kampf mit der Welt der Mikroben befindet, die uns erobern und auffressen wollen. Bei manchen der medizinischen Pläne und Ausrottungsphantasien, die bis heute durch die Medien geistern, merkt man wie sehr die Vergangenheit hier noch ihre Sumpfblüten treibt. Impfungen galten dabei immer als eine vorrangige Waffe. Doch Eingriffe in ein lebendes System sind schwierig und folgen oft nicht den am Computer voraus berechneten Effekten.

Bestes Beispiel war der Versuch, mit Hilfe der Pneumokokken-Impfung die als problematisch angesehenen Bakterientypen zu bekämpfen. Die erste Impfung richtete sich gegen sieben der insgesamt rund hundert Pneumokokken-Typen. Diese sieben galten als gefährlich, während der Großteil der anderen Pneumokokken unauffälliger Bestandteil der normalen Bakterienflora ist.

Zunächst war der Effekt enorm. Von Pneumokokken ausgelöste Lungen- und Gehirnentzündungen gingen zurück. Doch bereits nach wenigen Jahren hatten andere, nicht in der Impfung enthaltene Typen den freien Platz eingenommen und verursachten nun sogar mehr Probleme als ihre »weggeimpften« Vorgänger. Daraufhin rüsteten die Herstellerfirmen abermals auf, um auf diesen so genannten »Replacement-Effekt« zu reagieren. Neue Impfstoffe gegen zehn und dreizehn Pneumokokken-Typen kamen auf den Markt. Und schon wird als nächster Schritt die Zwanzigerimpfung angekündigt. Wie weit dieses »Spiel« getrieben werden kann, ist bisher nicht abzusehen. Mit jeder Ausweitung der Kampfzone wird das Immunsystem jedoch zwangsläufig gegen einen größeren Teil des eigenen Mikrobioms scharf gemacht. Mit unabsehbaren Folgen für die Gesundheit.

Viele der modernen Zivilisationskrankheiten, von denen unsere Kinder in steigendem Ausmaß betroffen sind, haben ihre Ursache in einem ungezügelt aggressiven oder fehlgeleiteten Immunsystem. Und hier liegt eine Gefahr, welche bisher von der Medizin kaum beachtet wird. Denn jede Impfung macht das Immunsystem aggressiver. Und je breiter die Front der möglichen Feinde aufgebaut wird, desto höher wird das Risiko von Fehlreaktionen.

Das Immunsystem ist, wie wir im ersten Kapitel erfahren haben, ein selbstständig denkendes System, dessen Komplexität wir derzeit gerade einmal erahnen aber noch nicht im mindesten begreifen. Und wie sich in einem menschlichen Geist starre Denkmuster verfestigen können, so kann auch das Immunsystem fatale Einstellungen mit katastrophalen Folgen aufbauen. Etwa wenn es plötzlich der Meinung ist, dass die insulinproduzierenden Zellen der Bauchspeicheldrüse oder die Myelinscheiden der Nervenzellen böse und gefährlich sind. Der darauf folgende Aggressionsschub des Immunsystems führt zur Zerstörung dieser Zellen was sich beim betroffenen Menschen als Diabetes oder Multiple Sklerose bemerkbar macht. Und kein Mediziner oder Wissenschaftler hat derzeit eine Idee oder die geringste Ahnung, wie man das betreffende Immunsystem davon überzeugen kann, seine zerstörerische Abneigung aufzugeben und mit diesen Zellen wieder dauerhaft Frieden zu schließen.

Wir beherbergen auf und in unserem Körper zehnmal mehr fremde Lebewesen als wir eigene Zellen haben. Und dieses so genannte humane Mikrobiom erfüllt unzählige Aufgaben, ohne die wir gar nicht überlebensfähig wären. Es ist deshalb höchst fahrlässig, hier zu zündeln und Aggressionen zu schüren.

Das mag schon sein, werden Sie jetzt vielleicht denken, was aber ist mit den unbestrittenen Krankmachern, vor denen die Sechsfachimpfung schützt? Polio- oder Hepatitis-Viren leben ja wohl kaum mit uns in Symbiose? – Nein, sicherlich nicht. Sie haben jedoch die längste Zeit zu unserer normalen Umgebung gehört. Bevor wir die Infrastruktur für eine hygienisch saubere Trinkwasserversorgung aufgebaut haben, war es nahezu unmöglich, die Kontamination mit Fäkalkeimen zu vermeiden. Polioviren sind solche Fäkalkeime und sie verbreiten sich vor allem über das Wasser. Beim Waschen und Trinken, beim Nuckeln an der Mutterbrust kamen die Babys in früheren Jahrhunderten mit einer Wahrscheinlichkeit von 100 Prozent mit Polioviren in Kontakt. Und Babys können, wie wir erfahren haben, hervorragend mit den meisten Viren umgehen. Bei Polio gab es zudem einen hervorragenden Nestschutz von den Müttern – also passierte die Infektion in einem geschützten Rahmen. »Das Prinzip einer intelligenten natürlichen Impfung«, nannte der Schweizer Nobelpreisträger Rolf Zinkernagel diesen Vorgang in einem Interview, das ich mit ihm geführt habe.[60] Zunächst wurde die Infektion ganz verhindert. Sobald die mütterlichen Antikörper schwanden, fand eine abgeschwächte Infektion statt, mit der das erwachende kindliche Immunsystem im Normalfall problemlos zurecht kam. Die Probleme traten erst auf, als die Hygiene besser und die Kontakte mit den Viren seltener wurden. Jetzt konnte es passieren, dass Kinder erst mit zwei oder gar erst mit zehn Jahren mit den Polioviren erstmals in Kontakt kamen. Und hier waren die Symptome nun nicht mehr vom mütterlichen Nestschutz abgeschwächt, sondern schlugen bei etwa einem Prozent der Infizierten voll aufs Nervensystem. Die Folge war das Phänomen der Kinderlähmung.

Für die Öffentlichkeit sah das in den 1950er- und 1960er-Jahren so aus als ob sich neuartige Krankheitserreger ausgebreitet hätten. Tatsächlich handelte es sich aber nicht um deren Ausbreitung, sondern um deren Rückzug.

Dieser Aspekt, auf den mich Rolf Zinkernagel aufmerksam machte, ist heute noch immer nicht öffentlich bekannt. Auch die meisten Ärzte verstehen den Zusammenhang nicht. Sie denken, dass es die Polio-Impfung war, welche die Kinderlähmung bei uns ausgerottet hat. In Wahrheit war die Kinderlähmung aber gerade beim Aussterben, weil wir über die Hygiene in der Trinkwasseraufbereitung die Ausbreitung der Viren immer mehr unterbunden haben. Erst in dieser Phase wurde die Impfung eingeführt.

Die Polio Schluckimpfung hatte damals durchaus segensreiche Wirkungen. Sie brachte alle Babys mit abgeschwächten Lebendviren in Kontakt. Die Impfung war also eine gezielte Durchseuchung der Bevölkerung und gab damit Begleitschutz beim endgültigen natürlichen Aussterben der Polio.

Etwa ab den 1980er-Jahren hätte man damit aber aufhören können, weil es da bereits keine endemischen Wildviren mehr in Europa gab. Ab und zu wurden von Zuwanderern und Touristen welche eingeschleppt. Doch weil die Keime keine Chance hatten ins öffentliche Trinkwasser zu gelangen, gab es auch keine Chancen der Ausbreitung. Dennoch wurde immer weiter gegen Polio geimpft. Mit durchaus problematischen Folgen. Denn während der letzten beiden Jahrzehnte ihrer Anwendung waren alle Folgen von Kinderlähmung in Mitteleuropa von der Schluckimpfung verursacht. Bei dieser so genannten Impf-Poliomyelitis hatten sich die Impfviren aus unbekannten Gründen in ihre aggressivere Wildvirusvariante zurück verwandelt. Gefährdet waren nicht nur die geimpften Babys, sondern auch die Eltern, wenn sie die Windeln wechselten.

Erst um die Jahrtausendwende wurde die Schluckimpfung bei uns abgeschafft. Gegen Polio wird aber dennoch als Teil der Sechsfachimpfung – nun aber mittels abgetöteter Viren – weiter geimpft. Sinnvoll ist diese Maßnahme bestenfalls für Familien, die vorhaben in jene entlegenen Gebiete Indiens oder des Kongo zu reisen, wo die Polioviren noch endemisch vorkommen. Für alle anderen hat die Impfung in unseren Breiten keinen Zweck.

Manchmal habe ich diesbezüglich den Eindruck, dass es die WHO nicht verabsäumen möchte, mit der »Ausrottung der Polio durch die internationale Impfkampagne« einen lange ersehnten Triumph zu feiern und deshalb immer weiter impft. Die geplante Siegesfeier zur Ausrottung musste jedoch bereits mehrfach verschoben werden, weil aus Gebieten mit Bürgerkrieg oder katastrophaler Infrastruktur in Asien und Afrika immer wieder Polio-Ausbrüche gemeldet werden. Insofern wären die Planer der Polio-Ausrottung gut beraten, wenn sie es mal mit einem anderen strategischen Ansatz versuchen und statt allein auf die Impfkampagnen, in die Hebung der Sozialstandards und die Versorgung mit sauberem Trinkwasser investieren würden.

Die erste Hepatitis-B-Impfung war eine Entwicklung des US-Konzerns Merck und wurde 1981 erstmals zugelassen. Die Forschungsgruppe um Maurice Hilleman sammelte dafür Ende der 1970er-Jahre Blut von Drogensüchtigen und Homosexuellen, weil man wusste, dass diese Risikogruppen häufig an Hepatitis B erkranken. Mit ziemlicher Sicherheit waren diese Blutproben auch mit HIV infiziert, doch das war damals noch unbekannt.

Im Jahr 1986 gelang es, die Viren-Antigene gentechnisch über Hefezellen zu produzieren. Die Hepatitis-B-Impfung war damit die erste Impfung, die mit Hilfe der Gentechnik hergestellt wurde. In Europa wurde sie nach der Jahrtausendwende als Teil der neuen Sechsfachimpfung eingeführt.

Normalerweise erkranken gesunde Menschen nicht, wenn sie mit Hepatitis-B-Viren in Kontakt kommen. Etwa ein Viertel der Weltbevölkerung hat ganz ohne Impfung Antikörper gegen Hepatitis-B-Viren im Blut. Hepatitis-B-Viren werden vor allem über Kontakte mit Blut übertragen. Die Krankheit hat ähnliche Risikofaktoren wie AIDS. Gefährdet sind hier vor allem Drogensüchtige, Prostituierte und Homosexuelle mit häufig wechselnden Geschlechtspartnern; außerdem Angehörige von Gesundheitsberufen, die regelmäßig mit Hepatitis-B-Patienten zu tun haben.

Dass diese Impfung allen Babys verabreicht wird – in den USA sogar am ersten Lebenstag – wird damit begründet, dass die Babys von mit Hepatitis-B infizierten Müttern ein höheres Risiko haben, dass sie ebenfalls zu Virenträgern werden. Das ist zwar an sich nicht schlimm, weil der Großteil dieser Babys keinerlei Symptome zeigt. Doch es heißt, dass diese »gesunden Virenträger« im Alter von 30 bis 50 Jahren ein höheres Risiko haben, dass sie massive Leberprobleme bekommen.

Mit derartigen Hochrechnungen, die wegen des langen Zeitraumes faktisch nicht überprüft werden können, wird also für diese Impfung argumentiert.

Da in der zweiten Hälfte der Schwangerschaft aber ohnehin Tests auf das »Hepatitis-B-Oberflächenantigen« (HBsAg) gemacht werden, wäre es möglich, die Impfung auf diese Risikogruppe zu beschränken.

In Dänemark wurde dieser Ansatz vor kurzem auf seine Tauglichkeit geprüft[61]. Über einen Zeitraum von zwei Jahren wurden alle schwangeren Frauen auf HBsAg getestet. Dort wo der Test positiv ausfiel wurden die Babys geimpft. Die Gesundheitsbehörden erreichten damit eine Impfquote von 96 Prozent in der Risikogruppe.

Und nun zu den Resultaten der Tests: Von 140.376 schwangeren Frauen, die im Lauf der zwei Jahre in Dänemark getestet wurden, war der HBsAg-Nachweis bei 371 Frauen positiv. Zum Großteil handelte es sich dabei um Frauen aus Einwandererfamilien, welche die Infektion wahrscheinlich in ihren Herkunftsländern erworben hatten. Schwangere, die im Ausland geboren waren, hatten eine Infektionsrate von 2,74 Prozent. Am höchsten war der Prozentsatz

Infizierter bei Frauen aus Südostasien (14,5 Prozent). Bei in Dänemark geborenen Frauen war hingegen der HBsAg-Test gerade einmal in 17 Fällen positiv.

In Dänemark geborene Frauen – egal welcher Nationalität – haben also ein Infektionsrisiko von 0,01 Prozent. Das zeigt, dass das Ansteckungsrisiko in Dänemark und wohl generell in Mitteleuropa auch ohne Impfung extrem niedrig ist. Die Impfung auf die Risikogruppen zu beschränken, wäre – wie das dänische Beispiel zeigt – vollkommen ausreichend.

Doch die Lobbyisten der Herstellerfirmen setzten sich durch und in vielen Ländern ist die Hepatitis-B-Impfung heute obligatorisch in den Impfplänen für alle Babys empfohlen. Von Seite der Impfexperten kam bei Einführung der Impfung regelmäßig das Argument, dass deshalb hundert Prozent der Babys geimpft werden müssen, weil man vorher ja nicht weiß, wer später als drogensüchtig endet. Und nachdem Drogensüchtige eine bekannt schlechte Impfmoral haben, sei die generelle Durchimpfung die einzige Möglichkeit, an diese Gesellschaftsgruppe heranzukommen. Solche Argumente wurden allen Ernstes vorgebracht.

Näher an der Realität ist in diesem Zusammenhang der vielfach geäußerte Verdacht, dass es sich bei der weltweiten Durchsetzung dieser Impfung um pure Geschäftemacherei handelt. Ich denke, dass der Verdacht berechtigt und die allgemeine Hepatitis-B-Impfung der Babys vollkommener Unsinn ist. Gefährlicher Unsinn noch dazu, wie einige Studien zeigen, welche die Impfung bei Erwachsenen und bei Kindern mit Autoimmunkrankheiten in Verbindung bringen. Gerade wenn das Risiko durch die Krankheit für Kinder derart gering ist wie bei Hepatitis B, ist es umso verantwortungsloser, sie über die Impfung einem Risiko für eine lebenslange chronische Krankheit auszusetzen.

Diphtherie und Tetanus habe ich weiter oben schon abgehandelt. Bleibt also noch das Risiko an Haemophilus influenzae Typ b (Hib) oder an Keuchhusten zu erkranken. Die Erreger sind in beiden Fällen Bakterien.

Bei Einführung der Hib-Impfung in den 1980er-Jahren hörte man Wunderdinge über deren Effekt. Invasive Erkrankungen wie Lungen- oder Gehirnentzündungen seien dadurch rasant zurückgegangen. Ganze Intensivstationen hätten sich geleert, die Impfung habe eine grandiose Wirkung. Ähnliche Wunderdinge berichteten Ärzte im TV und in Medienaussendungen. Ich war erstaunt, weil ich bis dahin noch wenig über diese so extrem gefährlichen Bakterien gehört hatte. Die Flut an beinahe gleich lautenden Aussagen verschiedenster Ärzte machte die Botschaft aber auch ein wenig verdächtig. So als ob hier etwas nacherzählt wurde, was in Wahrheit von den Marketing-Agenturen der Herstellerfirmen und den Pharma-Referenten unter die Ärzteschaft gebracht worden war. Gut gemachte Vergleichsstudien zum Effekt der Impfung waren aus Mitteleuropa nicht zu finden.

Die Hib-Impfung war zunächst privat zu bezahlen, wurde 1990 von der deutschen STIKO (Ständige Impfkommission am Robert Koch-Institut in Berlin) allgemein empfohlen und schließlich in die Fünffach- und später die Sechsfachimpfung aufgenommen. Die meisten Länder Europas folgten dem Beispiel.

Bislang haben die meisten asiatischen Länder die Hib-Impfung nicht angekauft und der Bevölkerung als Gratisimpfung angeboten. Immer wieder standen sie jedoch auch vor der Frage, ob sie hier Geld investieren sollten und ob es eine lohnende Investition wäre. Beispielsweise Indonesien, wo Lungenentzündungen bei Kindern häufig auftreten. Könnte die Hib-Impfung dieses Problem lindern?

Die Studie[62] zur Beantwortung dieser Frage wurde auf einer der Hauptinseln Indonesiens durchgeführt. Rund 28.000 Kinder erhielten die Diphtherie-Tetanus-Pertussis-Impfung (DTP) mit Hib-Komponente, rund 27.000 nur die DTP-Impfung ohne Hib. Es war eine doppelblinde Studie (niemand wusste, wer welche Impfung bekommt), die über zwei Jahre geführt wurde.

Es zeigte sich, dass die Hib-Impfung bei der Vermeidung von Lungenentzündung und anderen Krankheiten des Atemtraktes keine Rolle spielt.

Bei Meningitis zeigte sich hingegen sehr wohl die Wirksamkeit der Hib-Impfung: Bei mindestens einer Hib-Impfung reduzierte sich das Auftreten einer bewiesenen Hib-Meningitis

- von 19 Fällen pro 1 Mio. auf 2,6 Fälle pro 1 Mio.
  Insgesamt wirkte sich dieser Vorteil der Impfung aber recht bescheiden aus. Im Studienzeitraum starben:
- 721 Kinder in der Gruppe mit der Hib-Impfung
- 728 Kinder in der Gruppe ohne Hib-Impfung

Gerade in der Dritten Welt stellt sich bei jeder Investition die Frage, wofür die beschränkten Ressourcen vorrangig verwendet werden sollten. Die asiatischen Länder nutzen die Hib-Impfung auch deshalb kaum, weil sie im Vergleich zu anderen Impfungen empfindlich teuer ist und der Effekt gering.

Dies zeigte die Lancet-Studie deutlich:

- in der Gruppe ohne Hib-Impfung lag die Kindersterblichkeit im Studienzeitraum bei 1,95 Prozent
- in der Gruppe mit Hib-Impfung lag die Kindersterblichkeit im Studienzeitraum bei 1,86 Prozent

Die absolute Reduktion der Sterblichkeit betrug also recht bescheidene 0,09 Prozent. Ob die Hib-Komponente eingeführt werden soll oder nicht, sagen die Studienautoren, bedarf nun näherer Diskussion. Zum Abschluss ihres Berichtes schlagen sie vor, die Gesundheitsproblematik nicht allein auf die Frage des Hib-Impfens zu reduzieren. Zitat:

»Stattdessen sollte das Augenmerk auf andere Maßnahmen gelegt werden, dazu gehören beispielsweise Impfungen gegen bedeutendere Krankheitserreger (damit meinen die Autoren konkret die RS-Viren, welche als Auslöser jeder vierten Lungenentzündung überführt wurden. Dagegen gibt es derzeit aber noch keinen Impfstoff), und vor allem auf breitere Gesundheitsmaßnahmen wie eine Verbesserung der medizinischen Infrastruktur, eine Verbesserung der Ernährungslage, der Ausbildung der Mütter und des gesamten sozialen und wirtschaftlichen Umfelds.«

Fassen wir also noch einmal zusammen: Einige Krankheiten vor denen die Sechsfachimpfung schützt (z. B. Diphtherie, Polio) sind so selten, dass ein Flugzeugabsturz in den eigenen Vorgarten vergleichsweise wahrscheinlicher ist. Andere Krankheiten (z. B. Hepatitis B, Tetanus) sind mit bestimmtem Risikoverhalten oder besonders elenden Lebensbedingungen verbunden. Die Infektion mit Keuchhustenbakterien ist im Vergleich dazu relativ häufig, spezielle Risikofaktoren sind nicht bekannt. Es kann jeden treffen und speziell für Babys im ersten Lebensjahr ist das mitunter lebensgefährlich.

Nun ist seit langem bekannt, dass die Impfung erst recht langsam den nötigen Immunschutz aufbaut. Mit den Impfungen im ersten Lebensjahr bleibt die Wirkung unter 50 Prozent. Erst mit der letzten Teilimpfung, die rund um den ersten Geburtstag gegeben wird, erreicht sie eine Schutzrate von mehr als 90 Prozent.

Wenn die Impfung erst im zweiten Lebensjahr eine gute Wirksamkeit erreicht, so eignet sie sich jedoch wenig, Spitalseinweisungen, Komplikationen und Todesfälle während der schwierigsten Zeit – in den ersten zwölf Monaten – zu vermeiden.

Nun zeigte die genaue Analyse[63] eines großen Keuchhustenausbruchs in den USA, dass die Wirkung der Impfung auch deutlich kürzer anhält, als bisher angenommen wurde. In der Altersgruppe von 2 bis 7 Jahren liegt die Schutzrate demnach bei 41 Prozent, im Alter von 8 bis 12 Jahren (wo die meisten Fälle auftraten) bei katastrophalen 24 Prozent und erst mit den Auffrischungsimpfungen in der Schule steigt die Schutzrate in der Gruppe der 13- bis 18-Jährigen wieder auf durchschnittlich 78 Prozent.

Diese Daten stammen aus dem richtigen Leben und nicht aus dem relativ künstlichen Umfeld einer von den Herstellern kontrollierten Zulassungsstudie. Und wenn Impfexperten verlautbaren, dass die Keuchhusten-Impfung generell eine Schutzwirkung von »deutlich über 90 Prozent« habe, so wissen wir nun, dass diese Angabe bestenfalls für die Monate kurz nach der Impfung gelten.

Wie meinen Sie lautet das Rezept der Studienautoren, um das Problem zu beheben? – Man sollte häufiger gegen Keuchhusten impfen. Auch in der EU raten Impfexperten zu zusätzlichen

Auffrischungsimpfungen. Nun werden in den USA bis zum 18. Lebensjahr aber bereits sechs Keuchhusten-Impfungen empfohlen. In Deutschland und Österreich stehen fünf auf den Impfplänen. Zudem gilt seit kurzem für Erwachsene die Empfehlung, die Impfung alle fünf Jahre aufzufrischen.

Eine Solo-Keuchhustenimpfung wird derzeit jedoch gar nicht angeboten. Wer die Empfehlung befolgen möchte, muss die Dreierkombi (mit Diphtherie und Tetanus) oder die Viererkombi (inklusive Polio) kaufen. Und da scheuen sogar besonders impffreudige Menschen zurück, weil bei Diphtherie und Tetanus ein zu kurzer Abstand zwischen den Auffrischungen das Risiko unangenehmer Nebenwirkungen erhöht.

Immer wieder wird das Argument bemüht, dass ungeimpfte Kinder schuld an den Ausbrüchen sind und die anderen gefährden. Studienleiter David Witt gab gegenüber der Agentur Reuters jedoch folgende Auskunft[64]:

»Anfang des Jahres 2010 bemerkten wir, dass immer mehr Fälle von Keuchhusten im Krankenhaus St. Rafael behandelt wurden. Das entwickelte sich schließlich zum größten Ausbruch, den wir in Kalifornien in den letzten 50 Jahren erlebt haben. Wir dachten, dass der Ursprung der Ausbrüche vielleicht bei impfkritischen Gemeinschaften liegt und haben die Daten darauf genau untersucht. Es war dann sehr überraschend für uns, dass die Mehrzahl der Fälle bei vollständig geimpften Kindern aufgetreten ist.«

Demnach gibt es zwei Möglichkeiten: Entweder die Keuchhusten Impfungen taugen nichts oder die vielmalige Impfung der Kinder behindert den Aufbau eines nachhaltigen Immunschutzes vielleicht sogar. In Europa werden übrigens dieselben Impfstoffe verwendet wie in den USA.

Die meisten Menschen, die ungeimpft mit den Pertussis-Bakterien in Kontakt kommen, scheinen nicht oder nur sehr leicht zu erkranken. Dies zeigte sich, als von den 1970er- bis in die 1990er-Jahre in einigen Ländern – wie etwa Deutschland, Japan, England, Schweden und Russland – über einen längeren Zeitraum nicht gegen

Keuchhusten geimpft wurde. Grund für die Maßnahme waren heftige öffentliche Diskussionen über gemeldete schwere Nebenwirkungen nach Pertussis-Impfungen und der Verdacht, dass die damalige Ganzzell-Impfung vermehrt Gehirnentzündungen auslösen könnte.

Die Industrie reagierte und entwickelte besser verträgliche azelluläre Impfstoffe gegen Keuchhusten. In der Zwischenzeit war die öffentliche Stimmung umgeschlagen. Die Presse schrieb nun nicht mehr über Nebenwirkungen, sondern über Keuchhustenausbrüche.

Und der Reihe nach nahmen fast alle Länder die neue azelluläre Impfung wieder in ihre nationalen Impfpläne auf.

Die impffreie Zeit unterschied sich in den Ländern beträchtlich, betrug beispielsweise in Japan sieben, in (West-)Deutschland sogar 17 Jahre.

In dieser Zeit kam es zwar vermehrt zu Ausbrüchen von Keuchhusten. Dennoch aber stieg die Inzidenz laut Robert Koch Institut[65] im schlimmsten Jahr gerade einmal auf 0,16 Prozent an (160 Fälle auf 100.000 Einwohner).

In Japan war der Zenit bei Keuchhusten bei einer Inzidenz von rund 0,01 Prozent erreicht, um danach wieder deutlich abzufallen.

Und obwohl sicherlich zahlreiche Keuchhustenfälle von den Ärzten übersehen und nicht gemeldet wurden – die Dunkelziffer also wohl beträchtlich ist –, war von einer massenhaften Ausbreitung der Krankheit wenig zu merken. Wie die Krankheitszahlen zeigen, erkrankte nur ein Bruchteil der Menschen an Keuchhusten. Ganz im Gegensatz beispielsweise zu den Windpocken, die ungeimpft fast jedes Kind durchmacht.

Es muss also Schutzfaktoren vor Keuchhusten geben, wenn die Infektion vom Immunsystem der meisten Menschen problemlos abgewehrt wird oder so wenig Symptome verursacht, dass niemand an Keuchhusten denkt.

Mich würde brennend eine gute wissenschaftliche Aufarbeitung jener impffreien Jahre interessieren. Die meisten Publikationen, die mir dazu bekannt sind, widmeten sich lediglich der Zunahme an

Keuchhustenfällen und forderten mit kaum verhohlener Empörung die Wiedereinführung der Impfung[66].

Leider geht aus diesen Studien nicht hervor, wie sich die Impfpause auf die Zahl der Gehirnentzündungen ausgewirkt hat. Dieses Argument war ja der Grund für die Abschaffung der Impfungen.

Und wer ist nun im Lauf des Lebens besser vor Keuchhusten geschützt: Ungeimpfte Kinder, welche die Infektion unauffällig – mit leichtem Husten – durchgemacht haben, oder geimpfte Kinder, bei denen der Impfschutz nachgelassen hat oder gänzlich verschwunden ist? Das wären alles interessante Fragen für neugierige Gesundheitswissenschaftler.

Status Quo ist allerdings, dass niemand irgendeinen Handlungsbedarf sieht, »weil es eh eine Impfung gibt.«

Nur ab und zu zeigt eine wissenschaftliche Arbeit, wie trügerisch dieser Schutz ist und wie wenig wir in Wahrheit über diese Krankheit wissen.

Die einzige Komponente der Sechsfachimpfung, welche wirklich eine Krankheit mit einem relevanten Risiko betrifft, wirkt also im ersten Lebensjahr extrem schlecht – und später nur für kurze Zeit.

Somit fällt die Analyse des Nutzens der Sechsfachimpfung recht bescheiden aus. Wenn man dann noch die schlecht erforschten und weithin unbekannten Risiken dieser Impfungen und den Effekt der Aluminiumdosis auf das heranwachsende Nerven- und Immunsystem der Babys ins Kalkül zieht, so sind alle zu verstehen, die lieber ganz auf die Impfung verzichten.

Alu-Falle Arbeitsplatz

Zahlreiche Arbeiten zeigen, dass die Belastung mit Aluminium in unserer Umwelt laufend zunimmt. Bislang ist erwiesen, dass eine Überdosis Aluminium zu Osteomalazie (Knochenerweichung) und zu Anämie (Blutarmut) führen kann. Außerdem wurden bei Dialyse-Patienten weltweit Fälle von Demenz im Zusammenhang mit aluminiumhaltigen Arzneimitteln sowie aluminiumhaltigen Dialyse-Flüssigkeiten beobachtet. Die Dialyse-Demenz verschwand, nachdem die Medikamente wieder abgesetzt wurden und seit das Wasser für die Blutreinigung auf eine mögliche Alu-Belastung streng untersucht wird.

Trotz dieser eindeutigen Belege für die krankmachenden Effekte chronischer Aluminiumbelastung, werden weitere Risiken oder gar Berufskrankheiten meist klein geredet und verharmlost.

Die Beweise sind – ohne groß angelegte teure Studien – schwer zu erbringen. Und die Gesundheitsbehörden und die Förderstellen für die wissenschaftliche Forschung sehen kaum Handlungsbedarf. Also fließt das Geld nur spärlich, um hier – unabhängig von allen Einflussbereichen und Lobbyisten – wichtige Fragen im Zusammenhang mit dem potenziell toxischen Einfluss von Aluminium zu klären.

Was sich bei den Arbeiten, die verfügbar sind, deutlich zeigt, ist ein negativer Effekt über die Atemwege. Das Einatmen von Aluminiumdämpfen und Aluminiumstaub ist ein Risiko für eine ganze Reihe von Krankheiten. Erstaunlich ist ein Blick in die in den 1980er- und 1990er-Jahren zum Höhepunkt der Diskussion über berufliche Risiken erschienenen Literatur: eine Reihe von entwarnenden und beruhigenden Studien, welche von Wissenschaftlern mit Naheverhältnis zur Industrie bzw. in industriefinanzierten Arbeiten erbracht wurden.

Wer die aktuellere Literatur zum toxikologischen Risiko am Arbeitsplatz untersucht, findet deutlich häufiger kritische und beunruhigende Resultate.

Dennoch sind die großen Arbeiten relativ rar. Es scheint nicht einfach, hier Aufträge oder Einblick in die Betriebskrankenakten zu bekommen. Aber auch Einzelfälle können interessante Zusammenhänge aufzeigen. Sie eignen sich nicht als Beweise für einen kausalen Einfluss auf eine größere Gruppe. Aber sie können helfen, Hypothesen zu bilden, welche durch spätere größere Arbeiten geprüft werden.

Ein solches Beispiel beschrieben Christopher Exley und Thomas Vickers von der britischen Keele University in einem Fallreport[67], der im Februar 2014 publiziert wurde.

Es ging dabei um einen Mann, der 1993 im Alter von 48 Jahren in seiner Firma den Auftrag bekam, ein neuartiges Material zu fertigen, das als Isolierstoff in der Raumfahrt und Nuklearindustrie eingesetzt wurde. Seit dieser Zeit war er am Arbeitsplatz über insgesamt acht Jahre laufend Aluminiumsulfatstaub und -abgasen ausgesetzt. Zum Schutz erhielt er eine gewöhnliche Staubmaske.

Rasch begann er an ständig wiederkehrenden Gesundheitsproblemen zu leiden: Starke Kopfschmerzen, Müdigkeit und schmerzhafte, schwer heilende Entzündungen im Mund. Im Jahr 1999 zeigten sich deutliche Gedächtnisstörungen, er wurde zunehmend depressiv. Im Jahr 2003, im Alter von 58 Jahren wurde bei ihm die Alzheimer-Krankheit diagnostiziert. 2011 starb er.

Auf Antrag seiner Familie und des Gerichtsmediziners wurden Proben seines Gehirns zur Analyse an Professor Exley an die Universität Keele geschickt. Hier wurden aus den 20 Gramm Hirngewebe 50 Auszüge zu jeweils rund 300 Milligramm genommen und mittels Atomabsorbtionsspektroskopie die Aluminiumwerte bestimmt. Sie lagen im Schnitt bei 2,98 Mikrogramm pro Gramm Trockenmasse. »Das ist dreimal so hoch wie der Durchschnitt bei Menschen, die nicht an Alzheimer leiden«, erklärt Exley. Ein weiterer Fall einer aluminiumassoziierten Demenz, den er gerade untersuchte, hatte ähnliche Werte ergeben.

Zum Schluss der Arbeit schreiben die Autoren zusammenfassend: »Es ist unmöglich zu sagen, ob der hohe Aluminiumspiegel im Gehirn diese Krankheit ausgelöst hat. Aber es ist – wenn man die bekannte Neurotoxizität von Aluminium berücksichtigt – hoch wahrscheinlich, dass Aluminium zur Entstehung, zu einem früheren Ausbruch und einem rascheren Fortschreiten der Krankheit beigetragen hat.

Staub gegen Staub: Die Alu-Therapie

Die Staublunge oder Silikose tritt speziell bei Bergleuten auf und ist seit dem Altertum eine gefürchtete Berufskrankheit. Paracelsus beschrieb sie zum Beginn des 16. Jahrhunderts in seinen Schriften ausführlich als »Bergsucht«. Sie wird dadurch verursacht, dass feiner Quarzstaub eingeatmet wird und in der Lunge chronische Entzündungen auslöst, die das Risiko für Tuberkulose und Lungenkrebs stark erhöhen.

Besonders betroffen waren die Hauer in Bergwerken, die im Streckenvortrieb tätig waren. Dabei sind sie mit enormer Feinstaubentwicklung konfrontiert. Aber auch bei Arbeitern in Edelsteinschleifereien oder solchen, die mit Sandstrahlgeräten oder mit pulvrigem Talk arbeiten, ist die Silikose ein häufiges Phänomen. Neben anderen Staubteilchen dringen dabei winzige Siliziumkörnchen in die Lunge ein und sorgen für immunologische Abwehrreaktionen.

Noch bevor Antibiotika zur Behandlung einer Tuberkulose eingesetzt werden konnten, entstand im Jahr 1936 unter Betriebsärzten der McIntyre-Goldminen in der kanadischen Provinz Ontario die Idee einer vorbeugenden Therapie der Bergleute[68]. Sie sollten Aluminiumstaub inhalieren, um damit das Silizium aus dem Quarzstaub zu binden. Ein Jahr später legten dieselben Forscher sogar eine kleine Studie mit Meerschweinchen (Guinea pigs) vor und behaupteten, sie hätten mit Aluminium deren experimentell erzeugte Staublunge geheilt.

Immer mehr Bergwerke griffen die Alu-Inhalation auf – zumal die Therapie billig war und es sonst keine Hilfe gab. Die Methode verbreitete sich rasch. Sie wurde den Minenarbeitern meist gratis angeboten. Der Aluminiumstaub, hieß es, lindere die Beschwerden. »Staub schützt vor Staub«, lautete die Werbebotschaft und tatsächlich glaubten viele Bergleute diesem Versprechen.

In den 1960er-Jahren erschienen dann jedoch vermehrt wissenschaftliche Berichte[69] über schwere Nebenwirkungen der Aluminiuminhalation. Negative Artikel und Warnungen erschienen in den Magazinen der Bergarbeitergewerkschaften und langsam schlief die eigenartige Vorsorgemaßnahme ein.

Fünf Jahrzehnte später grub ein Team der University of Perth in Westaustralien alte Ärzteprotokolle und Datensätze aus den 1950er- und 1960er-Jahren über die Minenarbeiter aus und untersuchte den Langzeiteffekt der Aluminiumstaubtherapie.

647 von 1.894 Kumpeln in der Studiengruppe hatten zumindest für kurze Zeit Aluminium inhaliert. Der erhoffte Effekt erwies sich als Irrtum. Es zeigte sich keinerlei Schutzeffekt vor Silikose bzw. Staublunge.

Dafür wurde eine Reihe von negativen Effekten offenbar:

Herz-Kreislauferkrankungen waren bei den Bergwerksarbeitern generell über dem nationalen Durchschnitt. Wenn die Kumpel aus der Studiengruppe die Aluminiuminhalation über längere Zeit betrieben, stieg deren Risiko signifikant an. Zusätzlich gab es ein deutliches Signal in Richtung neurodegenerative Erkrankungen. Jene Kumpel, welche sich zu Alustaub-Kuren überreden hatten lassen, hatten in der Folge ein um 38 Prozent höheres Risiko an Alzheimer-Demenz zu erkranken. Diese Langzeitstudie[70] wurde im Dezember 2013 veröffentlicht. Zu diesem Zeitpunkt waren bereits fast alle Kumpel aus der Untersuchungskohorte verstorben.

Einen ähnlich langen Zeitraum deckt eine schwedische Studie[71] ab. Hier wurde eine Kohorte von 2.264 Männern, die in Nicht-Büro-Jobs in der Aluminiumindustrie arbeiteten mit Arbeitern aus anderen Branchen verglichen. Die Ältesten in der Gruppe hatten 1942 ihren Job angetreten, die Jüngsten erst im Jahr 2000. Im Vergleich mit Arbeitern aus anderen Industriezweigen zeigte sich ein höheres Risiko bei den chronischen Lungenkrankheiten sowie bei psychischen Störungen. Auch das Risiko an Lungenkrebs, Speiseröhrenkrebs sowie Krebsarten des zentralen Nervensystems zu erkranken war signifikant erhöht. Das höchste Risiko hatten Arbeiter die länger als zehn Jahre in Aluminiumfabriken beschäftigt waren. Bei ihnen lag beispielsweise das Risiko für Lungenkrebs doppelt so hoch wie bei Arbeitern in anderen Industriezweigen.

Metallstaub aus dem Laserdrucker

Sie sind in den meisten Büros im Einsatz. Und auch für den Privatgebrauch werden sie immer beliebter. Doch der Boom der Laserdrucker hat eine Schattenseite: Viele dieser Geräte stoßen im Betrieb Milliarden kleinster Teilchen aus, so genannte Nanopartikel. Und die können krank machen, sagen Umweltexperten und Toxikologen.

Nanopartikel oder Nanoteilchen bezeichnen einen Verbund von wenigen bis einigen tausend Atomen oder Molekülen. Der Name bezieht sich auf ihre Größe, die typischerweise bei 1 bis 100 Nanometern liegt. Hier sind wir in einem Bereich, der kaum noch vorstellbar ist. Ein Millimeter (mm) sind tausend Mikrometer (µm). Ein Mikrometer wiederum entspricht tausend Nanometer (nm). Die DNS Doppelhelix unserer Erbsubstanz hat einen Durchmesser von 2 nm. Kleine Viren sind etwa 10 nm groß. Menschliches Haar wirkt mit einem Durchmesser von etwa 50 µm im Vergleich dazu riesig. Ebenso das ursprüngliche nicht verarbeitete Tonerpulver, das eine Körnchengröße von 1 bis 5 µm aufweist. Die beim Drucken emittierten Ultrafeinstäube unterscheiden sich vom Tonerstaub und sind nur noch wenige Nanometer groß.

Physikalisch verhält sich der Toner auf Grund seiner Teilchengröße ähnlich wie eine Flüssigkeit. Tonerpulver besteht aus Kunstharz, Pigmenten, magnetisierbaren Metalloxiden, Trennmitteln sowie diversen Hilfsstoffen wie Kunstwachsen oder Silikonen, die für einen glänzenden Effekt sorgen. Enthalten sind außerdem Silikonöle, die aus den Schmierstoffen für die mechanischen Teile des Druckers freigesetzt werden, sowie Calciumverbindungen und Alkene (ungesättigte Kohlenstoffverbindungen) aus dem Papier. Aber auch Flammschutzmittel wie Bromverbindungen und verschiedene Metalle von Aluminium bis Nickel wurden von der deutschen Bundesanstalt für Materialforschung (BAM) in den Emissionen von Druckern entdeckt.

Die Metallteilchen werden unter anderem gebraucht, weil das Tonerpulver mittels magnetischer Aufladung entsprechend der Druckvorlage auf der Druckwalze verteilt wird. Dabei entsteht auch Hitze. Ein Teil der Chemikalien schmilzt und fixiert Farbe und Staub auf dem Druckpapier. Wenn der elektrische Impuls endet, erkaltet das Tonerpulver. Die genaue chemische Zusammensetzung des Tonerpulvers hält jeder Hersteller streng geheim, denn die Entwicklung der Toner ist sehr kostenintensiv.

Verschiedene Untersuchungen zeigen, dass Laserdrucker speziell in der Anfangsphase eines Druckauftrages eine erhebliche Menge der ultrafeinen Nanopartikel ausstoßen. Partikel mit weniger als 2,5 µm Durchmesser bezeichnet man als lungengängig, weil sie tief in das Atemorgan eindringen und sich dort ablagern können. Die noch viel kleineren Nanopartikel verhalten sich ähnlich und können darüber hinaus sogar Zellmembranen durchqueren, in die Blutbahn gelangen und die Blut-Hirn-Schranke überwinden[72].

Arbeitsmediziner der Justus-Liebig-Universität in Gießen testeten im Tiermodell, wie sich derartiger Staub verhält. Dabei zeigte sich bei den Ratten, die damit kontaminiert wurden, ein umso höheres Risiko für die Entstehung von Tumoren, je höher die Anzahl der Nanopartikel im Staub war[73].

Auch eine Untersuchungsreihe[74] am Institut für Pathologie der Universität Rostock unterstreicht die Gesundheitsgefahren der Laserdrucker. »Die Untersuchungen lassen keinen Zweifel zu: Tonerstaub ist eine weitere Ursache für Lungenkrebs«, erklärt Studienleiter Ludwig Jonas. »Wir haben die Lunge eines verstorbenen Servicetechnikers, der täglich mit Tonerstaub in Berührung kam, im Elektronenmikroskop untersucht und eindeutig Tonerpartikel in großer Zahl nachgewiesen.«

Kürzlich wurde ich nach einem Vortrag von zwei Frauen angesprochen, in deren Büro der gesamte Schriftverkehr der Firma per Laserdrucker ausgedruckt wird. – »Es ist ein relativ kleiner Raum und es wird sehr viel gedruckt«, erklärten sie mir. Beide Frauen haben nahezu parallel eine Leidensgeschichte entwickelt, die unglaublich klingt: von multiplen Allergien über Arthritis bis zu Muskelschmerzen und extremer Müdigkeit. »Wir sind in den letzten Jahren dauernd beim Arzt – und wenn bei meiner Kollegin eine neue Krankheit auftritt, dann fürchte ich mich schon, denn dann bekomme ich das meist auch selbst.«

Die Ärzte wissen nicht viel zu sagen. »Unser Blutbild ist verändert, die Immunreaktionen gestört. Doch woher das kommt und wie man das wieder in Ordnung kriegt, das konnte bisher keiner der Ärzte sagen.« Die beiden Büroangestellten fragten mich, ob das etwas mit Aluminium zu tun haben könnte.

Zu diesem Zeitpunkt hatte ich noch keine Ahnung, welche Gefahren von Laserdruckern ausgehen können. Doch dann erhielt ich eine Mitteilung von Achim Stelting, dem Vorsitzenden der Stiftung »nano-Control«, die mittlerweile mehr als 3.000 Personen vertritt, die potenziell von Druckeremissionen geschädigt wurden. Der ehemalige Kriminalbeamte befasst sich mit seinem Team von nano-Control seit vielen Jahren mit den gesundheitlichen Folgen der »Drucker-Abgase«. Immer wieder macht er Druck auf Industrie und Behörden, an dem Objekt zu forschen, und sorgt so dafür, dass öffentliche und private Forschungsgelder dafür fließen.

Achim Stelting schrieb mir:

»Ist Ihnen bekannt, dass Toner für Laserdrucker bis zu 25 % Aluminiumpulver enthalten und dass Alu-Nanopartikel in der Emission von Laserdruckern nachgewiesen wurden?

Unsere Stiftung ist bemüht die Belastungen von Millionen Menschen wissenschaftlich aufzuklären, gegen die Interessen von Herstellern, Berufsgenossenschaften und Behörden.

In Voruntersuchungen ist bereits der Nachweis unmittelbarer Schädigung (oxidativer Stress, DNA-Schäden, Entzündungen, allergische Reaktionen) an Patienten und humanen Lungenzellen gelungen. Zudem wurde bereits Carbon Black als Nanopartikel in Geweben von Menschen nachgewiesen. Unsere Forscher am IUK Freiburg gehen von einer generellen Schädigung und von Krebsgefahr aus.

Mit größter Sorge sehen wir unter unseren 3.000 registrierten Betroffenen neben Entzündungen der Schleimhäute, insbesondere der Atemwege, mentale Einschränkungen, ganz besonders in der Gruppe der stark exponierten Servicetechniker.«

Von nano-Control in Auftrag gegebene Abgastests versetzten die Druckerhersteller schon mehrfach in Aufregung. Beispielsweise als das niedersächsische Justizministerium mehr als 4.000 Drucker vom Typ »Samsung ML-3471dn« vor der Zeit durch neuere Druckermodelle ersetzen ließ. Eine Gesundheitsgefährdung von Mitarbeitern der Justiz durch die Emissionen der Geräte könne nicht ausgeschlossen werden, hieß es in der Begründung. Untersuchungen an insgesamt 13 Exemplaren dieser Drucker hatten ergeben, dass die Emissionen von Ultrafeinstaub bei diesem Druckermodell besonders hoch sind – deutlich über dem seit 2014 verbindlichen Grenzwert für das Umweltzeichen »Blauer Engel«. Immer mehr Firmen und Behörden bis hin zum Bundespräsidialamt folgen dem Beispiel. Und einige der größeren Druckerfirmen haben bereits angekündigt, dass die Zukunft dem Gel- oder Tintenstrahldrucker gehört. Mit »Bye Bye Laser« wirbt beispielsweise der Druckerhersteller Epson.

Auf der von nano-Control betriebenen Webseite *sicher-drucken.de* werden u. a. folgende Tipps für den Umgang mit Laserdruckern gegeben:

- Tinte statt Toner: Moderne Tintenstrahldrucker sind eine schnelle, sichere und kostengünstige Alternative, auch für den Businessbereich! [...] Verzichten Sie im Privatbereich und ganz besonders im Bereich von Kindern, kranken Menschen und Schwangeren unbedingt auf Laserdrucker!
- Filter einsetzen: Professionelle Filter können die Emissionen deutlich senken!
- Geräte separat stellen und lüften, lüften, lüften!
- Wartung: Geräte regelmäßig von Fachpersonal warten und mit Spezialsaugern reinigen lassen
- Gesundheitsbeschwerden klären: wiederholt auftretenden Beschwerden sofort nachgehen

Alu-Falle Landwirtschaft

Oft hört man das Argument, dass Aluminium ja überall im Boden vorkommt und die »gelösten Alu-Ionen« damit auch ganz automatisch von den Pflanzen aufgenommen werden. Aluminium, wird damit suggeriert, kommt auf ganz natürlichem Weg in unsere Nahrungsmittel. Das war schon immer so, das ist der Lauf der Natur.

Wenn man sich die botanische Literatur ansieht, so stellt sich die Sache anders dar. Da gilt Aluminium vor allem als Problemstoff, der das Wachstum der Pflanzen unterbindet und sie anfälliger macht gegen alle möglichen Schädigungen durch Klima oder Krankheiten. Deshalb sollte im Sinne der Pflanzengesundheit Aluminium möglichst vollständig vermieden werden.

Tatsächlich ist Aluminium das häufigste Metall der Erdkruste und ein wichtiger mineralischer Bestandteil im Boden. Seine biologische Verfügbarkeit und damit seine Toxizität gehen bei neutralen Böden jedoch gegen null. Die Möglichkeit, dass überhaupt Aluminium aus dem Boden freikommt, ist abhängig vom pH-Wert. Ab einem pH-Wert von 5,5 kann Aluminium in Form der dreifach positiv geladenen Alu-Ionen in eine lösliche Form übergehen, die dann von Pflanzen aufgenommen werden kann. Je saurer der Boden, desto mehr Aluminium wird frei. Das erste Symptom einer Vergiftung der Pflanze ist die drastische Einschränkung des Wurzelwachstums und die Zerstörung bestehender Wurzeln. Wenn man die Wurzeln von Pflanzen in Experimenten mit Aluminium konfrontiert, so dauert es nur wenige Minuten bis der Effekt nachweisbar ist und ihr Wachstum zum Stillstand kommt.[75]

Gelöste Al^{3+}-Ionen sind auf vielfache Weise toxisch für Pflanzen. Sie induzieren beispielsweise elektrische Reaktionen und Aktionspotenziale, die sich über kurze Distanz in Regionen schädlich auswirken, wo gar keine Alu-Ionen vorkommen. An den Zellen besetzt Aluminium jene Bindungsstellen, die etwa für die Aufnahme von Calcium vorgesehen sind und blockiert diese. Daraus folgt eine mangelnde Aufnahmefähigkeit von mineralischen Nährstoffen. Neben Calcium wird auch die Aufnahme des wichtigen Magnesiums reduziert. Aus der Störung des Wurzelstoffwechsels resultiert eine zunehmend schlechte Wasserversorgung. Viele Pflanzen gehen bei länger andauernder Aluminiumbelastung ein.

Ganz anderes ist die Situation bei Pflanzen, die an saures Milieu – und damit höheren Aluminiumgehalt des Bodens – gewöhnt sind. Sie haben eine breite Palette an Strategien entwickelt, um mit deren Toxizität umzugehen. Dazu gehört etwa die Fähigkeit mancher Pflanzen die Aluminium-Ionen über organische Säuren zu binden und so genannte Chelatkomplexe zu bilden. Das führt zu einer Neutralisierung der unerwünschten chemischen Eigenschaften der Al^{3+}-Ionen. Manche Pflanzen fixieren die Alu-Ionen auch an der Zellwand oder erhöhen den pH-Wert im Umfeld der Wurzeln, so dass für die unerwünschten Eindringlinge der Sperrbalken runtergeht.

Auf diese und ähnliche Weise vermeiden Pflanzen auf sauren Böden die Anreicherung von Aluminium. Messungen aus den 40er-Jahren des vorigen Jahrhunderts ergaben, dass der Anteil von Aluminium in der Trockenmasse der Pflanzen im Schnitt relativ konstant bei 0,02 Prozent lag, auch wenn der pH-Wert des Bodens stark variierte.[76] Dies ist insofern interessant, als zu dieser Zeit die Kontaminierung über Aluminium aus den verschiedensten Quellen noch recht gering war. Der Bedarf an Aluminium als »kriegswichtigem Metall« führte zum Aufbau der nötigen industriellen Infrastruktur und schuf damit erst das nötige Alltagswissen um die Verarbeitung. Nach dem Krieg wurde das bis dahin weitgehend unbekannte Metall dann auch für viele zivile Produkte erprobt und eingesetzt. Seither gingen die Produktionszahlen massiv nach oben und damit stieg auch das Kontaminierungsrisiko der Umwelt. Neuere Quellen geben nun an, dass bei manchen Gräsern Alu-Werte von bis zu 1 Prozent in der Trockensubstanz erreicht werden.

Es gibt nur einige wenige Pflanzenarten, die Aluminium aktiv anreichern und kaum eine dieser Pflanzen spielt in unserer Ernährung eine Rolle. Zu diesen Ausnahmen gehören manche Teesorten sowie Buchweizen. Bekannte Aluminiumakkumulatoren sind auch Hortensien, die ihre Farbe von rosa auf blau ändern, wenn sie im sauren

Milieu vermehrt Alu-Ionen aufnehmen. Auch hier muss man jedoch sehr vorsichtig sein, heißt es in den einschlägigen Hortensien-Ratgebern, denn »wenn man nur ein wenig zu viel Aluminiumsulfat düngt, gehen die Pflanzen ein.«

Ob das Metall im Stoffwechsel dieser Pflanzen sinnvolle Aufgaben übernimmt und welche, ist bisher nur Gegenstand von Spekulationen. Auch in aktuelleren botanischen Werken zum Thema[77] sind Abschnitte über die »positiven Eigenschaften von Aluminium« extrem kurz und bestehen vorwiegend aus Fragezeichen.

Charlotte Poschenrieder, hat an der Fakultät für Biowissenschaften der Universität Barcelona diese Frage in den letzten Jahren genauer untersucht.[78] »Aluminium ist für die Ernährung der Pflanzen nicht notwendig und bisher wurde keine spezifische Funktion etabliert, wo es eine Rolle spielt«, erklärt sie. »Bei sauren mineralischen Böden könnten manche Pflanzen jedoch von der Aufnahme von Al^{3+}-Ionen profitieren.« Sie tippt auf eine mögliche bessere Abwehrkraft der Pflanzen gegen Schädlinge sowie die Abschreckung von Fressfeinden, wenn diese Aluminium einlagern. Eine andere Möglichkeit, so Poschenrieder, wäre die bessere Verwertung des Nährstoffes Phosphor, den Aluminium als bekannter »Phosphorfänger« den Pflanzen ermöglicht. In diesen Prozess sind auch Mykorrhizapilze involviert. Die recht komplexe Symbiose zwischen Pilzen und Teepflanzen in Bezug auf die Aufnahme von Phosphor mit Hilfe von Aluminium ist bisher jedoch noch nicht in den Einzelheiten erforscht.

Abgesehen von diesen Ausnahmen steht nach wie vor die Giftigkeit von Aluminium im Vordergrund. Sie gilt als eines der wichtigsten Hindernisse der landwirtschaftlichen Produktion auf sauren Böden, speziell in den Tropen. Dies gilt besonders, wenn die Al^{3+}-Ionen an Hydroxy-Gruppen (OH) gebunden sind. Bereits sehr geringe Al^{3+}-Konzentrationen im mikromolaren Bereich können Wurzeln zerstören und relevanten Schaden bei Nutzpflanzen anrichten.

Ihre enorme Reaktionsfreudigkeit beschränkt sich jedoch nicht auf diese Elemente, sondern führt auch zu anderen chemischen

Bindungen, welche die Toxizität von Aluminium deutlich reduzieren. Dies gilt besonders, wenn sich die Al^{3+}-Ionen an organische Säuren, an Phenole, Humin- oder Fulvinsäure binden. Diese organischen Alu-Verbindungen sind für Pflanzen fast vollständig ungiftig. Und ähnlich verhält es sich, wenn diese Alu-Verbindungen über pflanzliche Nahrung oder Trinkwasser vom Menschen aufgenommen werden. In Teepflanzen sind die Alu-Ionen beispielsweise fast durchwegs an Phenole gebunden und damit in der unproblematischen Form gespeichert.

Menschen leben auf Böden zwischen einem pH-Wert von 3 (stark sauer) bis zu 7,5 (schwach alkalisch). Je saurer der Boden, desto mehr freie Wasserstoffionen (H^+) liegen vor. Böden können versauern wenn sie im Rahmen einer Intensiv-Landwirtschaft überdüngt werden, z. B. mit Ammoniumsulfat oder Ammoniumstickstoff. Weitere negative Einflüsse sind »Saurer Regen«, der die Ursache in Abgasen von Industrie und Autoverkehr hat, die sich in der Atmosphäre ansammeln und dann als sauer gewordener Regen niedergeht; ebenso ein verdichteter Boden, in dem organische Masse infolge Luftmangels nicht gut verarbeitet werden kann.

Das Absinken des pH-Wertes hat für das Pflanzenwachstum und Bodenleben vielfache Bedeutung und führt zu einem vielgliedrigen Strukturzerfall. Die biologische Vielfalt geht zurück, Al^{3+}-Ionen und Schwermetallionen werden frei.

Dass der Aluminiumgehalt in Getreide, Gemüse und Futtergräsern ansteigt, hat also viel mit der Art der Landwirtschaft zu tun. In überdüngten, verdichteten Böden ist die Gefahr der Versauerung deutlich höher als bei ökologischer Landwirtschaft mit regelmäßigem Fruchtwechsel und schonender Bodenbearbeitung.

Eine weitere Quelle der Versauerung ist die Trockenlegung von Sümpfen und Augebieten. Wenn derartige Böden austrocknen und der Atmosphäre ausgesetzt sind, ergeben sich eine Reihe von chemischen Reaktionen, die Schwefelsäure freisetzen und damit auch zur Lösung von Aluminium und anderen Metallen beitragen.

Mit dem nächsten Regen oder der nächsten Überschwemmung werden die Chemikalien in die Gewässer geschwemmt.

Alu-Falle Trinkwasser

Fische fühlen sich am wohlsten ab einem pH-Wert von 6. Unter dem Einfluss von saurem Regen oder der Einschwemmung von Düngerrückständen aus Äckern oder Schwefelsäure und Aluminium aus chemisch verändertem Trockenland können Gewässer einen pH-Wert von 4 oder sogar 2 annehmen. Fische meiden solche Gewässer, wenn es möglich ist, oder gehen darin ein. Wolkenbruchartiger Regen nach einer längeren Trockenperiode kann den pH-Wert massiv abstürzen lassen und bei den Fischen ein Massensterben auslösen.

Wie toxisch sich Aluminium auf das Leben im Wasser auswirkt, zeigen die großen Probleme, die in der Fischzucht auftreten, wenn der Aluminiumgehalt auch nur minimal ansteigt. Bereits ab einem Gehalt von 0,1 Milligramm pro Liter werden die ersten toxischen Effekte sichtbar. Christopher Exley hat zu diesem Thema zu Beginn der 1980er-Jahre seine Doktorarbeit geschrieben. Damals unternahm er viele Experimente, um die Reaktion der Fische auf Aluminium zu messen. »Es war sofort ersichtlich, dass Ihnen Aluminium schadet.«, erzählte mir der britische Experte. »Wenn man beispielsweise in ein Becken mit Jungfischen auf der einen Seite Aluminium reingab, so schwammen die Fische dort nicht mehr hin und drängten sich in der aluminiumfreien Hälfte. – Es war an den Reaktionen der Fische auch erkennbar, dass sie bei Kontakt mit Aluminium richtiggehend gelitten haben. Bei nur leicht erhöhten Werten von 0,2 Milligramm pro Liter Wasser gingen Jungfische in saurem Milieu rasch zugrunde oder sie schlüpften gar nicht erst aus dem Laich.«

Exley erzählte, dass er dieses Tierleid schließlich nicht mehr verantworten wollte und bereits vor vielen Jahren mit derartigen Experimenten Schluss gemacht hat.

Die Aluminium-Ionen lagern sich auf den Kiemen ab, verstopfen diese mit Schleim und behindern auf diese Weise die Atmung. Sinkt der pH-Wert stark, so nehmen die Al^{3+}-Ionen Einfluss auf die Regulation der Kiemendurchlässigkeit durch Calcium, was außerdem einen erhöhten Natriumverlust zur Folge hat. »Eine Aluminiumkonzentration von 1,5 mg/l hat sich für die Forelle als fatal herausgestellt«, berichten dazu die Experten des niederländischen Wasseraufbereitungs-Unternehmens Lenntech.[79]

Eine satte grün-blaue Wasserfarbe kann ein Anzeichen für einen hohen Aluminiumgehalt in einem Teich oder Tümpel sein. Da Aluminium Schmutzpartikel bindet und absinken lässt, wirken solche Gewässer oft unnatürlich rein, strahlend klar und sauber. Verdächtig scheint es nur, dass trotz dieser Sauberkeit kaum Leben darin vorkommt.

Diese enorme Toxizität ist insofern brisant, als der Grenzwert, der für Trinkwasser beim Menschen eingezogen wurde, jungen Fischen bereits den Garaus machen kann. In der EU liegt die Obergrenze für Trinkwasser bei einem Alugehalt von 0,2 mg/l. Das ist jener Wert, bei dem die Jungtiere nicht mehr aus den Eiern schlüpfen oder gleich nach dem Schlüpfen zugrunde gehen. Das ist nicht eben beruhigend.

Normalerweise liegt der Alu-Gehalt im Trinkwasser aber deutlich niedriger, bei Werten von höchstens einem Zehntel der Obergrenze. Abhängig ist der Alu-Gehalt vom Grad der industriellen Verschmutzung rund um die Wasserreservoirs sowie auch vom Säuregehalt des Bodens. Dort wo der pH-Wert im Boden deutlich unter 5 abfällt, ist normalerweise auch mehr Aluminium im Wasser gelöst.

Doch das Aluminium muss nicht von Außen kommen. In vielen Wasserwerken Europas werden Aluminiumverbindungen zugesetzt, um das Wasser zu »reinigen«. Aufgrund ihrer enormen Reaktionsfreudigkeit verbinden sich die Aluminium-Ionen nämlich mit Schmutzpartikeln und führen zu deren Ausflockung. Dadurch bleiben die größer gewordenen Partikel in Filtern hängen. Das können mechanische Filter sein, durch die das Wasser geleitet wird. Meist werden in den Wasserwerken, etwa im Ruhrgebiet, aber auch große Sickerbecken verwendet, in die das mit Aluminiumchlorid oder Aluminiumsulfat versetzte Wasser eingeleitet wird. Dort sollten die Alu-Schmutz-Konglomerate im Boden hängen bleiben, während das gereinigte Wasser aus der Tiefe wieder abgepumpt wird.

Bei diesem Filterungsvorgang gelingt es meist, den Aluminiumwert wieder unter den behördlichen Grenzwert von 0,2 Milligramm pro Liter zu drücken. Beim Vergleich von Trinkwasserbezirken mit und ohne Einsatz von Aluminium sieht man jedoch, dass doch nicht alles Aluminium weggefiltert werden kann.

Während in Deutschland vorwiegend Aluminium-Chlor-Verbindungen eingesetzt werden, setzen Frankreich, Großbritannien und viele andere Länder Europas auf Aluminiumsulfat. Neben seinem Einsatz in der Trinkwasseraufbereitung dient Aluminiumsulfat als Hilfsstoff in der Papierindustrie sowie als Beizmittel in der Färberei oder bei Saatgut. Wir haben es also mit einer Chemikalie zu tun, bei der allein die Anwendung schon zeigt, dass sie eher das Gegenteil von gesund ist.

Die längste und am besten gemachte Untersuchung[80] zu möglichen Risiken dieser Trinkwasseraufbereitung stammt von der Universität Bordeaux. Dabei handelt es sich um eine Beobachtungsstudie mit einer Gruppe von 3.777 Personen im Alter von über 65 Jahren aus 75 Verwaltungsbezirken Südwestfrankreichs. Im Zeitraum von acht Jahren erkrankten 253 Personen an Demenz, 182 davon an Alzheimer. Diese Daten wurden nun verglichen mit den amtlichen Analysen des öffentlichen Trinkwassers in den jeweiligen Bezirken. Hier besteht ein enormer Unterschied im Aluminiumgehalt, je nachdem ob das Wasser aus Grundwasserbrunnen oder aus Oberflächenwasserreservoirs stammt. Der Grund dafür liegt in der Aufbereitung des Oberflächenwassers, das meist einen höheren Verschmutzungsgrad aufweist. Für die Reinigung wird in den Wasserwerken traditionell Aluminiumsulfat eingesetzt.

Während unbehandeltes Wasser eine mittlere Konzentration von 0,006 mg/l aufwies, kam das »gesäuberte« Wasser auf einen Durchschnittswert von 0,023 mg/l, hatte also eine rund viermal so hohe Aluminiumbelastung. In manchen Bezirken wurden sogar Spitzenwerte von bis zu 0,46 mg/l – also dem mehr als Doppelten des Grenzwertes – gemessen.

Die Wissenschaftler entschieden, bei 0,1 mg/l eine Grenze zu setzen und bildeten in der Studie zwei Gruppen von Teilnehmern: jene mit mehr und jene mit weniger Aluminiumbelastung in ihrem Trinkwasser.

In der Auswertung verglichen sie dann die Alzheimerhäufigkeit nach Wohnbezirken. Und sie fanden, dass in den Bezirken mit dem stärker belasteten Trinkwasser das Risiko, an Alzheimer zu erkranken, mehr als doppelt so hoch ist, als in Bezirken mit wenig oder gar keinem Aluminium im Trinkwasser.

Der Trend zu einem höheren Risiko blieb auch bei einer Nachfolgearbeit[81] mit einem Untersuchungszeitraum von 15 Jahren bestehen. Nunmehr waren die Teilnehmer im Schnitt bereits älter als 82 Jahre und deutlich mehr als in der ersten Veröffentlichung, nämlich 364 Personen, waren mittlerweile an Alzheimer erkrankt. Ansonsten änderte sich in den Trends jedoch gar nichts: Nach wie vor war das Risiko an Alzheimer zu erkranken doppelt so hoch, wenn der Aluminiumanteil im Trinkwasser über dem festgesetzten Grenzwert von 0,1 mg/l lag.

Ob das Aluminium auch sonst noch negative Folgen zeigt, war nicht Gegenstand dieser Studie. Es ging hier »nur« um Alzheimer. Und dieses Risiko verdoppelte sich. Das klingt nach einem starken Effekt und tatsächlich ist es nicht unerheblich. Ein Raucher hat im Vergleich zu einem lebenslangen Nichtraucher jedoch ein 24-fach höheres Risiko an Lungenkrebs zu erkranken. Man sieht an diesem Vergleich, dass bei der Entstehung von Alzheimer eine ganze Reihe anderer Einflussfaktoren beteiligt sein müssen, während die Krankheit Lungenkrebs ohne Rauchen auf ein Zehntel ihrer jetzigen Fallzahlen zurück gehen würde.

Der Effekt ist aber immer noch erstaunlich hoch und wurde auch in Studien aus Kanada und Großbritannien beobachtet. Erstaunlich deshalb, weil ein Gehalt von mehr als 0,1 mg/l ja immer noch recht wenig ist, wenn man bedenkt, dass wir über die typische westliche Ernährung heute im Schnitt 2 bis 6 mg Aluminium pro Tag aufnehmen. Wer sich vorwiegend biologisch ernährt, wird eher in den unteren Bereich dieser Belastungszone fallen, wer eher der Supermarkt- und Fertiggerichtküche frönt, wird im oberen Bereich landen. Jedenfalls sind die Mengen aber ein Vielfaches dessen, was wir über das Trinkwasser aufnehmen.

Eine mögliche Erklärung für den deutlichen Einfluss des Trinkwassers wäre die Konstanz dieses Faktors. Während wir ja die unterschiedlichsten Dinge essen, bleibt das Wasser aus der Leitung bei den meisten Menschen über viele Jahrzehnte konstant und deshalb auch messbar. Vielleicht hat aber das Trinkwasser eine größere Relevanz, weil wir darin auch baden, somit Hautkontakt haben und den Wasserdampf mit den zugehörigen Aluminium-Ionen auch über Nase und Lunge in uns aufnehmen.

Lokal treten jedoch immer wieder Aluminiumwerte auf, die weit jenseits des EU-Grenzwertes sind und demnach jedenfalls Anlass zur Sorge geben. Der »Verein zum Schutze des Rheins und seiner Nebenflüsse« (VSR-Gewässerschutz) führt regelmäßig Messungen auf Aluminium durch und warnte kürzlich vor Höchstwerten von bis zu 2,67 mg/l, die im Bereich Fürstenau gemessen wurden. Die Gewässerschützer schreiben:

»Besonders problematisch ist es, wenn dieses belastete Brunnenwasser als Trinkwasser verwendet wird. Es kommt zur Beeinträchtigung der Gesundheit. Nehmen Menschen höhere Dosen Aluminium auf, kann es zu Lethargie, Blutungen im Augenbereich und zu Störungen des Kohlehydratstoffwechsels kommen. Ein Zusammenhang zwischen der Alzheimer-Krankheit und erhöhten Aluminiumwerten im Trinkwasser wird von der Wissenschaft derzeit vermutet. Aber auch beim Gießen im Garten mit dem aluminiumbelasteten Wasser kann es zu negativen Auswirkungen kommen. Durch die erhöhten Aluminiumkonzentrationen

werden die Wurzeln der Pflanzen geschädigt. Viele empfindliche Gewächse reagieren auf die Überdosis mit Kümmerwuchs und Reifestörungen. In Teichen wirken bereits geringe Aluminiumkonzentrationen auf Fische giftig. Besonders betroffen sind dabei die Dottersackbrut und schlüpfende Fische.

Daher sollte dieses belastete Brunnenwasser auch nicht in Fisch- und Gartenteiche eingeleitet werden. Das saure und aluminiumbelastete Grundwasser sickert aber auch den Bächen zu und verursacht da eine enorme Belastung.

Die Quelle für den hohen Säuregrad ist in der Regel im sauren Regen zu suchen. Die Ursachen für die belasteten Niederschläge sind die Abgase von Industrieanlagen, Kraftfahrzeugen und Kraftwerken. Einen großen Einfluss hat aber auch die intensive Tierhaltung mit ihren hohen Ammoniak-Emissionen. Sowohl im Stall als auch bei der Ausbringung der Gülle werden diese frei, und es kommt zur Versauerung des Niederschlags. Dieser führt dann zur Versauerung der Böden und damit zum verstärkten Aluminiumaustrag ins Grundwasser.«[82]

Der VSR-Gewässerschutz stellte fest, dass die von höheren Aluminiumkonzentrationen betroffenen Gebiete vor allem in Gebieten liegen, in denen auch eine hohe Dichte von Massentierhaltung existiert. Die Gewässerschützer forderten daher, dass die Ammoniakemissionen dringend reduziert werden müssen. Bisher werde diese Belastung bei der Ausbringung der Gülle viel zu wenig beachtet.

Ein weiteres Risiko für die Kontamination der Landschaft – und damit des Grundwassers – ist die Aufbereitung von Abwasser. Hier werden Aluminiumsalze hinzugefügt, um Fällungsreaktionen auszulösen und so beispielsweise Phosphat zu entfernen. Klärschlamm enthält häufig Spitzenwerte an Aluminiumsalzen.

Enorme Mengen an Aluminium sind auch in vielen Pflanzenschutzmitteln enthalten. Toxische Aluminiumverbindungen werden unter anderem gegen Pilze und zur Vernichtung von Wühlmäusen eingesetzt. Eine Übersicht der Produkte, die Aluminium enthalten, finden Sie auf der Website des Al-ex Instituts. *(www.al-ex.org)*

Alu-Falle Verpackungen

Aluminium wird als Verpackungsmaterial vor allem für folgende Produkte verwendet:

- Alufolien (z. B. Haushaltsalufolie) jeglicher Form
- Deckel von Milchproduktverpackungen
- Verpackung von Fertiggerichten (z. B. Essen auf Rädern, Bundeswehr)
- Verpackung von Hunde- und Katzenfutter
- Flaschenverschlüsse und Dosen
- kunststoffbeschichtete Aluminiumfolie (z. B. Verpackung von Kaffee, Babynahrung, Tablettenverpackungen)
- papierbeschichtete Aluminiumfolie (z. B. Zigarettenpapier, Bonbonpapier)

Alle diese Materialen werden im Rahmen des Recyclings als wiederverwertbare Rohstoffe von den Altmetall-Sammelstellen zurückgenommen (wenn sie sauber sind).

Nicht angenommen werden Verpackungen mit bedampftem Aluminium, z. B. Chipstüten. Diese zählen zu den Mischkunststoffen.

Saft- und Milchkartons (Tetrapak & Co.) zählen zu den Kartonverbunden.

Die meisten Konservendosen zur Verpackung von Lebensmitteln – aber auch viele Getränkedosen sind aus Weißblech. Den Unterschied optisch oder am Gewicht zu erkennen, ist beinahe unmöglich. Coca Cola verwendet etwa von Land zu Land unterschiedliche Materialien. In den USA und in Brasilien waren alle Dosen, die ich darauf untersuchte, aus Aluminium, in Deutschland, Österreich und der Schweiz aus Weißblech (Eisen). Die Firmen wechseln häufig – je nachdem, welches Material billiger angeboten wird.

Suchen Sie nach dem Recycling-Zeichen: »FE« steht für Ferrum = Eisen, sonst steht »AL« oder »ALU« für Aluminium.

Leider fehlt die Metallbezeichnung oft. Dass es keine Pflicht zur Kennzeichnung gibt, ist eine der vielen Nachlässigkeiten im Bereich des Verpackungswesens. Auf Fischdosen habe ich beispielsweise überhaupt noch nie die Bezeichnung für das verwendete Material gefunden. Im Zweifel hilft der Magnettest. Aluminium ist unmagnetisch, wird also im Gegensatz zu den Weißblechdosen nicht von einem Magneten angezogen.

Fragen zu Verpackungen

Wie ist es mit Verpackungsalu (z. B. Schokolade und anderen Süßigkeiten), Jogurtbecherdeckeln und Blisterpackungen von Arzneimitteln.

Kann auf diese Weise Alu in das Lebensmittel und damit den menschlichen Organismus gelangen?

Danke und Gruß, A.B.

* * *

Ich habe 2 Fragen: In Tetrapaks ist ja auch Aluminium. Nun verwende ich für unser Baby zum Kochen manchmal Reismilch (aus dem Tetrapak). Wie sehr nimmt so eine Reismilch Aluminium an?

Linsen und Bohnen in Dosen – sind diese stark belastet?

Danke, Julia B.

* * *

Milch, insbesondere H-milch wird heute fast nur noch in Milchkartons angeboten, zB von Tetrapak, die innen mit einer Alufolie beschichtet zu sein scheint. Das heißt, die Milch kommt direkt mit der Alu-folie in Berührung. Frage: Können von der Alufolie des Tetrapak-Kartons Schadstoffe in die Milch übergehen?

Aluminium ist im Vergleich zu Eisen sehr resistent gegenüber Korrosion. Wenn es mit Luftsauerstoff in Kontakt kommt, bildet sich sofort ein dünner Film aus Aluminiumoxid, der eine weitere Oxidation oder andere chemische Reaktionen verhindert. Aluminium passiviert sich damit selbst. Gerade die enorme Reaktionsfreudigkeit der Leichtmetall-Ionen sorgt also dafür, dass die Bindung im

Normalfall an Sauerstoff erfolgt, das häufigste Element der Erde, das unter normalen Bedingungen fast immer verfügbar ist. Problematisch wird es, wenn Aluminium keinen Sauerstoff findet, um sich diesbezüglich abzureagieren, oder wenn die schützende Oxidschicht aufgelöst wird.

Obwohl die Oxidschicht nur Bruchteile eines Millimeters misst, ist sie in einem pH-Bereich zwischen 5 und 8 dennoch weitgehend unlöslich. Im Kontakt mit sauren oder salzigen Lebensmitteln wird die Oxidschicht jedoch zerstört und es kann zu Übergängen von Aluminium kommen. Alu-Verpackungen, die in Kontakt mit Lebensmitteln kommen, müssen deshalb immer lackiert oder sonst wie beschichtet sein. Dennoch besteht hier immer die Gefahr, dass die Lackierung defekt ist.

Auf Grund der chemischen Eigenschaften von Aluminium können Lebensmittel erhebliche Gehalte dieses Elementes anreichern.

Aluminium, das über kontaminierte Lebensmittel in den Organismus kommt, wird normalerweise nur zu einem sehr geringen Teil im Körper behalten und über die Entgiftungs-Regelkreise des Magen-Darm-Traktes rasch wieder ausgeschieden. In der Literatur[83] wird dafür meist eine Aufnahme-Kapazität von 0,1 bis maximal einem Prozent angegeben.

Diese Arbeiten beruhen meist auf Messungen des Aluminiumspiegels im Blut. »Man nimmt an, dass das im Kreislauf befindliche Aluminium am raschesten Weg über Harn und Stuhl ausgeschieden wird«, schreibt Christopher Exley[84]. »Dabei wird jedoch vergessen, dass sich möglicherweise ein Teil des Aluminiums vom Blut aus ins Gewebe verteilt.«

Wo die Aluminiumausscheidung nicht über Modelle hochgerechnet, sondern konkret in den Ausscheidungen gemessen wurde, kamen denn auch deutlich geringere Mengen zum Vorschein. In einer US-Studie[85] wurde über 20 Tage der Stuhl von acht Männern auf Aluminium gemessen. In dieser Zeit erhielten die Probanden verschiedene Mengen von Aluminium über die Diät: Zum einen die normale Diät mit einem durchschnittlichen Aluminiumgehalt von 4,6 mg pro Tag. An den Testtagen erhielten sie zusätzlich noch zum Mittag- und Abendessen einen Fruchtsaft, dem insgesamt 125 mg Aluminiumlaktat beigemischt wurde. Im Stuhl wurden zwischen 74 und 96 Prozent des Aluminiums wieder aufgefunden.

Oral aufgenommenes Aluminium wird zum Großteil über den Stuhl augeschieden, Systemisches Aluminium vor allem über den Urin. Doch eine aktuelle Arbeit[86] zeigt, dass auch Schweiß hier eine sehr wichtige Rolle spielt. Die 20 Studienteilnehmer mussten ein kurzes Sportprogramm absolvieren. Der Alu-Gehalt im Schweiß variierte enorm. Hochgerechnet auf die tägliche Ausscheidung ergaben sich Werte von 0,2 bis zu 7,2 Milligramm Aluminium.

Insgesamt liegt jedenfalls noch vieles im Dunkeln, was die Ausscheidung von Aluminium betrifft. Ob tatsächlich nur zwischen 0,1 und 1 Prozent der Leichtmetall-Ionen im Organismus absorbiert werden, ist nicht so abgesichert, wie dies von Seiten der Behörden- und Industrievertreter immer verlautbart wird. Auf diesen Angaben beruhen aber die bisherigen Berechnungen – etwa der Europäischen Behörde für Lebensmittelsicherheit. Möglicherweise beruhen diese Annahmen auf einer systematischen Unterschätzung.

Aber auch wenn die Mengen wirklich so gering sind, die im Körper absorbiert werden, bleibt dennoch eine beträchtliche Unsicherheit. Zum einen gibt es – wie auch die obigen Beispiele aus den Studien zeigen – enorme individuelle Unterschiede zwischen den Menschen, wie gut sie toxische Metallverbindungen ausscheiden können. Zum anderen unterscheidet sich auch die Empfänglichkeit. Während manche Menschen keine Symptome auch bei größeren Mengen zeigen, genügen bei anderen vergleichsweise minimale Dosen, speziell wenn die Aluminiumvergiftung sensible Regionen des Nervensystems betrifft.

Im Tierversuch zeigen auch geringe Mengen, wenn sie über längere Zeiträume gegeben werden, beträchtliche toxische Effekte. Ratten, die mit aluminiumversetzter Nahrung gefüttert wurden, die dem oberen Bereich der üblichen US-amerikanischen Ernährung entsprach, zeigten im höheren Alter starke Desorientierung und eine Beeinträchtigung ihrer Gedächtnisleistung im Vergleich zu Ratten mit weitgehend aluminiumfreier Diät[87]. Im Gehirn der Tiere offenbarten sich Zerstörungen wie sie auch bei menschlichen Alzheimer-Patienten beobachtet werden. In deren Zentren fanden sich beunruhigend hohe Konzentrationen von Aluminium. Die Studienleiterin Judie R. Walton, Professorin an der University of New South Wales in Sydney, schreibt in der Zusammenfassung ihrer Arbeit:

»Die charakteristischen Gemeinsamkeiten lassen den Schluss zu, dass es sich bei der Alzheimer-Krankheit beim Menschen um eine Folge chronischer Aluminiumvergiftung handelt.«

Verpackungsmonster Tetra Pak

Der schwedische Tetra-Pak-Konzern hat ein gewaltiges Imageproblem. Deshalb wimmelt es auf der Website dieses Verpackungsriesen auch nur so vor Umweltbotschaften. Sogar ein eigenes Sammelsystem für leere Verpackungen, die so genannte »Öko-Box« wurde eingeführt, um den verheerenden Aussagen über die Unmöglichkeit eines vernünftigen Recyclings dieser Verbundstoffe zu begegnen. In den Werbespots wird argumentiert, dass die Verpackung so aufgebaut sein müsse, um die empfindlichen Flüssigkeiten vor den Sonnenstrahlen zu schützen. Oder es wird der Tipp gegeben, die Kartons »getrennt vom Restmüll« zu entsorgen. Der auf der Tetra-Pak Homepage immer wiederkehrende Slogan »Ein ruhiges Gewissen – so ist das bei Tetra Pak« versucht mit Nullbotschaften zu suggerieren, dass es schon seine Ordnung hätte, Getränke in diesen ziegelförmigen Kartons zu kaufen. Ein Jahresumsatz von rund 10 Milliarden Euro lässt viel Spielgeld für derartige Propaganda zu.

Die meisten dieser Verpackungen haben eine Schicht aus Karton, in der Mitte eine Schicht Alufolie und innen, im direkten Kontakt zu den Getränken eine Kunststofffolie. Im Detail ist der »Tetra Brick Aseptic«, wie das System genannt wird, aber noch komplizierter aufgebaut. Der Karton selbst ist nämlich – sowohl nach außen, als auch zur Alufolie – ebenfalls noch einmal in eine Polyethylenschicht eingeschweißt. Nach innen hin sind es sogar zwei Polyethylenschichten, welche die Flüssigkeit vor dem Kontakt mit

Aluminium schützen sollen. Dies wäre speziell bei fruchtsäurehaltigen Getränken fatal, da diese prinzipiell recht gut in der Lage sind, die Alufolie aufzulösen und damit das Getränk mit Aluminium-Ionen zu kontaminieren.

Haben Sie schon einmal versucht, diese drei Materialien zu trennen? – Ich habe versuchsweise mehrere Dutzend verschiedene Packungen aufgeschnitten. Pappe, Alu und Plastik voneinander zu lösen ist aber nahezu ein Ding der Unmöglichkeit.

Auch der Aluminiumexperte Christopher Exley hat in einer Testserie eine Menge dieser Kartons zerlegt. Zweck der Studie war es, das Versprechen des Herstellers zu prüfen, ob die Plastikschicht auch tatsächlich dicht ist und es zu keinem Kontakt zwischen dem Getränk und dem Aluminium kommt. Das Resultat dieser Untersuchung war für den schwedischen Konzern nicht schmeichelhaft. Es zeigte sich nämlich, dass die Alufolie vielleicht vor Sonnenstrahlen schützt, dass aber die Plastikauskleidung auf der Innenseite meist nicht ausreicht, den Orangensaft oder die Milch vor der Alufolie zu schützen.

Grund dafür sind zum einen Unfälle. Wenn etwa ein Tetra-Pak-Karton runterfällt, kommt es auf der Innenseite meist zu Perforierungen der Plastikschicht. Wenn dann ein Karton – wie das speziell bei den Limonaden mit ihren langen Haltbarkeitsfristen üblich ist – monatelang im Lager steht, so ist Zeit genug, dass beträchtliche Mengen des toxischen Metalls ins Getränk übergehen können.

Als positiver Trend bei meinen persönlichen Tetra-Pak-Kontrollen fiel mir übrigens auf, dass speziell bei Bio-Milch immer mehr Kartons gänzlich ohne Alufolie auskommen.

Absolut negativ verlief hingegen meine Suche nach einer Packung mit alu-freier Sojamilch. Ich konnte keine einzige Marke – egal ob bio oder konventionell – finden, die nicht im Verbund mit Alufolie verpackt war.

Welchen Vorteil die Alufolie überhaupt hat, bekam ich auch nicht schlüssig erklärt. Es sei notwendig, die Milch vor der Sonne zu schützen, hieß es. Außerdem verhindere es den Kontakt mit

Sauerstoff. – Aha. – Und warum klappt das dann bei Bio-Milch auch ohne? Auch da genügt der beschichtete Karton, um keinen Sauerstoff durchzulassen – und in den Eiskästen ist die Sonneneinstrahlung normalerweise eher beschränkt.

Persönlich habe ich die Konsequenz gezogen, dass ich so wenig wie möglich Produkte in Aluminiumverpackung kaufe. Besonders keine Dosen oder Tetra Paks, die mit Aluminiumeinlage versehen sind.

Aluminium – das grüne Metall?

Die Aluminiumindustrie investiert seit vielen Jahren in Imagepflege mit dem Schwerpunkt auf dem theoretisch enormen Potenzial für Recycling. Wenn Aluminium halbwegs sauber in den Sammelbehältern landet, kann es gut eingeschmolzen und wieder verwertet werden. Das Recycling verbraucht nicht einmal fünf Prozent der Energie, welche für die Herstellung von Primäraluminium nötig ist. Rohaluminium braucht zwar zehnmal so viel Energie zur Herstellung als Eisen, doch bei der Altstoffverwertung dreht sich das wieder um: Da lässt sich Aluminium dann bereits zum halben Energietarif einschmelzen. Seit in Deutschland das Dosenpfand eingeführt wurde, liegt die Sammelquote angeblich bei 90 und mehr Prozent.

Diese positive Seite der Kreislaufwirtschaft bei Aluminium wurde in den Mittelpunkt der Werbeprogramme gestellt. Wer heute an den Werkstoff Aluminium denkt, dem fällt – nach den Wünschen der Industrie – als erstes das hohe Recyclingpotenzial von Aluminium ein. Aus Aluminium wurde ein ein ökologisch wertvolles Produkt.

Die Wahrheit ist dann doch etwas weniger grün. Denn auch wenn in einem kleinen Teilbereich – bei den Dosen – gute Sammelquoten erzielt werden, so gilt das zum einen nur für Deutschland; in den meisten anderen Ländern der EU gibt es keine vergleichbare Maßnahme. Außerdem hört die Sammelwut bei den Dosen auch schon wieder auf. Insgesamt bringt es Recyclingaluminium gerade einmal auf 10 Prozent der Gesamtmenge des jährlich verarbeiteten Metalls. Der Rest kommt aus dem Bauxit – und geht die bekannten

Herstellungsschritte über die Trennung vom Rotschlamm mittels Natronlauge bis zum Brennen des Aluminiumoxidpulvers bis zur Alu-Schmelze, wo mittels enormer Mengen an elektrischer Energie die Metall-Ionen von den Sauerstoff-Ionen getrennt werden.

Um eine Tonne Aluminium herzustellen braucht es – je nach Qualität des Erzes – bis zu vier Tonnen Bauxit. Dazu noch eine knappe Tonne Kohlenstoff, sowie ein sehr reaktives, stark ätzendes und giftiges Element, nämlich Fluor. Fluor wird dazu benutzt, den Schmelzpunkt von Aluminiumoxid zu reduzieren, der normalerweise bei etwas über 2.000 Grad liegt. Mit Hilfe der Fluorverbindungen Kryolith sowie Aluminiumfluorid kann der Schmelzpunkt auf weniger als 1.000 Grad gesenkt werden.

Kryolith (Eisstein) wurde bis in die 1970er-Jahre in großen Lagerstätten auf Grönland abgebaut. Mittlerweile sind diese Vorräte erschöpft oder nicht mehr rentabel. Kryolith wird deshalb synthetisch – meist aus Fluorwasserstoff und Natriumaluminat – hergestellt. Pro Tonne Aluminium werden etwa 20 kg Aluminiumfluorid und 4 kg Kryolith benötigt.

Das Aluminiumoxidgemisch wird in einer eisernen Pfanne erhitzt. Die Anode besteht aus Graphitzylindern, die in die Schmelze getaucht werden. Dabei oxidiert die Anodenkohle zu Kohlenmonoxid und Kohlendioxid, was als Treibhausgas zur Erderwärmung beiträgt. Für die Elektrolyse braucht es nur eine geringe elektrische Spannung von 5 bis 6 Volt, allerdings eine hohe Stromstärke von über 150.000 Ampere. Das metallische Aluminium setzt sich in der Folge am Boden der Schmelzpfanne ab. Insgesamt werden für die Herstellung einer Tonne Aluminium rund 16.000 Kilowattstunden Strom verbraucht. Etwa die Hälfte der elektrischen Energie wird für die Erzeugung der Wärme, die andere Hälfte für die Elektrolyse benötigt.

Derartige Zahlen sind schwer vorstellbar. Rainer Müller, Professor an der Technischen Universität Braunschweig, bringt einen anschaulichen Vergleich, der die benötigte Energiemenge deutlich macht:[88] Stellen Sie sich dafür ein 10 mal 10 Zentimeter großes Stücks Alufolie mit einer Dicke von 0,02 Millimetern vor. Was meinen Sie, wie viel man investieren müsste, um die Energie für die Herstellung dieses Folienstückes mit körperlicher Arbeit zu erzeugen? Wenn man also beispielsweise Ziegel, die pro Stück ein Kilogramm wiegen, auf einem einen Meter hohen Tisch aufstapeln müsste. Wie viele Ziegel, denken Sie, müssten Sie auf den Tisch heben, um die Energie zu erzeugen, die für die Herstellung dieses Stückes Alufolie notwendig ist? 100 Ziegel, 300 Ziegel?

Man müsste, erklärt Rainer Müller, 14.000 Ziegel auf den Tisch heben. – »Bevor man sein Pausenbrot in Alufolie einpackt, die man anschließend wegwirft, sollte man also überlegen, ob es Butterbrotpapier – oder noch besser eine Brotdose – nicht auch tut«, schließt Müller seine Überlegungen.

Alu-Falle Lebensmittel

Aluminiumgehalt in Lebensmitteln

(Angaben in Milligramm pro Kilogramm oder Milligramm pro Liter)

Lebensmittel Produktgruppe	Anzahl der Proben	min. Alu	max. Alu	Median Alu
Mehl	65	1	19	3
Fertig-Backmischung	37	1	737	6
Brot	107	1	14	2
Salzgebäck	185	2	218	4
Nudeln	24	1	76	4
Tee	12	14	67	45
Kakaopulver	37	80	312	160
Schokolade	84	6	150	39
Süßigkeiten	115	1	184	8

Bier & Biermischgetränke	237	0,4	4,2	0,4
Fruchtsaft und Limonaden	59	0,4	47	1
Wein & Obstwein	65	0,4	15	1
Mineralwasser	171	0,0	0,07	0,006
Backwaren in Alu-Verpackung	38	1	537	3
Fertiggerichte in Alu-Verpackung	31	1	13	1
Suppen	16	1	15	3

Bei den Fertig-Backmischungen für Brot oder Backwaren war insgesamt die Belastung gering. Doch es gab zwei »Ausreißer« mit jeweils gewaltigen Alu-Dosen von 566 und 737 mg/kg. In beiden Produkten wurde Aluminiumnatriumsulfat (auch bezeichnet als Soda- oder Natronalaun) gefunden, das in vielen Ländern Asiens sowie in Nordamerika als Backpulverzusatz verwendet wird. Als Begründung gaben die deutschen Hersteller an, dass diese beiden Fertig-Backmischungen »eigentlich für den Export bestimmt waren und nur irrtümlich in Deutschland in den Warenverkehr gelangt sind.«[89]

Zum Vergleich sei hier angemerkt, dass der oberste Grenzwert für Trinkwasser in der EU bei einem Gehalt von 0,2 mg Aluminium pro Liter liegt.

Grillen und Braten mit Alufolie

Es gibt eine ganze Reihe von Untersuchungen, für die Lebensmittel vor und nach dem Garen oder Braten in Alufolie gemessen wurden. Dabei zeigte sich stets, dass dabei Aluminium-Ionen aus der Folie gelöst werden und in die Lebensmittel übergehen. Wie viel Aluminium sich löst, hängt in erster Linie davon ab, ob das Lebensmittel einen neutralen pH-Wert hat oder ob es beispielsweise mariniert oder speziell gewürzt wurde. Ein gutes Beispiel hierfür liefert das Backen und Grillen von Fischen in Aluminiumfolie. Diese Werte und Erfahrungen lassen sich auch auf anderes Grillgut übertragen.

Aluminiumgehalte in Fisch vor und nach der Zubereitung in Alufolie

(Angaben in Milligramm pro Kilogramm, in Klammer die Steigerung des Aluminiumgehaltes je nach Back- oder Grillvorgang.)[90]

		Filet in Aluminiumfolie			
Fischart	**Filet roh**	**gebacken**	**gebacken mit Salz und Essig**	**gegrillt**	**gegrillt mit Würzmischung**
Kabeljau	0,05	0,3 (+600%)	0,47 (+940%)	0,53 (+1.060%)	1,04 (+2.080%)
Rotbarsch	0,08	0,28 (+350%)	0,87 (+1.088%)	1,05 (+1.313%)	2,05 (+2.563%)
Makrele	0,08	0,43 (+537%)	1,91 (+2.388%)	0,59 (+738%)	7,44 (+9.300%)

Während der Aluminiumgehalt in den rohen Filets sehr gering ist, geht beim Vorgang des Grillens oder Backens Aluminium aus der Folie in das Fleisch über. Der Aluminiumgehalt steigt um 350 bis 600 Prozent an, wenn die Fische in Alufolie gebacken werden. Beim Grillen steigt der Alu-Gehalt zwischen 738 und 1.313 Prozent an. In beiden Fällen wurden die Fische in diesem Experiment nicht gewürzt.

Wenn die Fische mit einer Salz-Essig-Mischung mariniert wurden, so nimmt der Alugehalt um das 9- bis 23-fache zu. Am stärksten löst die Gewürzmischung die Alufolie auf. Hier steigt die Kontaminierung des Fisches um das 20- bis 93-fache.

Diese Resultate wurden auch von einem Team der Hamburger Bundesforschungsanstalt für Fischerei in Kooperation mit Biochemikern der Universität Hamburg bestätigt. Beim Grillen ging tendenziell stets mehr Aluminium in den Fisch als beim Backen. Das liegt, schreiben die Autoren, zum einen an der größeren Hitze, die beim Grillen entsteht, zum anderen aber auch daran, dass Grillgewürze oft selbst beträchtliche Mengen an Aluminium enthalten.

So wie viele ähnliche Arbeiten endet auch die Hamburger Untersuchung[91] mit der Feststellung, dass die Aluminiumaufnahme aber halb so wild ist: »Bezogen auf den derzeitigen Wissensstand und die vorgeschlagene tolerierbare tägliche Aufnahme von 1 mg pro kg Körpergewicht, ist für die Konsumenten kein Gesundheitsrisiko zu erwarten, wenn Fisch gegessen wird, der in Alufolie zubereitet wurde.«

Der hier erwähnte »derzeitige Wissensstand« hat sich seit 2001, als diese Arbeit erschienen ist, etwas verändert. Mittlerweile gilt die tolerierbare Aufnahme von 1 mg Aluminium pro kg Körpergewicht nicht mehr »pro Tag« sondern »pro Woche«.

Aluminium in Fruchtsäften

Der deutsche Bundesverband der Lebensmittelchemiker/-innen im öffentlichen Dienst führte in den letzten Jahrzehnten regelmäßig Tests auf Aluminium in den verschiedensten Produktkategorien durch. Unter anderem auch bei Fruchtsäften. Was dabei besonders auffiel, war der Unterschied zwischen dem Gehalt in den einzelnen Früchten und dem Gehalt im verarbeiteten und abgepackten Produkt.

In einer Testserie bei Frischobst wurden 112 Proben verschiedenster Sorten untersucht. Bei 85 Prozent der Proben lagen die Messwerte bei weniger als 5 Milligramm pro Kilogramm (mg/kg). Kein Wert lag über 20 mg/kg. Bei Äpfeln lag der Durchschnittswert bei 1,4 mg/kg mit einem absoluten Höchstwert von 4,3 mg/kg.

Bei den Analysen des abgepackten Apfelsaftes sah es deutlich anders aus. Unter 69 Proben war die Verteilung folgendermaßen:

< 1 mg/l:	31,9 %
< 5 mg/l:	31,9 %
< 10 mg/l:	2,9 %
< 20 mg/l:	14,5 %
< 30 mg/l:	5,8 %
< 50 mg/l:	7,2 %
> 50 mg/l:	5,8 %

Bei 25 der 69 getesteten Apfelsäfte wurden Werte über 5 mg/l gemessen. Hier konnte das Aluminium also keinesfalls von den Äpfeln kommen. Die Lagerung von Apfelsäften erfolgt in kleineren Mostereien vielfach noch in Aluminiumtanks. In Abhängigkeit von der Lagerdauer und des Gesamtsäuregehaltes der Säfte reichern diese bemerkenswerte Mengen Aluminium an.

Wer dann das Pech hat, derart kontaminierten Apfelsaft mit einem Gehalt von beispielsweise 65 mg pro Liter zu erwischen, braucht davon nur ein Glas von 0,2 Litern pro Tag zu trinken, um damit den so genannten TWI-Wert, den »tolerierbaren Wert für die wöchentliche Aufnahme« an Aluminium (1 mg/kg Körpergewicht pro Woche) allein mit diesem Apfelsaft zu erreichen. Und das gilt für Erwachsene. Kinder mit ihrem geringeren Körpergewicht kommen beim gleichen Getränkekonsum deutlich über diesen Grenzwert.

Bei einer Untersuchung[92] des toxikologischen Instituts der Hygienebehörde in Rom an 248 Produkten ergaben sich bei den Getränken im Vergleich eher beruhigende Resultate. Orangensaft kam auf 0,1 mg/l, der Saft von Aprikosen (Marillen) kam auf 0,6 mg/l, Pfirsich auf 0,5 mg/l.

Eine brasilianische Testserie[93] ergab bei Fruchtsaft ebenfalls Werte im unteren Bereich von 0,1 bis 0,4 mg/l.

Eine Arbeit der Universität Granada[94] in Spanien kam bei unverdünnten Fruchtsäften auf Werte zwischen 0,05 und 1,1 mg/l. Limonaden waren annähernd in derselben Bandbreite (0,04 bis 1,1 mg/l). In dieser Studie war der Unterschied zwischen den einzelnen Früchten nicht so wichtig wie die Verpackung. Der Alu-Gehalt in Limo-Dosen war signifikant höher als in Glaslaschen.

Eine kroatische Studie[95] untersuchte den Aluminiumgehalt im zeitlichen Verlauf eines Jahres und fand, dass dieser ständig anstieg, je länger eine Alu-Dose gelagert wurde. Wie viel Aluminium sich aus der Dose löste, war abhängig vom Säuregrad des Fruchtsaftes. Je niedriger dessen pH-Wert, desto mehr Aluminium wurde gemessen.

pH-Wert verschiedener Getränke:

Getränk	pH-Wert
Mineralwasser	3,0 – 9,0
Kaffee schwarz	4,5 – 5,5
Cola	2,5 – 3,0
Organgen-/Zitronen-Limo	2,5 – 4,5
Energy-Drinks	2,8 – 3,5
Eistee	3,0 – 4,5
Apfelsaft (Schorle)	3,0 – 4,0
Bier	4,5 – 5,0
Wein	3,5 – 4,5
Früchte-/Schwarztee	4,5 – 5,5
Milch (sauer/frisch)	4,5 – 6,5

Es kommt also im Gehalt sehr auf die Verpackung und den Kontakt mit Aluminium an.

Identifiziert wurde inzwischen eine ernste Quelle der Kontaminierung mit Aluminium, die sich in vielen Haushalten befindet: Dampfentsafter aus Aluminium. In Rhabarber- bzw. Johannisbeersaft, die unter haushaltsüblichen Bedingungen in solchen Entsaftern gewonnen wurden, wurden Aluminiumgehalte bis zu 170 bzw. 110 mg/l festgestellt. Das heißt, hier genügte ein relativ kurzer Kontakt, damit eine beträchtliche Menge an Aluminium in den Fruchtsaft gelangen konnte.

Alu-Akkumulator Tee

Tee hat eine Vorliebe für saure Böden mit einem pH-Wert zwischen 4,5 und 5,5. Wenn die Werte auf pH-Wert 3 fallen oder auf 7,5 steigen, kommt das Wachstum der Teebüsche vollständig zum Erliegen. Der Ertrag einer Teeplantage, heißt es, hängt demnach direkt proportional davon ab, wie gut es gelingt den schmalen Idealwert rund um pH 5 zu erreichen.

Gedüngt werden die Plantagen meist mit Ammoniumsulfat. In vielen klassischen Teeanbaugebieten wie Assam oder Sri Lanka hat das dazu geführt, dass die Böden stark versauert sind mit pH-Werten um 3. Dies macht es nötig, regelmäßig kräftig zu kalken, weil sonst Ernteausfälle drohen. Gleichzeitig erhöhen so extrem saure Böden natürlich die Verfügbarkeit von löslichem Aluminium.

Kurios wird es, wenn der Boden alkalisch ist mit zu hohen pH-Werten. Nigel Melican, ein Experte der »US League of Tea Growers«, beschreibt auf seinem Blog[96], wie er einem US-Unternehmen geholfen hat, in Pakistan auf 650 Hektar Land mit pH-Werten bis zu 8 eine neue Plantage mit acht Millionen Teepflanzen zu errichten. Der Boden war davor über Generationen zum Reisanbau verwendet worden. Reis braucht zum Gedeihen vollständig gegensätzliche Verhältnisse mit lehmigen Böden, die das Regenwasser halten. Tee hingegen »mag keine nassen Füße«. Er geht ein, wenn der Boden zu feucht ist. Also mussten Drainagen gelegt werden, die das Wasser ableiten.

Das wichtigste war jedoch die künstliche Absenkung des pH-Wertes. Dafür wurden Schwefel und Aluminiumsulfat verwendet, jeweils rund sechs Tonnen pro Hektar. »Das hatte einen unmittelbaren Effekt auf die Senkung des pH-Wertes«, schreibt Melican. »Und es ist deutlich billiger wie der Stickstoff-Dünger.« Auf diese Weise gelang es, eine Ernte von bis zu 800 Kilogramm pro Hektar zu erzielen.

Dass Aluminiumsulfat vergleichsweise sehr billig zu haben ist, wird auch in zahlreichen anderen landwirtschaftlichen Studien als Vorteil genannt. Es sei zudem weniger aggressiv als reiner Schwefel und eigne sich deshalb besser für den Einsatz in der Teeproduktion.

Wie sich eine derartige künstliche Ausbringung von Aluminium auf Teeplantagen auswirkt, ist schwer zu sagen. Tee ist zwar, wie wir gesehen haben, an saures Milieu und damit auch an höhere Aluminiumwerte angepasst, doch wenn die Belastung über Maßnahmen der Bodenoptimierung auf die Spitze getrieben wird, übersteigt das vielleicht auch die Abwehrmechanismen der Pflanze.

Tee kann jedenfalls enorm hohe Mengen binden. Bei einer Untersuchung an chinesischen Teesorten[97] fanden sich in jungen Blättern Werte zwischen 370 und 2681 mg/kg, bei alten Blättern sogar Werte bis zu 8.000 mg/kg. Weitere Untersuchungen handelsüblicher Ware ergaben ähnliche Aluminiumwerte im Bereich zwischen 280 und 3.200 mg/kg.

Erstaunlicherweise bleibt der Großteil des Aluminiums im Teeblatt gebunden und geht nicht ins Brühwasser. Das Chemische und Veterinäruntersuchungsamt Karlsruhe führte 2009 eine Untersuchungsreihe an 28 Teeproben durch. Unter 13 Proben schwarzem Tee lagen die Mengen in acht Proben unter dem Wert von 1 mg/l. In fünf Proben wurden zwischen 1,32 und 3,72 mg/l gemessen. Bei grünem Tee war das Verhältnis ähnlich: Siebenmal lag der Wert unter 1 mg/l. Bei den drei stärker belasteten Sorten lagen die Alu-Werte zwischen 2,67 und 3,42 mg/l. Bei Pu-Erh-Tee fanden sich keine höheren Belastungen.

Die an der Universität von Barcelona tätige Tee-Expertin Charlotte Poschenrieder gibt bei Tee aus normaler Produktion ebenfalls weitgehende Entwarnung. Sie schreibt dazu:

»Trotz der hohen Aluminiumkonzentration in Teeblättern hat sich für Menschen bisher kein höheres Gesundheitsrisiko gezeigt, wenn sie Tee trinken. Der hohe Gehalt an Phenolen im Tee bindet Aluminium in nicht-toxischer Form. Mehr als 99 Prozent gehen durch den Verdauungstrakt und werden nicht im Körper absorbiert. Das wenige, das absorbiert wird, sollte über die Nieren ausgeschieden werden.«

Wie kommt das Aluminium in die Schokolade?

»Der Großteil des Aluminiums, das wir aufnehmen, stammt aus dem natürlichen Gehalt in Pflanzen und Gemüse«, heißt es in der Broschüre »Aluminium – Umwelt und Gesellschaft«[98] des größten europäischen Aluminiumkonzerns Hydro. Diese Aussage ist eines der Mantras des Aluminiumzeitalters und taucht sehr häufig auf, wenn man zu diesem Thema recherchiert. Verwendet wird die Aussage meist von »aluminiumfreundlichen« Quellen. Sie soll suggerieren, dass Aluminium zum natürlichen Leben gehört und immer gehört hat; dass es also auch keinerlei Probleme bereitet, wenn die Industrie mehr und immer noch mehr Aluminium in Umlauf bringt.

Begründet wird die Aussage in der Hydro-Broschüre mit den Teepflanzen, die Aluminium in größerer Menge aus sauren Böden aufnehmen. Damit wird dem Leser vorgemacht, dass für Pflanzen Aluminium ein ganz normales Stoffwechselprodukt ist, manche – wie eben Tee - sogar regelrecht auf Aluminium abfahren. Doch ist Tee – wie wir gesehen haben (S. 156) – eine der ganz wenigen Ausnahmen unter den Pflanzen, die sich evolutionär an saure Böden angepasst hat. Bei der großen Mehrzahl gilt nach wie vor das Gegenteil.

Bekannt hoch ist der Gehalt an Aluminium in Schokolade. Sehen wir uns also einmal an, wie es beim Kakao aussieht und ob auch hier die Weisheit zutrifft, dass Aluminium ein ganz normales Stoffwechselprodukt der Pflanzen ist.

Tropische Böden sind häufig sauer mit einem pH-Wert unter 5,5. Anders als Tee vertragen Kakaopflanzen die mit sauren Milieus verbundenen höheren Werte von löslichen toxischen Alu-Ionen schlecht. Die Toxizität von Aluminium im Boden und der damit verbundene Nährstoffmangel gelten als Hauptursache für schlechten Ertrag in Kakaoplantagen. Die Aluminium-Ionen greifen vor allem die Wurzeln der Pflanzen an und stören die Aufnahme von Stickstoff, Kalium, Calcium und Magnesium. Deshalb ist es nötig, regelmäßig zu kalken, um damit den pH-Wert des Bodens auf einen neutralen Wert zu erhöhen und die Freisetzung von Aluminium-Ionen aus dem Gestein zu verhindern oder zumindest zu reduzieren.[99]

Es liegt also im Interesse der Plantagenbetreiber, den Aluminiumgehalt möglichst niedrig zu halten. Als perfekte Grundlage für hohe Erträge werden in den Ratgebern Werte um pH 6,5 angegeben; und hier wären kaum Alu-Ionen verfügbar.

Dennoch finden sich in Schokolade bei Tests regelmäßig hohe Werte. Bei einer Untersuchung in Italien[100] lag die mittlere Konzentration von Aluminium bei 9,2 mg/kg mit Höchstwerten bis zu 16 mg/kg.

Noch schlimmer fiel eine groß angelegte Untersuchung[101] aus, die unter der Leitung von Thorsten Stahl am Hessischen Landeslabor in Wiesbaden durchgeführt wurde. Insgesamt wurden dabei

84 Schokoladesorten und 37 Kakaopulverprodukte auf ihren Aluminiumgehalt analysiert. Bei der Schokolade lag das Minimum bei 6 mg/kg, das Maximum bei 150 mg/kg mit einem Mittelwert bei 39 mg/kg.

Als regelrecht katastrophal erwiesen sich die Werte bei Kakaopulver. Hier lag der niedrigste gefundene Wert aus allen Proben bei 80 mg/kg. Die am stärksten kontaminierte Marke hatte einen Aluminiumgehalt von 312 mg/kg. Das Mittel lag bei 160 mg/kg.

Damit ist Kakao das mit Abstand am stärksten mit Aluminium belastete Lebensmittel.

Während die aluminiumverträgliche Pflanze Tee den Vorteil hat, dass die Metall-Ionen in einer schwer löslichen Form gespeichert werden und beim Zubereiten des Tees großteils in den Blättern verbleiben, sieht es beim Kakao diesbezüglich schlecht aus. Zum einen natürlich deshalb, weil Kakaoprodukte – im Gegensatz zu Teeblättern – gegessen oder getrunken werden und damit auch deren gesamter Aluminiumgehalt im Magen landet. Dort werden bei pH-Werten von 1 bis 2 die nicht sehr komplexen Aluminiumverbindungen im Kakao geknackt und die Al^{3+}-Ionen vollständig freigesetzt.

Das Fiese dabei: Dieses Aluminium stammt zum Großteil gar nicht von den Kakaofrüchten. Kakaopflanzen vertragen – wie oben beschrieben – Aluminium schlecht. Die Früchte selbst haben nur einen geringen Gehalt an Aluminium. Die Kontaminierung passiert später. Nämlich während des Herstellungsprozesses von Kakaopulver.

Das beginnt schon bei der Gewinnung des Ausgangsproduktes: den Kakaobohnen. Sie sind die Samen der Kakaofrucht. Wer diese Früchte zum ersten Mal sieht, würde niemals ahnen, dass es sich dabei um die Rohstoffe für die Produktion von Kakao und Schokolade handelt. Sie haben etwa die Form eines lang gezogenen Kürbisses, sind gelb-orange und wenn man sie mit einem Messer durchschneidet, so zeigen sie im Inneren etwa 20 bis 50 Kerne, die jeweils von einer cremigen, fest anhaftenden Masse umgeben sind. Dieses Fruchtfleisch schmeckt köstlich aromatisch, leicht säuerlich, sehr fruchtig und hat keinerlei Ähnlichkeit mit dem Geschmack von Kakao. Es erinnert eher an Kaubonbons, der Marken Maoam & Co.

In tropischen Ländern werden Kakaofrüchte deshalb wie Obst gegessen. Das lästige dabei sind nur die großen Kerne, die man ausspuckt nachdem man das Fruchtfleisch einige Zeit gekaut und gelutscht hat.

Für die Hersteller von Kakao verhält es sich umgekehrt. Sie sind an den Kernen interessiert und müssen das Fruchtfleisch loswerden, das fest an den Kernen klebt.
Bei der Ernte werden die Kakaofrüchte mit Macheten aufgeschlagen und das Fruchtfleisch samt den Kernen in Bottiche gefüllt. Die »Fruchtpulpe« beginnt darauf rasch zu gären. Während der etwa zehn Tage dauernden Fermentation entwickeln die Kakaobohnen ihre typischen Geschmacks- und Aromastoffe sowie ihre Farbe.

Die traditionelle Trocknung erfolgte in der Sonne, doch wird sie zunehmend in Trockenöfen verlegt. Bei der Trocknung geht die bei der Fermentierung entstandene Essigsäure weitgehend verloren.

Sowohl bei der Fermentierung als auch bei der Trocknung besteht – je nach Verwendung von Aluminiumblechen oder -bottichen – die Gefahr, dass eine Kontaminierung passiert, begünstigt auch durch die hohen Anteile an Frucht- und Essigsäure.

Die trockenen Bohnen werden in der Folge von Afrika, Mittel- und Südamerika in die Schokolade produzierenden Länder nach Europa und Nordamerika transportiert, wo der Großteil der Ernte weiter verarbeitet wird.

Das beginnt mit dem Röstvorgang, der – je nach Produktionsanlage – auf Aluminiumblechen durchgeführt wird. Schließlich werden die Bohnen entkernt und gemahlen – abermals in Maschinen mit zahlreichen Aluminiumteilen. Bis zum Endprodukt gibt es je nach Verarbeitung noch weitere Kontakte, bis hin zur edel erscheinenden Alufolie in welche die Schokolade eingepackt ist. Auch viele Kakaobehälter sind auf der Innenseite mit Alufolie ausgekleidet, weil dies den Konsumenten einen hygienisch sauberen Eindruck vermittelt und vor Feuchtigkeit schützt.

Wie bei den Fruchtsäften kommt es also auch bei Kakao im Zuge der Herstellung und Verpackung zu einer Vervielfachung des Aluminiumgehaltes. Während die Ausgangsfrüchte kaum Aluminium enthalten, kann das Endprodukt stark kontaminiert sein.

In der öffentlichen Diskussion wird der hohe Gehalt von Aluminium in Schokolade häufig von Vertretern der Behörden oder der Industrie als Beleg dafür genannt, wie allgegenwärtig Aluminium in der Natur ist. Damit wird der Eindruck erweckt, dass die Pflanzen auf natürliche Weise Aluminium aus der Erde aufnehmen und es in der Folge ebenso unnötig wie unmöglich ist, Aluminium zu vermeiden. Was von Pflanzen so bereitwillig aufgenommen wird, kann doch nur ungefährlich sein.

Dass Aluminium für Kakaopflanzen – so wie für fast alle anderen Pflanzen – toxisch ist und sie eingehen, wenn der Boden einen zu hohen Gehalt an Aluminium hat, ist diesen Personen entgangen. Ebenso wie die im Produktionsprozess selbst verursachte Kontaminierung mit diesem Umweltgift.

Es wäre deshalb hoch an der Zeit, dass die Kakao verarbeitende Industrie sich diesem Problem stellt und über die Vermeidung von Werkstoffen aus Aluminium für Bleche und Maschinenteile im Verarbeitungsprozess die Kontaminierung ihrer Ware stoppt. Gerade bei einem Produkt, das durch so viele Verarbeitungsschritte geht und so leicht Aluminium aufnimmt, ist es nötig, die gesamte Herstellungskette zu prüfen und Alu-Werkstoffe zu ersetzen. Ökologisch produzierende Firmen könnten ja mit der Umstellung beginnen, ihre niedrigen Aluminiumwerte deklarieren und auf der Packung bewerben. Dann wird der Markt sicherlich in Bewegung geraten und die Vermeidung von Aluminium endlich auch von Seiten der Marketing-Abteilungen der großen Konzerne als relevante Koordinate im Kampf um Marktanteile erkannt.

Das Problem betrifft außerdem nicht nur Aluminium. Während des Verarbeitungsprozesses kommt es noch zu weiteren Kontaminationen. Gut untersucht ist etwa die Aufnahme von Blei. Während rohe Kakaobohnen auf Plantagen in Nigeria mit 0,5 Nanogramm pro Gramm einen der geringsten Bleiwerte unter allen tropischen

Früchten aufweisen, hat das daraus produzierte Kakaopulver einen Wert von durchschnittlich 230 Nanogramm und damit einen sehr hohen Wert im Vergleich zu anderen Lebensmitteln. Die Autoren der Studie[102] vermuten, dass das Blei während des Fermentations- und Trocknungsvorganges in die Kakaobohnen gelangt.

Woran es im Detail liegt, dass weitgehend unbelastete Früchte während der Verarbeitung derart mit Schadstoffen kontaminiert werden, ist schwer zu generalisieren und wird sich wohl von Betrieb zu Betrieb unterscheiden. Es wird vermutlich eine Mischung sein aus Unwissen und dem Bestreben möglichst billige Werkstoffe zu verwenden. Edelstahlbleche und -maschinen sind offenbar teurer als Alu-Teile. Eine verantwortungsvolle Lebensmittelindustrie sollte jedoch danach trachten, diese Schadstoffquellen eine nach der anderen zu identifizieren und Problemlösungen zu suchen.

Eine andere Möglichkeit wäre, dass die Gesundheitsbehörden Ihre Verantwortung wahrnehmen und aufwachen; dass sie strenge Grenzwerte einführen und die Kontrollen verschärfen. Doch das scheint illusorisch, wenn man beobachtet, mit welch unverhohlener Freude der extrem hohe Aluminiumgehalt in Schokolade in Aussendungen, Publikationen oder öffentlichen Diskussionen stets als Argument dafür genannt wird, dass so etwas ganz normal ist; dass sich bei so exorbitant hohen Aluminiummengen in Kakao und Schokolade niemand aufzuregen braucht, wenn auch in anderen Lebensmitteln Aluminium auftaucht; dass man sich keine Sorgen machen muss über den deutlich geringeren Gehalt in Kosmetikprodukten und schon gar nicht über den vergleichsweise geradezu winzigen Gehalt in Impfungen.

Schokolade macht Behörden glücklich – und ermöglicht es ihnen, in Bezug auf Aluminium weiter zu schlafen.

Aluminium als Backtriebmittel

Bei einer groß angelegten Untersuchungsreihe in China[103] wurden in der Stadt Shenzhen nahe Hongkong typische verkaufte Speisen – insgesamt waren es 178 Proben – auf ihren Aluminiumgehalt untersucht. Dabei wurden enorme Werte bis zu einer Konzentration von

1.226 mg/kg ermittelt. Diese Werte, schreiben die Autoren, »liegen um das zwölffache über den chinesischen Lebensmittel-Standards«.

Um zu sehen, woher die Belastung kam, untersuchte das Team der Sun Yat-Sen-Universität die Rohstoffe, aus denen die Speisen zubereitet waren. Hier war der Alu-Gehalt jedoch sehr niedrig. Schweinefleisch hatte im Mittel einen Gehalt von 0,22 mg/kg, Eier lagen bei 0,26 mg/kg. Mehl, Spinat und Kohl erreichten Werte zwischen 16 und 21 mg/kg. Was also waren die Alu-Quellen?

Sie fanden sich in den Backzusätzen für die Herstellung der Teige. Hefe war mit 5,8 mg/kg noch relativ harmlos. Doch schon Backsoda stieg auf einen Mittelwert von 124,6 mg/kg. Und Backpulver war schließlich die pure Alu-Bombe. Hier fand sich unter den 47 getesteten Backpulver-Marken ein durchschnittlicher Gehalt von 33.463 mg/kg. Das sind also 33 Gramm Aluminium pro Kilogramm Backpulver. Allein mit der Beigabe dieses Backpulvers stieg der Aluminiumgehalt im Brot um das 11- bis 30-fache gegenüber dem verwendeten Mehl.

Erinnern wir uns an dieser Stelle kurz daran, dass man mit 1,5 Milligramm Aluminium-Ionen pro Liter Wasser erwachsene Fische umbringen kann. Man müsste also nur sehr wenig von diesem Backpulver in ein Aquarium streuen, um ein Massaker auszulösen.

Und was fällt den chinesischen Wissenschaftlern, welche die Untersuchung durchgeführt haben, dazu ein? Sie gehen diplomatisch vor und schreiben, dass die internationalen Organisationen wohl davon ausgehen, dass aluminiumhaltigen Nahrungsmittelzusätze sicher wären, warnen dann aber, dass bei hohen Aluminiumdosen Nebenwirkungen auftreten und es deshalb eine ernsthaftes Thema der Nahrungsmittelsicherheit wäre, diese Backpulver durch andere zu ersetzen, beispielsweise durch Hefe.

Während bei Backhefe die Zunahme des Teigvolumens auf einem organischen Prozess, nämlich der Vermehrung der einzelligen Hefepilze beruht, läuft bei Backpulver eine chemische Reaktion ab. Unter dem Einfluss von Wasser, Säure und Wärme kommt es hier zur Freisetzung von Kohlendioxid-Gasen.

Warum es in China anscheinend nicht vorstellbar ist, auf aluminiumfreies Backpulver umzusteigen, kann ich aus der Ferne nicht beurteilen. Indien ist diesbezüglich ebenfalls fatalistisch: »Wenn Kuchen (1 kg) mit ein bis drei Teelöffeln Backpulver zubereitet wird, so findet sich später in jedem Stück Kuchen (50 g) ein Gehalt von 2 bis 12,7 mg Aluminium«, heißt es in einer Untersuchung des Departments für Chemie der Universität Agra[104].

Aber auch im anglo-amerikanischen Raum besteht ein typisches »baking powder« zu etwa einem Viertel aus Aluminiumnatriumsulfat (E521, auch bezeichnet als Soda- oder Natronalaun). So genanntes doppelt reagierendes Backpulver (»double acting baking powder«) enthält neben Aluminiumnatriumsulfat auch noch beispielsweise Monocalciumphosphat (E 341a). Aus diesen Mitteln entweicht nur ein kleiner Teil des Gases beim Mischen des Teiges, der große Rest erst beim Backen. Zwei chemische Triebmittel statt einem lassen den Teig also besser aufgehen als beispielsweise alufreies Bio-Backpulver auf Basis von Natron und Weinstein (Calcium- oder Kaliumsalz der Weinsäure). Wenn in den USA ein Backpulver aluminiumfrei ist, so ist das die Ausnahme und steht meist extra auf der Packung.

In Europa sind Alu-Beimischungen ebenfalls zugelassen, werden allerdings selten verwendet. Vielen sind Alu-Backpulver zudem unangenehm, weil sie den Backwaren einen metallischen Geschmack geben.

Zusatzstoffe in Lebensmitteln

Bei aluminiumhaltigen Zusatzstoffen ist seit 2014 eine umfassende Neuregelung in Kraft, die sich allerdings erst langsam auf dem Markt einspielt. Grund für die Änderung waren schlimme Missstände in der Deklarierung und Dosierung von Aluminium.

So werden etwa eine Reihe von Lebensmittelfarben mit Aluminiumverbindungen (meist Aluminiumhydroxid) gemischt und daraus Aluminiumlacke hergestellt. Aluminiumlacke von Farbstoffen werden verwendet, um die physikalischen Eigenschaften eines Farbstoffs zu ändern. So kann ein wasserlöslicher Farbstoff leichter bei einem fetten Nahrungsmittel angewendet werden, wenn man einen Aluminiumlack daraus macht. Je nach Verbindung kann der Aluminiumgehalt in einem solchen Lack bis zu 30 Prozent betragen.[105]

Alle hier in der Liste angeführten Farbstoffe konnten bisher Aluminium enthalten, ohne dass es auf dem Etikett angegeben werden musste. Geregelt wurde dies in der EU-Etikettierungsrichtlinie, in der Zutaten deklariert sind, die von der Pflicht zur Etikettierung ausgenommen sind. Das sind beispielsweise alle Zusatzstoffe, die im Enderzeugnis zwar noch vorhanden sind, aber keine »technologische Wirkung« ausüben. Dazu zählen Lösungsmittel, Trägerstoffe für Aromen oder Trennmittel und alle Zusätze, die nur die maschinelle Verarbeitung erleichtern wie Schaumverhüter, Enzyme oder Emulgatoren. Genau an dieser Stelle wird nebenbei auch die Gentechnik-Kennzeichnung ausgehebelt: Wenn diese Zusatzstoffe aus gentechnisch veränderten Organismen hergestellt wurden, muss das Produkt eben nicht entsprechend gekennzeichnet werden.

Auf Initiative der Europäischen Behörde für Lebensmittelsicherheit (EFSA) wurde am 3. Mai 2012 für aluminiumhaltige Zusatzstoffe eine Verordnung der EU-Kommission (380/2012) erlassen. Sie musste in die nationalen Gesetze der Mitgliedsländer aufgenommen werden und brachte – mit den EU-üblichen Anpassungs- und Übergangsfristen während des Jahres 2014 eine Reihe von Änderungen. Einige Zusatzstoffe wurden ganz verboten, bei anderen eine Deklarierung sowie ein verbindlicher Höchstwert für den Gehalt an Aluminium vorgeschrieben.

Diese Regelung ist mit spätestens 1. August 2014 in allen Mitgliedsstaaten Gesetz. Es dürfen jedoch Lebensmittel, die aluminiumhaltige Farb- und Zusatzstoffe enthalten, noch bis zum Ende ihres Haltbarkeitsdatums ohne Deklarierung bzw. mit den alten Mengen verkauft werden. Grund der Initiative der EFSA war die Tatsache, dass unter den bisherigen Bestimmungen ein großer Teil der Bevölkerung die duldbare wöchentliche Aufnahme von Aluminium von 1 Milligramm pro Kilogramm Körpergewicht teils deutlich überschritten hat. Dies galt vor allem für Kinder.

Schuld daran war unter anderem die bislang fehlende Deklarierungspflicht des Aluminiumgehaltes in Farbstoffen, was weder den Herstellern eines Lebensmittels noch den Behörden ermöglichte, den Aluminiumgehalt eines Produktes zu deklarieren oder im Vorhinein genau festzulegen. Die Höchstkonzentration von Aluminium in den Lacken war bisher sehr hoch (bis zu 18 Prozent) oder blieb nach dem Prinzip »Quantum satis« (lat. »so viel wie nötig«) überhaupt den Herstellern der Farbstoffe überlassen.

Den Konsumenten war diese versteckte Aluminiumquelle natürlich am allerwenigsten bewusst. Manche der Farbstoffe enthielten derart viel Aluminium, dass allein über den Konsum von hübsch gefärbten Süßigkeiten enorme Mengen aufgenommen wurden. Hinter E 100 verbirgt sich beispielsweise Curcumin, das als Naturfarbstoff bezeichnet wird.

In der Realität wird oft synthetisch hergestelltes Curcumin verwendet, und das auch noch als Aluminiumlack. Konsumenten hatten bisher keine Chance festzustellen, welche Art von E 100 sich in ihrem Lebensmittel verbarg: der Aluminiumlack, der synthetische oder gar der natürliche Farbstoff.

Wenn aber Curcumin als Aluminiumlack verwendet wird, warnte kürzlich ein Expertenpanel der Europäischen Behörde für Lebensmittelsicherheit[106], kann es vorkommen dass Kinder, die regelmäßig Süßigkeiten konsumieren allein über diesen Farbstoff die tolerierbare wöchentliche Aufnahme an Aluminium um mehr als das Dreifache überschreiten. Das soll jetzt alles anders werden. Mit 2014 kommt nun die große Deklarierungspflicht sowie die Einführung neuer verbindlicher Höchstwerte für Aluminium.

Wer nun meint, dass diese Angaben auf den Etiketten der Produkte zu lesen sind, irrt jedoch. Leider gelten die neuen Gesetze nur für die Hersteller der Farbstoffe. Damit soll es den Lebensmittelunternehmen möglich sein, den Aluminiumgehalt überhaupt einmal zu erkennen und auf die neu eingeführten Höchstmengen Rücksicht zu nehmen. Für Konsumenten ist es nicht möglich zu erkennen, ob ein Lebensmittel nun bereits nach den neuen oder den alten Richtlinien hergestellt wurde. Zudem sind allerlei

Umstellungsschwierigkeiten zu erwarten, die uns sicherlich noch einige Jahre begleiten.

Für die Färbung von Speiseeis gilt nun beispielsweise eine Höchstgehalt an Aluminium aus allen Farblacken von zusammen 30 mg/kg. Bei Süßwaren und Kaubonbons (Atemerfrischungen) konnten bisher beliebige Mengen Farbstoffe eingesetzt werden. Nun heißt es in der EU-Verordnung: »Höchstgehalt an Aluminium aus allen Aluminiumlacken: 70 mg/kg. Abweichend von dieser Vorschrift beträgt der Höchstgehalt in Kleinstsüßwaren 40 mg/kg.«

Bei Kaugummi werden die Aluminiumlacke E 104, E 110 und E 124 verwendet. Hier sind nach wie vor enorme Mengen zugelassen: »Höchstgehalt an Aluminium aus allen Aluminiumlacken: 300 mg/kg.«

Ich habe hier eine Tabelle mit jenen Farbstoffen zusammengestellt, die laut EU-Verordnung vom Mai 2012 als Aluminiumlacke verwendet werden dürfen. Hier konnte bisher niemand – nicht einmal die Hersteller der damit gefärbten Lebensmittel – sagen, wie viel Aluminium sie mit ihren Produkten unter die Verbraucher bringen.

Nun erfahren wir das auch nicht und können nur hoffen, dass die Hersteller im Idealfall natürliche Farben und keine Aluminiumlacke verwenden. Meiner Meinung nach wäre es höchst sinnvoll gewesen, wenn die EU-Kommission auch den Hinweis »enthält Aluminiumlacke« bindend vorgeschrieben hätte. So haben wir nur die Möglichkeit auf Produkte auszuweichen, die entweder gar nicht künstlich gefärbt wurden oder Lebensmittelfarben enthalten, die nicht als Aluminiumlacke angewendet werden dürfen.

Liste der Farbstoffe mit (verstecktem) Aluminium

Diese Farbstoffe sind zugelassen zur Verwendung als Aluminiumlack. Sie können Aluminium enthalten, ohne dass es auf dem Etikett angegeben ist.

E-Nummer	Bezeichnung	**Beschreibung** (Die Mengenangaben beziehen sich auf den Höchstgehalt an Aluminium aus Aluminiumlacken)
E 100	Kurkumin (Curcumin)	Kurkumin kommt in der Natur in der Gelbwurz (Kurkuma) vor, der Farbstoff wird aber oft synthetisch hergestellt. Kurkumin hat eine leuchtende gelb-orange Farbe, die aber im Licht rasch blasser wird. Dieses Ausblassen wird durch die Verbindung mit Aluminium-Ionen stark reduziert. Weitreichende Verwendung zur Färbung von Nahrungsmitteln wie Margarine, Teigwaren, Reisgerichten, Limonade, Konfitüre, Marmelade und Senf. Der Einsatz von Kurkumin als Textilfärbemittel wurde wegen seiner Unbeständigkeit eingestellt.
E 102	Tartrazin	Synthetischer Farbstoff, gelb. Tartrazin war früher nur für die Färbung alkoholischer Getränke wie Branntwein, Likör und Wein zugelassen. Nach einer Gesetzesangleichung in der EU kann Tartrazin jetzt in Produkten wie gelben Brausegetränken, Süßwaren und Puddings, Senf oder Sojaprodukten eingesetzt werden. Es färbt auch Käserinden und Kunstdärme. Lebensmittel, die E 102 enthalten müssen den Hinweis führen: »Kann Aktivität und Aufmerksamkeit bei Kindern beeinträchtigen«
E 104	Chinolingelb	Synthetischer Farbstoff, grüngelb Bei Verwendung als Aluminiumlack gelten ab 1. August 2014 folgende Aluminium-Höchstmengen für die jeweilige Anwendung: **< 10 mg/kg:** essbare Wursthüllen **< 15 mg/kg:** Dessertspeisen, aromatisierte und fermentierte Milchprodukte, aromatisierte Getränke **< 70 mg/kg:** kandierte Früchte, kandiertes Gemüse, Süßwaren auf Nuss- oder Kakaobasis **< 120 mg/kg:** Gewürzmischungen (z.B. Tandoori, Currypulver) **< 150 mg/kg:** Nahrungsergänzungsmittel **< 300 mg/kg:** Kaugummi, Verzierungen, Überzüge, Saucen, Füllungen Lebensmittel, die E 104 enthalten, müssen den Hinweis führen: »Kann Aktivität und Aufmerksamkeit bei Kindern beeinträchtigen«

E 110	Gelborange S	Synthetischer Farbstoff, gelborange **< 15 mg/kg:** Dessertspeisen, aromatisierte und fermentierte Milchprodukte, aromatisierte Getränke **< 70 mg/kg:** kandierte Früchte, kandiertes Gemüse, Süßwaren auf Nuss- oder Kakaobasis 72 **< 150 mg/kg:** Nahrungsergänzungsmittel 69 **< 300 mg/kg:** Kaugummi, Verzierungen, Überzüge, Saucen, Füllungen 73 Lebensmittel, die E 110 enthalten, müssen den Hinweis führen: »Kann Aktivität und Aufmerksamkeit bei Kindern beeinträchtigen«
E 120	Echtes Karmin	Naturfarbstoff aus der Schildlaus, leicht bis leuchtend rot; relativ teuer, deshalb selten verwendet Bei Verwendung als Aluminiumlack gelten ab 1. August 2014 folgende Aluminium-Höchstmengen für die jeweilige Anwendung: **< 1,5 mg/kg:** aromatisierter Schmelzkäse, Konfitüren, Gelees, Marmeladen, Würste, Pasteten **< 5 mg/kg:** Würste **< 10 mg/kg:** Saucen
E 122	Azorubin (Carmoisin)	Synthetischer Farbstoff, rot Verwendet z.B. in Senf und Schmelzkäse Lebensmittel, die E 122 enthalten, müssen den Hinweis führen: »Kann Aktivität und Aufmerksamkeit bei Kindern beeinträchtigen«
E 123	Amaranth	Synthetischer Farbstoff, rot Bei Verwendung als Aluminiumlack gilt ab 1. August 2014 folgende Aluminium-Höchstmenge für die Anwendung: **< 10 mg/kg:** Störrogen (Kaviar)

E 124	Cochenillerot A (Ponceau 4R)	Synthetischer Farbstoff, rot Bei Verwendung als Aluminiumlack gelten ab 1. August 2014 folgende Aluminium-Höchstmengen für die jeweilige Anwendung: **< 15 mg/kg:** Dessertspeisen, aromatisierte und fermentierte Milchprodukte, aromatisierte Getränke **< 70 mg/kg:** kandierte Früchte, kandiertes Gemüse, Süßwaren auf Nuss- oder Kakaobasis **< 150 mg/kg:** Nahrungsergänzungsmittel **< 300 mg/kg:** Kaugummi, Verzierungen, Überzüge, Saucen, Füllungen Lebensmittel, die E 124 enthalten, müssen den Hinweis führen: »Kann Aktivität und Aufmerksamkeit bei Kindern beeinträchtigen«
E 127	Erythrosin	Der jodhaltige Farbstoff färbt Lebensmittel rosa bis rot. E 127 ist wasserlöslich und stabil bei Hitze und in alkalischer Umgebung, allerdings nicht lichtecht. In sauren Lösungen bildet sich Erythrosinsäure, die kaum löslich ist. Aus diesem Grund ist E 127 der einzige Lebensmittelfarbstoff, mit dem die Kirschen für den Obstsalat gefärbt werden können, ohne dass die Farbe in den Saft übergeht. Verwendet zur Färbung von Cocktailkirschen, kandierten Kirschen, Kaiserkirschen (Bigarreaux-Kirschen) in Obstkonserven. Farbstoff für Arzneimittel und Kosmetika. In Form seines Aluminiumlacks ist E 127 zum Beispiel in Lippenstiften weit verbreitet.
E 129	Allurarot AC	Synthetischer Farbstoff, rot Allurarot wird häufig zum Färben von Süßwaren und Desserts verwendet, es kommt auch in roten alkoholfreien Getränken und Bittersoda vor, seltener in manchen Wurst- und Fleischwaren. Lebensmittel, die E 122 enthalten, müssen den Hinweis führen: »Kann Aktivität und Aufmerksamkeit bei Kindern beeinträchtigen«

E 131	Patentblau V	Synthetischer Farbstoff, hellblau
E 132	Indigotin (Indigokarmin)	Natürlicher, aber chemisch veränderter Farbstoff, dunkelblau – Indigotin darf nur für bestimmte Lebensmittel eingesetzt werden. Dazu gehören Süßwaren, Kuchen, Kekse, Blätterteiggebäck, Likör, Speiseeis, Desserts. Für Grün-, Violett- und Brauntöne wird Indigotin in Mischungen mit anderen Farbstoffen eingesetzt. Indigotin ist auch zum Färben von Arzneimitteln, Kosmetika und Textilien zugelassen.
E 133	Brillantblau FCF	Synthetischer Farbstoff, hellblau, verwendet für Süßigkeiten, Gebäck und Speiseeis
E 141	Kupferkomplexe der Chlorophylle und Chlorophylline	Kupferchlorophylle, Kupferverbindung des Blattgrüns, dunkelgrün, vorwiegend aus Nesseln gewonnen.
E 142	Grün S	Synthetischer Farbstoff, verwendet in Desserts und Süßspeisen
E 151	Brillantschwarz BN (Schwarz PN)	Synthetischer Farbstoff, färbt z. B. Kaviarersatz schwarz
E 155	Braun HT	Synthetischer Farbstoff, lässt Gebäck und Desserts braun und damit schokoladeartig aussehen. Außerdem werden häufig Würzmittel damit gefärbt.
E 163	Anthocyane	Aus Rotwein-Trestern gewonnen, rot, braun, blau. Zum Färben z. B. von Gelees, Getränken, Cerealien
E 173	Aluminium	Aluminium wird als silbrig-grauer Farbstoff eingesetzt. Ausschließlich zugelassen für: Überzüge von Zuckerwaren, Dekoration von Kuchen und Keksen, zum Färben von Arzneimitteln und Kosmetika
E 180	Litholrubin BK	Rotes Farbpigment Bei Verwendung als Aluminiumlack gilt ab 1. August 2014 folgende Aluminium-Höchstmenge für die Anwendung: **< 10 mg/kg:** essbare Käserinde

Andere Zusatzstoffe wie z. B. Calciumphosphat oder Calciumcitrat werden erst seit kurzem als problematisch eingestuft. Sie galten als aluminiumfrei, bis in Produkttests – etwa in Säuglingsnahrung – extrem hohe Werte gemessen wurden. Erst da wurde es auch für die Behörden offensichtlich, dass bestimmte Zusatzstoffe wie jene auf Calcium-Basis eine hohe Neigung haben, Aluminium-Ionen zu binden. Calcium wird laufend damit beworben, dass es unbedingt notwendig ist für starke Knochen und die Zahngesundheit, außerdem für die Herzgesundheit sowie die Übertragung der Impulse im Nervensystem.

Dass mit diesen Mineralstoffen gleichzeitig Aluminium mitgeliefert wird, das speziell auf ein heranwachsendes Nervensystem sowie die Knochen toxisch wirkt, ist schon eine besondere Leistung.

Große Hersteller von Bestandteilen für Babynahrung wie z. B. der US-Konzern Merck kennen das Problem und kündigen in ihren Broschüren[107] gleich im zweiten Satz an, dass sie auch Mineralsalze im Programm haben, die »low in aluminium« sind. Etwa Calciumcarbonat mit 0,0001% Aluminium oder Calciumhydroxid mit 0,0005%. Diese beiden Produkte sind allerdings die einzigen unter 13 Calciumverbindungen, wo der niedrige Aluminiumgehalt extra ausgewiesen wird.

In der Verordnung der EU-Kommission zur Reduktion der Aluminiumbelastung in Lebensmittelzusatzstoffen[108] wird vorgeschlagen, dass »Höchstwerte für Aluminium festgelegt werden sollten, insbesondere in Calciumphosphaten (E 341) und in Calciumcitrat (E 333).« Bislang ist das jedoch noch nicht geschehen. Ebenfalls unbeantwortet blieb folgender Wunsch der Kommission: Die geltenden Grenzwerte sollten gesenkt werden, wo dies technisch machbar ist und wo der Anteil an der Gesamtaufnahme von Aluminium erheblich ist.

Hier besteht also noch einiger Bedarf an Präzisierung. Es einfach der Industrie zu überlassen, ob sie sich die teuren aluminiumreduzierten Calcium-Verbindungen leistet, wäre wohl sehr naiv. Zumal sich in den Untersuchungen zur Aluminiumbelastung in der Säuglingsnahrung bisher gezeigt hat, dass die Situation in den letzten Jahren nicht besser, sondern noch schlimmer geworden ist.

Dies sind die Zusatzstoffe, die eine besondere Neigung zur Bindung von Aluminium haben:

E 333 Calciumcitrat
Calciumsalz der Zitronensäure. Wird Nahrungsmitteln zur Calciumanreicherung beigemischt und für Nahrungsergänzungsmittel verwendet. Weiters als Säureregulator und Stabilisator in Arzneimitteln

E 341 Calciumphosphat
E 450(i) Dinatriumdiphosphat
E 450(vii) Calciumdihydrogendiphosphat
Phosphate stabilisieren den Säuregrad von Lebensmitteln zur unterstützen die Wirkung von Gelier- und Verdickungsmitteln indem sie Metall-Ionen in festen Komplexen binden. Diphosphate zeichnen sich durch eine besonders starke komplexbildende Wirkung aus und werden in der Lebensmittelindustrie in vielfältiger Weise eingesetzt, etwa als als Kutterhilfsmittel.

– Als Kutterhilfsmittel? Auf www.chefkoch.de heißt es dazu:

»Kutterhilfsmittel sind eine Gruppe technischer Hilfsstoffe, die bei der industriellen Lebensmittelherstellung und in der Metzgerei beim Zerkleinern (Kuttern) von Fleisch aber auch von Fisch also bei der Herstellung von Farcen oder Brät für Wurstwaren eingesetzt werden. Bei der Herstellung von Brühwurst werden Kutterhilfsmittel auf Phosphat oder Citrat Basis verwendet. Grund: das fleischeigne Phosphat wird beim Reifeprozess des Fleisches abgebaut, dies verringert die Bindefähigkeit des Fleisches. Der Zusatz von Kutterhilfsmitteln gleicht diesen Verlust wieder aus und stellt die Bindefähigkeit wie sie beim Warmfleisch vorhanden ist, weitgehend wieder her und erlaubt auch auf schnelllaufende Maschinen zuzugreifen.«

Aluminiumhaltige Lebensmittelzusätze

Seit 2012 mein erstes Buch zum Thema erschienen ist, hat es bei den Lebensmittelzusatzstoffen mit Aluminium einen wirklichen Kahlschlag gegeben. Hier gehen die Behörden in die richtige Richtung, zumal deren Funktion in den meisten Fällen problemlos auch von anderen unproblematischen Substanzen übernommen werden kann.

E 520 – Aluminiumsulfat

Festigungsmittel und Stabilisator

Das Aluminiumsalz der Schwefelsäure (E 513) bildet mit Eiweißen und anderen organischen Substanzen feste Verbindungen. Es wird daher oft zum gezielten Ausfällen bestimmter Stoffe eingesetzt. So hilft es zum Beispiel in der Trinkwasseraufbereitung dabei, Schmutz und andere unerwünschte Schwebstoffe zu entfernen.

Aluminiumsulfate bilden zudem unlösliche Verbindungen mit Pektin (E 440), das in den Zellwänden von Obst und Gemüse enthalten ist. Auf diese Weise verleiht die Aluminiumverbindung Obst- und Gemüsestücken größere Festigkeit. Es verfestigt zudem essbare Wursthüllen aus Naturdarm sowie Überzüge aus anderen Geliermitteln.

Aluminiumsulfat ist ausschließlich für die folgenden Lebensmittel zugelassen, wobei sich die Höchstmengenbeschränkung auf das Aluminium bezieht:

- Eiklar (max. 30 mg/kg)
- kandierte Kirschen (max. 200 mg/kg)

Die nächstgenannten drei Aluminiumverbindungen sind seit 1. Februar 2014 nicht mehr für den Zusatz bei Eiklar, sondern nur noch für Kirschen zugelassen:

E 521 Aluminiumnatriumsulfat (auch: Sodaalaun, Natronalaun)

Salz der Schwefelsäure (E 513)

Wird wie Aluminiumsulfat eingesetzt, außerdem als Backtriebmittel (außerhalb der EU)

E 522 Aluminiumkaliumsulfat
Festigungsmittel und Stabilisator

Es wird wie Aluminiumsulfat eingesetzt und es gelten dieselben Zulassungs- und Sicherheitshinweise.

E 523 Aluminiumammoniumsulfat
Festigungsmittel und Stabilisator

Es wird wie Aluminiumsulfat eingesetzt und es gelten dieselben Zulassungs- und Sicherheitshinweise.

E 541 Saures Natriumaluminiumphosphat
Backtriebmittel, Abkömmling der Phosphorsäure (E 338)

Es wird in Backpulvern als Säureträger eingesetzt. Natriumaluminiumphosphat ist ausschließlich für die Herstellung von Biskuitgebäck und englischen »scones« (max. 1 g/kg) zugelassen.

E 554 Natriumaluminiumsilikat (seit 1. Februar 2014 verboten)
E 555 Kaliumaluminiumsilikat (seit 1. Februar 2014 verboten)
E 556 Calciumaluminiumsilikat (seit 1. Februar 2014 verboten)
E 558 Bentonit (nicht mehr in Verwendung)
E 559 Aluminiumsilikat (seit 1. Februar 2014 verboten)

Alle diese nunmehr nicht mehr zugelassenen Aluminiumsilikate waren bisher in der Gruppe der Siliziumdioxide bzw. Silikate zusammengefasst. Manchmal wurden sie fälschlicherweise auch als »Kieselsäure« bezeichnet. Sie wurden als Trennmittel eingesetzt. In pulverförmigen Lebensmitteln lagern sich dabei die Silikatkristalle an die Partikel des Lebensmittels und schirmen sie so gegen ihre Umgebung ab. Auf diese Weise verhindern Silikate, dass die Lebensmittel verklumpen. Pulvrige Produkte bleiben rieselfähig, andere – wie z. B. Käsescheiben – lassen sich besser trennen.

Aluminiumsilikat war nur für bestimmte Lebensmittel zugelassen. Dazu gehören unter anderem:

- Trockenlebensmittel in Pulverform
- Käse, in Scheiben oder gerieben

- Würzmittel
- Nahrungsergänzungsmittel
- Kochsalz, Kochsalzersatz

E 1452 Stärkealuminiumoctenylsuccinat
Stärkealuminiumoctenylsuccinat (SAOS) ist eine mit Octenylbernsteinsäureanhydrid und Aluminiumsulfat behandelte Stärke. Sie ist für Lebensmittel allgemein zugelassen. Ausgenommen sind lediglich unbehandelte und solche Lebensmittel, die nach dem Willen des Gesetzgebers nicht durch Zusatzstoffe verändert werden sollen. Eine Höchstmengenbeschränkung (max. 50 g/kg) gilt nur für den Einsatz der chemisch modifizierten Stärke in Entwöhnungsnahrung für Kleinkinder und Säuglinge. Stärkealuminiumoctenylsuccinat wird als Trennmittel in eingekapselten Vitaminzubereitungen in Nahrungsergänzungsmitteln (max. 35 g/kg) verwendet. Die Substanz ist wasserabweisend und verhindert die Verklumpung bei der Trocknung unter niedrigen Temperaturen.

Ohne eigene E-Nummer eingesetzt wird **Aluminiumoxid**, etwa als Füllstoff für die Kaumasse von Kaugummis.

Der große Soja-Fake
Bereits seit mehr als 5.000 Jahren wird u. a. in Japan, China und Indonesien die Sojabohne angebaut. Die Pflanze zählt zu den Leguminosen, welche in der Lage sind, sich unabhängig vom Nitratgehalt des Bodens mit Luftstickstoff zu versorgen und damit auch auf nährstoffarmen Böden zu gedeihen. Ein Grundnahrungsmittel wie Reis oder Weizen war Soja jedoch nie. Rohe Soja enthält verschiedene Gifte, zum Beispiel den sogenannten Sojabohnen-Trypsin-Inhibitor. Er schützt die Pflanze, indem er die Verdauungsenzyme der Fressfeinde hemmt. Damit kann Soja auch den menschlichen Stoffwechsel empfindlich stören.

Nach der traditionellen asiatischen Methode wurden Sojaprodukte deshalb gekocht, mit Bakterien oder Pilzen versetzt und in einem langsamen Prozess fermentiert. Dabei fand eine Veränderung der organischen Stoffe statt, welche die Enzym-Inhibitoren der Sojabohne deaktivierte, ihren hohen Gehalt an Phytinsäure umwandelte und sie damit für Menschen überhaupt erst genießbar machte. Doch durch diese Prozedur der Vergärung dauerte es Monate, bis traditionelle Speisen wie Miso, Natto, Tempeh oder Sojasauce ausgereift waren.

Als der deutsche Arzt und Weltenforscher Engelbert Kaempfer von 1684 bis 1693 durch Asien reiste, begegneten ihm überall diese Sojagerichte. »Miso ist eine Art Brei, der Gerichten anstelle von Butter zugefügt wird, die unter diesem Himmelsstreifen gänzlich unbekannt ist«, berichtete Kaempfer in seinem 1712 veröffentlichten Buch der exotischen Neuigkeiten »Amoenitatum Exoticarium«. »Die berühmte Soyasauce wird, wenn nicht gleich über alle, dann doch zumindest auf alle gekochten und gebratenen Speisen gekippt.«

Das heute am meisten verbreitete Sojaprodukt Tofu wird in Kaempfers Schriften gar nicht erwähnt. In der traditionellen asiatischen Küche wurde Soja vor allem als Zusatz oder Würze verwendet, nicht als Hauptspeise. Das änderte sich erst, als es der Wissenschaft zu Beginn des 20. Jahrhunderts gelang, die Sojabohne zu zähmen. Und das geschah nicht in Japan oder China, sondern in den USA.

Henry Ford verbindet man wohl nicht sofort mit der Trendpflanze Soja. Dabei war es der Automobil-Tycoon, der die Sojabohne Anfang des 20. Jahrhunderts in den USA populär machte. Er ließ damals alle bekannten Lebensmittel auf ihre Eignung für einen Einsatz in der Autoindustrie prüfen und stieß dabei auf Raps und Sojabohne, die zuvor in den USA vollkommen unbekannt waren. Die Lacke für die Ford-Modelle wurden fortan auf Basis von Sojaöl produziert.

Von der Schmierölherstellung über Lacke, Kunststoffe und Reinigungsmittel bis hin zum Nitroglycerin für den Bombenbau erwies sich Sojaöl als idealer Rohstoff. Und die Pressrückstände aus den Ölmühlen waren das Kraftfutter der beginnenden industriellen

Fleischproduktion. Mitte der 1930er-Jahre hatte der Agrochemiekonzern Archer Daniels Midland das sogenannte Toasting entwickelt, ein industrielles Verfahren zur Entfernung der Giftstoffe im Sojaschrot. Von nun an war Soja als Futtermittel und als Öl gleichermaßen gefragt. Einmal stand die eine, einmal die andere Nutzung im Vordergrund, doch die Gesamtentwicklung kannte immer nur eine Richtung: mehr und noch mehr.

Bei der industriellen Verarbeitung wird Soja gemahlen, das Öl mit Hilfe der problematischen Chemikalie Hexan extrahiert, dann der Brei mit alkalischer Lösung versetzt, die Fasern entfernt und mit Säure getränkt. Abschließend wird der Sojasud gewaschen und getrocknet. Dabei gehen die Bitterstoffe verloren und es entsteht ein kalorienreicher Nahrungsmix, der bis heute weltweit den Speiseplan der Mastschweine und weiterverarbeitet zu Tofu und Sojamilch jenen der Veganer und Vegetarier dominiert.

Die Agrarindustrie der USA übernahm die traditionelle Kulturpflanze der asiatischen Küche und machte daraus eine Vorzeigepflanze der Intensivlandwirtschaft, die in Monokulturen bald das Bild großer Teile der südlichen USA sowie Brasiliens und Argentiniens prägte. Von 1900 bis 2010 explodierte die weltweite Erntemenge von sechs auf 250 Millionen Tonnen.

»Bis heute vergöttern Vegetarier und Viehzüchter, Gesundheitsapostel und Unterernährungsbekämpfer die Wunderbohne«, schreibt Dirk Asendorpf in der Neuen Zürcher Zeitung[109]. Tatsächlich enthält Soja die wichtigsten Bestandteile menschlicher Ernährung in einmalig günstiger Kombination: 40 Prozent Eiweiß, 25 Prozent Kohlehydrate, 20 Prozent Fett und 5 Prozent Mineralstoffe. Außerdem sind die Samen reich an Vitaminen und Lecithin, und Sojaöl hat einen hohen Gehalt mehrfach ungesättigter Fettsäuren, die der menschliche Körper nicht selber herstellen kann.

Manche Nutzpflanzen wie Kartoffeln, Weizen oder Reis liefern vor allem Stärke. Zuckerrohr und Zuckerrübe enthalten, wie der Name schon sagt, Zucker. In Linsen, Erbsen und Erdnüssen steckt vor allem Eiweiß, in Raps und Sonnenblumen Öl. Soja bietet alles gleichzeitig.

Die Ford-Autos wurden in den 1980er- Jahren längst mit noch billigeren Chemikalien lackiert, da gelang den PR-Strategen der Nahrungsmittelindustrie ein besonderer Coup: Sie kaperten das gesunde Image der »ursprünglichen fernöstlichen Kulturpflanze«, die »vollkommen cholesterinfrei« ist und großen Anteil an der Gesundheit der Asiaten hat und übertrugen diese Werbeaussagen auf ihr billiges Massenprodukt. Ob in Margarine oder Veggie-Aufstrichen: Wo Sojaöl, Soja-Lecithin oder andere Teile der »Wunderbohne« enthalten waren, wurde suggeriert, dass man sich damit gesund essen kann. In den USA und Europa wurde die Sojabohne immer mehr zum Trendprodukt einer gesünderen veganen Ernährung. Mittlerweile ist die Bohne allgegenwärtig. Sojasauce, Sojamilch oder Sojawurst liegen ganz selbstverständlich in den Regalen jedes westlichen Supermarkts. Auch in unserem Steak, Schnitzel oder Putenschenkel steckt Eiweiß aus dem Sojaschrot. Margarine, Eis und rund 30.000 weitere industriell erzeugte Lebensmittel enthalten Bestandteile der Sojabohne. Und ständig kommen neue Produkte auf den Markt – zum Beispiel Nudeln, Chips, vegetarische Burger, Sojamilch mit Schokoladengeschmack oder Gemüsesäfte. Die großen US-Lebensmittelkonzerne Kraft, Kellogg's und Dean Foods kauften jeweils einen Soja-Hersteller auf, um den Trend zur Bohne nicht zu verpassen. Stars wie die Schauspielerin Gwyneth Paltrow bekennen sich zum Soja-Trend. Sojamilch ist die am schnellsten wachsende Getränkekategorie in den Kühlregalen.

Beworben wird die Sojabohne besonders hinsichtlich ihrer vermeintlich positiven Auswirkungen auf die Herzgesundheit, die Vorsorge von Krebs und Osteoporose. Auch zur Linderung von Beschwerden der Wechseljahre sei Soja hilfreich, weil es relative hohe Dosen von Isoflavonen enthält, Inhaltsstoffe, die in ihrer Wirkung dem weiblichen Geschlechtshormon Östrogen ähneln.

Genau davon kann aber auch ein höheres Gesundheitsrisiko ausgehen, wie man seit den katastrophalen Resultaten der Hormonersatztherapie für Frauen in den Wechseljahren weiß. Soja steht im Verdacht das Immunsystem und die Fruchtbarkeit zu beeinträchtigen und zu Fehlfunktionen der Schilddrüse zu führen. Zusätzlich erhöht

Soja das Risiko auf Allergien. Bei Kindern entwickeln sich diese oft zusätzlich zu einer bereits vorhandenen Kuhmilchallergie. Soja wurde aus diesem Grund von der Europäischen Behörde für Lebensmittelsicherheit in die Liste potentiell allergener Stoffe aufgenommen.

In den meisten Vergleichstests mit Kuhmilchprodukten finden sich in Sojagetränken deutlich mehr toxische Inhaltsstoffe. Babynahrung auf Sojabasis enthält – je nach Studie – den doppelten bis zehnfachen Gehalt an Aluminium, den etwa doppelten Gehalt an Blei und fünf- bis zehnmal so viel Cadmium wie Babynahrung auf Basis von Milchpulver.

Als Konsequenz aus all diesen Diskussionen hat die Europäische Behörde für Lebensmittelsicherheit kürzlich verboten, dass der Gehalt an Sojaöl oder sonstigen Inhaltsstoffen für gesundheitliche Werbeaussagen verwendet werden darf.

Für die Saatgutkonzerne ist die Sojabohne weiterhin ein Experimentierfeld. Mit Hilfe der aufstrebenden Gentechnik wurde die Bohne nicht nur optimal auf bestimmte Pestizide abgestimmt, sondern je nach Vorgabe der Ernährungswissenschaft wurde auch der Anteil an verschiedenen Fettsäuren verändert. Der Konzern Monsanto bietet verschiedene Sojabohnen an, je nachdem ob deren Öl eher als Ersatz für Fischfette (extra Omega-3-Fettsäuren) oder als Ersatz für Olivenöl (Focus auf einfach ungesättigten Fettsäuren) herhalten soll.

Es gibt auch bereits Experimente, die Sojabohne mit Hilfe der Gentechnik aluminiumtoleranter zu machen, so wie das zuvor auch schon mit Weizen und Mais erprobt wurde. Dafür werden Gene implantiert, welche die toxischen Eigenschaften der Metall-Ionen kontern und generell eine bessere Eignung für saure aluminiumbelastete Böden bringen[110]. Mittlerweile sind eine ganze Reihe solcher Toleranzgene identifiziert[111]. Über diese Methoden der modernen Gentechnik wird in der Folge allerdings auch der Aluminiumgehalt in den Sojaprodukten noch weiter erhöht.

90 Prozent der weltweiten Sojaproduktion basieren heute auf gentechnisch verändertem Saatgut. Für die Verarbeiter von Bio-Soja wird es immer schwieriger, nicht kontaminierte Ware zu bekommen.

Und während der Markt von den Exporten der USA dominiert wird, ist das einstige Soja-Ursprungsland China zum mit Abstand größten Importeur geworden.

Während der Verarbeitung steigt der Aluminiumgehalt in Sojaprodukten steil an. Zum Teil ist das bedingt durch Aluminiumtanks und den Einsatz von Säuren und Laugen bei der Herstellung. Später wird Aluminium frei beim Verarbeiten in den Maschinen und bei der Verpackung der Produkte. Sojamilch ist beispielsweise fast ausschließlich in Verbundkartons mit eingeschweißter Alufolie zu haben. Im Vergleich zu Kuhmilch enthält Sojamilch um ein Vielfaches mehr Aluminium. »Sojaproteingetränke können schon zur Ernährung von termingerecht geborenen Babys verwendet werden«, heißt es im Bericht einer italienischen Ernährungs-Kommission[112], »sie haben aber keinerlei ernährungsphysiologische Vorteile gegenüber Kuhmilchprodukten und sie enthalten hohe Dosen an Phytinsäure, Aluminium, sowie Phytoöstrogenen (Isoflavone), welche einen ungünstigen Effekt haben können.«

Bei Sojaprodukten lohnt sich also weiterhin der Gang in den Ökoladen, wo traditionell erzeugte asiatische Speisen angeboten werden. Auf »amerikanisch« produzierte Massenware – bei der Öl, Tofu und Sojamilch als Nebenprodukte der Schweinemast anfallen – sollte man besser verzichten.

Aluminium im Babyfläschchen

Muttermilch ist eindeutig die beste Nahrung für Babys. Die Weltgesundheitsorganisation (WHO) empfiehlt während der ersten sechs Monate ausschließliches Stillen und erst dann die langsame Einführung von Beikost. So lange zu stillen und das Kind damit ausreichend zu ernähren gelingt aber nicht jeder Mutter. Aus verschiedenen Gründen werden Babys rascher auf Flaschennahrung umgestellt – oder können von Beginn an nicht gestillt werden.

Säuglingsmilchnahrung wird als Ersatz für Muttermilch angeboten. Oft stellt ein einziges Produkt eines Herstellers über Monate die einzige Nahrung eines Neugeborenen dar. Hochwertige Inhaltsstoffe und die größtmögliche Sicherheit in Bezug auf toxische Zusätze sind hier enorm wichtig, weil wegen des geringen Gewichtes der Babys auch kleine Schadstoffdosen bedeutsam sind und einige Organe – darunter die Nieren – kurz nach der Geburt noch nicht voll entwickelt sind.

Die Auswahl an Produkten ist enorm, die Vielfalt der Bezeichnungen verwirrend. Basisprodukte sind Anfangsmilch und Folgemilch, welche oft mit den Bezeichnungen 1, 2 und 3 markiert sind. Mit »Pre-Milch« werden Produkte bezeichnet, die der Muttermilch möglichst angepasst sind. Für »allergiegefährdete Babys« wird HA-Milch angeboten. Anderen Produkten sind Bifiduskulturen beigemischt oder »präbiotische Ballaststoffe«. Für Frühgeborene gibt es spezielle Zusätze, die der abgepumpten Muttermilch beigemischt werden. Und für Babys, die keine Laktose oder Kuhmilch vertragen wird milchfreie Säuglingsnahrung auf Sojabasis angeboten.

In den 1980er-Jahren sind erstmals Testberichte erschienen, die einen vergleichsweise hohen Aluminiumgehalt in diesen Babymilchprodukten dokumentierten[113, 114]. In den Jahren danach wurden Studien publiziert, welche den negativen Effekt von Aluminium auf die frühkindliche Entwicklung – etwa bei der Mineralisierung der Knochen[115] – belegten.

In einem Forschungsbericht mit dem Titel »Es ist (noch immer) zu viel Aluminium in Säuglingsmilchnahrung«[116] schreiben Shelle-Ann Burrell und Christopher Exley: »Den Herstellern ist die Problematik der Aluminiumkontamination, speziell für die besonders verwundbaren Babys in den ersten Tagen und Wochen ihres Lebens, seit vielen Jahren bekannt.«

Zur Verbesserung der Herstellungsprozesse führte dieses Wissen jedoch nicht. Bei einer spanischen Testserie[117] mit 82 verschiedenen Produkten von Säuglingsmilchnahrung wurden die Werte in Relation gesetzt zu den Aluminiumgrenzwerten der Europäischen Behörde für Lebensmittelsicherheit. Über Standardprodukte erreichten Babys 28 Prozent der »tolerierbaren wöchentlichen Aufnahme«. Aus spezieller Milchnahrung für frühgeborene Babys resultierte eine Aufnahme zwischen 56 und 84 Prozent des heute gültigen Grenzwertes. Produkte auf Sojabasis kamen im Schnitt auf

105 Prozent. Damit wurde der tolerierbare Wert klar überschritten, zumal die meisten Babys ja neben ihren Fläschchen auch noch andere Nahrung erhalten. Die spanische Untersuchung wurde im Jahr 2003 durchgeführt.

Bis in die jüngste Gegenwart änderte sich der Trend nicht: »Im Gegenteil, im Vergleich zu früheren Messungen ist es leider sogar schlimmer geworden«, erzählte mit Chris Exley. »Bei einigen Produkten fanden wir so hohe Werte wie noch nie zuvor.«

Die Aluminiumwerte in Fertigmilch variierten von 0,2 bis 0,7 mg/l, mit den höheren Werten für Frühgeborenenmilch. Beim Pulver lagen die Werte zwischen 2,4 und 4,3 mg/kg. Besonders stark belastet war wieder einmal Babynahrung auf Sojabasis. Wenn man die Dosierungstipps der Hersteller auf den Packungen beherzigte, kam ein sechs Monate altes Baby pro Tag auf eine Menge von 0,2 bis 0,6 Milligramm Aluminium. Damit liegt der Aluminiumgehalt der Babymilchnahrung um das 10- bis 40-fache über dem Gehalt in Muttermilch. Exley schlägt vor, dass die Hersteller die Aluminiumbelastung auf dem Etikett anführen sollten, um den Eltern eine Entscheidungshilfe zu bieten.

Die Behörden beschränken sich einstweilen noch auf Ermahnungen. Das deutsche Bundesinstitut für Risikobewertung (BfR) schreibt in seiner letzten Stellungnahme zur Säuglingsanfangs- und Folgenahrung:[118] »Mit Blick darauf, dass Säuglinge und Frühgeborene besonders empfindliche Personengruppen sind, sollte aber nur Säuglingsnahrung in Verkehr gebracht werden, die im fertigen Produkt einen so geringen Aluminiumwert hat, dass der Verzehr der Säuglingsnahrung zumindest nicht zu einer Überschreitung der tolerierbaren wöchentlichen Aufnahme (TWI) führt.«

Dieser Grenzwert von 1 Milligramm pro Kilogramm Körpergewicht wird bei den besonders belasteten Produkten jedoch rasch erreicht. Neugeborene können hier auf das Doppelte der tolerierbaren Menge kommen.

»Die Herkunft des in Säuglingsnahrung gefundenen Aluminiums ist nicht geklärt«, schreiben die BfR-Experten. »Zumindest dürfte ein Zusatz von Aluminiumverbindungen als Lebensmittelzusatzstoffe ausgeschlossen sein. Vorstellbar ist aber, dass die verwendeten Mineralstoffe und gegebenenfalls auch für die Verwendung in Säuglingsnahrung zulässigen Lebensmittelzusatzstoffe mit Aluminium kontaminiert sind.« Auch ein Übergang von Alu-Teilen in der Herstellung sowie der Verpackung der Produkte komme in Betracht.

Mittlerweile weiß man bereits, welche Zusatzstoffe besonders häufig mit Aluminium belastet sind, etwa die industriell hergestellten Calciumverbindungen. Hier wird auf EU-Ebene derzeit über die Einführung strengerer Grenzwerte diskutiert.

Ein Gremium der Vereinten Nationen aus Gesundheits-, Nahrungsmittel- und Landwirtschaftsexperten, das sich speziell mit Zusatzstoffen befasst (JECFA – »Joint FAO/WHO Expert Committee on Food Additives«), ging einen anderen Weg: Die Experten entschieden im Juni 2011, den Grenzwert für die tolerierbare wöchentliche Aufnahme von Aluminium einfach um das doppelte – von 1 mg/kg Körpergewicht auf 2 mg/kg – zu erhöhen. Es ist kein Geheimnis, dass diese Entscheidung auf starken Druck der diversen Lobbys getroffen wurde. Ich erinnere mich noch gut an ein Gespräch mit Nicholas Priest, einem Toxikologie-Professor mit sehr guten Beziehungen zur Industrie, den ich im Sommer 2012 in den Räumen des »International Aluminium Institute« am noblen Londoner Haymarket getroffen habe. Er wollte seine Freude über die Entscheidung der JECFA nicht verbergen und sagte: »Wie vollständig unproblematisch Aluminium ist, kann man allein daran erkennen, dass kürzlich sogar die Grenzwerte für die tolerierbare Aufnahme mit einem Schlag verdoppelt worden sind.«

Auch die Europäische Behörde für Lebensmittelsicherheit (EFSA) wurde diesbezüglich mit Anträgen aus der Industrie bombardiert, hielt bisher aber am strengeren Grenzwert von 1 mg/kg fest, »weil die vorgelegten Studien keine neuen Erkenntnisse brachten.«

Kaffee aus der Alu-Kapsel

Wenn Superstar George Clooney zum Kaffee greift, muss es einer aus der Alu-Kapsel sein. Da gibt es viele Sorten zur Auswahl, die Kapseln sind praktisch und hygienisch. Und schmecken tut der

Kaffee auch noch. In die Maschine gesteckt, sorgt eine Art Nagelbrett dafür, dass in den Kapseldeckel kleine Löcher gestanzt werden. So entsteht ein feinporiges Sieb. Durch weitere, ins obere Ende der Kapsel gestochene Öffnungen dringt das Brühwasser ein. Beides funktioniert tadellos. Doch nur in speziell auf die Nespresso-Kapsel ausgelegten Maschinen, so dass Nestlé ein Vorzeigebeispiel eines so genannten Lock-in-Produkts gelungen ist: Während die Maschinen recht günstig abgegeben werden, verdient der Konzern an den vergleichsweise teuren Kapseln – die pro Stück rund 40 Cent kosten – ein Vermögen. Als Nachahmerprodukte auf den Markt kamen, die auch in die Nespresso-Maschinen passten, klagte Nestle um seine Anteile am Milliardenmarkt mit Portionskaffee zu verteidigen. Doch die Klage wurde abgewiesen. Mittlerweile gibt es eine bunte Vielfalt an Pads und Kapseln. Manche sind aus Plastik, manche haben sogar eine kompostierbare Hülle. Doch Marktführer Nestlé schwört auf Aluminium. Nach dem Kaffeegenuss wirft man die Kapsel einfach in den Müll und kommt nicht mit dem Kaffeesud in Berührung.

Mitarbeiter von Nestlé erfanden den portionierten Kaffee bereits in den 1970er-Jahren, doch hatte das Konzept in Zeiten einer starken Umweltbewegung keine Chance. Zudem waren damals noch die negativen Nachrichten über Aluminium stark in Umlauf: dass es extrem umweltfeindlich abgebaut wird, enorm viel Energie braucht und schlussendlich auch noch unter Alzheimer-Verdacht steht. Also ließen die Nestlé-Manager das visionäre Konzept für Jahre in der Schublade verschwinden.

Seither hat die Alu-Industrie viel Geld in den Wissenschaftsbetrieb und speziell die Führungskader der Alzheimer-Gesellschaften gesteckt. Damit ist es gelungen, den Zusammenhang mit Aluminium weitgehend aus der Welt zu schaffen und weitere Forschung auf diesem Gebiet »als unverantwortliche Geldverschwendung« zu denunzieren.

Benutzte Alufolie ist meist viel zu verschmutzt für ein sinnvolles Recycling. Und auch auf ausgelaugte Kaffeekapseln gibt es kein

Pfand, das die Mühen der Mülltrennung reizvoll erscheinen ließe: Das Kaffeepulver herauskratzen für den Biomüll, die Alu-Kapsel waschen und zum Metallrecycling? So etwas tut sich in der Praxis wohl niemand an. Also ab in den Restmüll!

Und da auch niemand die Ziegel heben muss, um die Energie für die Alu-Herstellung selbst zu erzeugen, fällt es niemand groß auf, welche Unmengen an Ressourcen hier verschwendet werden.

Wir sind inzwischen im »Convenience-Zeitalter«. Bequemlichkeit regiert – unangenehme oder störende Begleitgeräusche werden routiniert ausgeblendet. Diesen alu-kompatiblen Zeitgeist nützten die Nestle-Manager und kramten ihr altes Achtziger-Jahre-Konzept hervor. Sie fuhren damit einen ungeheuren wirtschaftlichen Erfolg ein. Heute nehmen tatsächlich die meisten Bürger das von den Kapseln verursachte Müllproblem gleichgültig zur Kenntnis. Laut der Frankfurter Allgemeinen Zeitung (FAZ) verkaufte Nestlé im Jahr 2012 rund acht Milliarden Nespresso-Kapseln. Bei einem errechneten Gehalt von 1,13 Gramm Aluminium pro Kapsel ergäbe dies ein Gesamtgewicht von 9.000 Tonnen Aluminiumabfall. Zum Vergleich: Das Stahlgerüst des Eiffelturms besteht aus rund 7.300 Tonnen Stahl und wiegt damit erheblich weniger. Wie viele Kapseln recycelt und nicht gleich weggeschmissen werden, ist unbekannt. Nestlé produziert für das Nespresso-System ausschließlich Kaffeekapseln aus Aluminium. Als Grund wird angegeben, dass Aluminium das Aroma des Kaffees am besten isoliert.

Kaffee zählt nicht so wie Tee zu den Pflanzen, die sich an aluminiumhaltige saure Böden angepasst haben. Der natürliche Gehalt an Aluminium ist deshalb in den Rohstoffen, den Samen des Kaffeebaums gering. Auch hier können während der Verarbeitung Kontaminationen passieren, doch auch nach dem Rösten steigt der Alu-Gehalt nicht so extrem wie bei Kakaobohnen. Bei einer Untersuchung der Universität Jena[119] unter 48 verschiedenen Sorten von gemahlenem Kaffee fand sich eine durchschnittliche Belastung von 19 mg/kg. Aus dem Pulver gingen allerdings nur 5 Prozent in das Kaffeegetränk über. Das ist eine ganz andere Dimension als bei Tee, wo dasselbe Forscherteam eine Aluminiumbelastung zwischen 300 und 900 mg/kg Trockenware fand.

Was aber passiert, wenn dieses wenig belastete Kaffeepulver nun in Alu-Kapseln verpackt wird. Wie wirkt sich der Press- und Brühvorgang aus? Bleibt das Aluminium in der Kapsel oder kontaminiert es auch den Kaffee, wo doch Kaffee auch Säure enthält? – Diese Frage ist sehr lange nicht untersucht worden. Ich habe daraufhin mehrere Anfragen gestellt und auch Hinweise von Lesern bekommen.

Nestlé selbst argumentiert, dass Aluminium in fast allen Lebensmitteln, die wir konsumieren, enthalten sei. Auch in Kaffee sei Aluminium enthalten. Das Aluminium werde vom Kaffeebaum durch die Erde aufgenommen. Der natürliche Aluminiumgehalt in Kaffeebohnen liege bei 0,73–52 mg/kg. In einer Nespresso-Kapsel seien dadurch bis zu 0,042 mg und in einer Tasse Nespresso-Kaffee 0,002-0,005 mg Aluminium enthalten.

Ein großer Supermarkt-Konzern schrieb dazu u. a. Folgendes:

»In einer zubereiteten Tasse Nespresso-Kaffee befinden sich im Durchschnitt 0,0035 mg Aluminium. Geht man von den Nespresso-Trinkern aus, die rund 2,18 Tassen Kaffee pro Tag konsumieren, dann würden sie hochgerechnet auf 40 Jahre 0,1 g Aluminium zu sich nehmen.«

Ich habe Christopher Exley mit diesen Angaben konfrontiert, der dazu gerade eine Untersuchung laufen hat. Leider waren die Messergebnisse bei Redaktionsschluss dieses Buches noch nicht endgültig ausgewertet. Wie es aussieht, liegen die realen Resultate aber deutlich über jenen, die hier genannt wurden. Sobald die Endergebnisse von Exleys Kaffeekapsel-Testserie vorliegen, werde ich auf der Webseite des Al-ex Instituts (www.al-ex.org) jedenfalls darüber berichten.

* * *

Ich verwende ein Schweizer Gerät »Outpresso«, mit dem man den Kaffee aus den Alu-Kapseln herauspressen kann – geht manuell und

ganz einfach. Dann kann ich die Alu-Kapseln zum Recyclen auf den Wertstoffhof bringen. In ungeleertem Zustand werden die Kapseln dort nicht genommen, weil sie schimmlig und eklig werden. Die Kunststoffkapseln lassen sich aber nicht auf diese Weise leerpressen, also kann ich sie nicht zum recyclebaren Plastikmüll geben. Außerdem mache ich mir hier Sorgen wegen der Weichmacher.
Was meinen Sie dazu? Angela R.

Zum Thema Weichmacher in PVC und sonstigen Plastikartikeln habe ich vor mehr als zehn Jahren Print- und TV-Berichte gemacht. Damals fanden wir als eine besonders problematische Quelle von Weichmachern die PVC-Schläuche, welche für die Ernährung von Frühgeborenen in den Kliniken verwendet wurden. Dabei wurde jedoch nicht bedacht, dass fetthaltige Nahrungsmittel die Weichmacher aus den Schläuchen lösen und damit die Babys kontaminieren.

Im letzten Jahrzehnt hat sich bei den Weichmachern einiges getan und es hat innerhalb der EU einige Initiativen gegeben. Kinderspielzeug muss bereits seit Ende der 1990er-Jahre frei von Phthalaten sein. Auch das unter Verdacht geratene Bisphenol A wird zunehmend ersetzt. Die häufigsten Kunststoffe Polyethylen und Polypropylen haben im Normalfall ohnehin nie Weichmacher enthalten.

Bezüglich des besseren Recyclings, wenn die Alu-Kapsel aufgebrochen und das Kaffeepulver geleert wird, kann ich nichts sagen, weil ich dieses Verfahren nicht kenne. Es erinnert mich jedoch an die Probleme, die Tetra-Pak-Verpackungen machen. Hier wird auch argumentiert, dass es theoretisch möglich ist, den Verbundstoff als Plastikfolie, Alufolie und Karton fein säuberlich zu trennen und dann als Rohstoffe zu recyclen. Wer schon mal versucht hat, so ein Gebilde händisch zu trennen, bezweifelt, dass das in der Realität auch wirklich passiert.

Außerdem finde ich es fies, das Problem der kunstgerechten Entsorgung den Konsumenten zu überantworten. Eindeutig ist, dass die Alu-Kapsel vom Biomüll schwer zu trennen ist. Und der Großteil der Konsumenten wird wohl keine derartige Maschine haben, wie Sie hier beschreiben. Persönlich verwende ich keine Alu-Kapseln.

* * *

Ich verwende seit vielen Jahren eine italienische Caffettiera aus Aluminium, in der ich meinen Espresso zubereite. Das sind diese berühmten Kaffeekannen, wo unten das Wasser rein kommt und dann beim Kochen der Kaffee nach oben durch das Pulver aufsteigt. Habe ich da ein Risiko, dass Aluminium aus der Kanne rausgelöst wird?

Herzlichen Dank, Angela M.

Diese Frage ist bereits in den 1980er-Jahren gut untersucht worden[120] und die Antwort ist Ja: Beim Brühen des Kaffees wird Aluminium aus der Kanne gelöst. Pro Tasse Espresso lösen sich im Schnitt 0,88 mg Aluminium. Wenn man den Kaffee 12 Stunden in der Kanne stehen lässt und dann aufwärmt, steigt die Belastung auf 1,18 mg. Der Aluminiumgehalt des Kaffeepulvers wurde durch das Brühen in der Alu-Kanne verdreifacht. Zumindest eine gute Nachricht bringt die Studie für Sie: Bei alten Kannen, die seit vielen Jahren in Betrieb sind, löst sich nicht einmal halb so viel Aluminium wie aus neuen Kannen.

Haushaltsgegenstände aus Aluminium sollten übrigens nie im Geschirrspüler gereinigt werden, weil die alkalische Lauge die Oberflächen angreift und sie schwarz anlaufen und abfärben können. Traditionell werden die Espressokannen nur mit Wasser abgespült. Dabei setzen sie ihre typische Patina an. Noch besser wäre es allerdings, die Alu-Kannen gegen solche aus Edelstahl auszutauschen.

Alu-Falle Kosmetik

Hat die Haut ein eher saures Milieu oder liegt ihr pH-Wert in einem neutralen Bereich? Über diese Frage gingen die Meinungen lange auseinander. In der Literatur wird eine große Bandbreite genannt. Schließlich schufen einige groß angelegte Arbeiten Klarheit. Die beste und umfassendste stammt von einem holländischen Team.[121] Dafür wurden 330 Personen aus verschiedenen Ländern einer Messung der Haut am Unterarm unterzogen. Dabei zeigte sich, dass der pH-Wert von Menschen zwischen einem pH-Wert von 4 bis 5 mit einem Mittelwert bei pH 4,7 und damit deutlich im sauren Bereich liegt.

Die Verwirrung in früheren Messungen war dadurch entstanden, dass das Duschen und Waschen mit Leitungswasser, das einen pH-Wert von 7 bis 8 erreichen kann, den pH-Wert der Haut beeinflusst und nach oben verschiebt. Allerdings nur für wenige Stunden. Dann regelt sich die Haut von selbst wieder in den sauren Bereich zurück.

Die Haut hat also einen Säureschutzmantel. Dieser bietet der darauf existierenden Bakterienflora – und damit auch der Haut selbst – die besten Lebensbedingungen. Wenn sich der pH-Wert in den alkalischen Bereich verschiebt, kommt es zur Auflösung der symbiontischen Gemeinschaft der Mikroben auf der Haut. Die Folgen sind ein Verlust der Feuchteregulierung und der natürlichen Barrierefunktion. Es kommt zur Bildung von Schuppen und Verkrustungen sowie zur Begünstigung von Hautkrankheiten. Probleme mit der Haut sind also häufig auf den Verlust des Säureschutzmantels zurückzuführen. Erstes Ziel muss es deshalb sein, der Haut die Selbstregulierung wieder zu überlassen und ein allzu intensives Wasch- oder Kosmetikprogramm auszusetzen. Dann kehrt auch die Hautgesundheit meist wieder zurück.

Wenn Aluminiumverbindungen mit Kosmetikprodukten auf gesunde Haut aufgetragen werden, finden sie also ein saures Milieu vor. Dies erhöht das Risiko, dass sich Aluminium-Ionen lösen und in die Haut übergehen. Sie können dafür beispielsweise die auf der

Haut zahlreich vorhandenen Natriumionen von ihren Plätzen verdrängen und deren Position einnehmen. Sie können Schweißdrüsen besiedeln und sich entlang der Haarwurzeln ausbreiten. Es gibt unzählige weitere Möglichkeiten, wie Aluminium über die Haut ins Gewebe gelangen kann; begünstigt auch durch das vorherrschende saure Milieu.

Die Kosmetikverordnung lässt die so genannten Metallsalze (z. B. Aluminiumchloride) als Adstringens, als schweißhemmende Komponente, Desodorierungs- und Desinfektionsmittel zu. Sie wirken als Antitranspirantien und haben die Aufgabe die Poren abzudichten, um zu verhindern, dass Schweiß an die Oberfläche kommt. In der Kosmetikfachliteratur ist nicht mehr von Antitranspirantien, sondern von Antiperspirantien die Rede. Die Schweißabgabe soll also nicht mehr verhindert, sondern nur verringert werden. »Mit Aluminiumsalzen werden dagegen die Drüsenausgänge verschlossen«, schreiben Heinz Knieriemen und Paul Silas Pfyl in ihrem kritischen Kosmetik-Ratgeber.[122] »Wo sie auf die Schweißkanäle stoßen, setzen sie entzündliche Prozesse in Gang, in deren Folge die Schweißdrüsenöffnungen schwellen und so den normalen Schweißabfluss unterbinden. Der Schweiß wird also weitergebildet, kann aber nicht mehr aus der Haut austreten. Eine Achsel oder ein Intimbereich wird durch Alusalze höchst anfällig für den Befall von Viren und Pilzen.«

Und im Kursbuch Kosmetik[123] heißt es: »Zubereitungen auf der Basis von Aluminiumkomplexen sind höchstens einmal täglich zu verwenden, da die Schweißdrüsen bei lang anhaltendem Gebrauch beschädigt werden können.«

In der Praxis hat sich das noch nicht wirklich herum gesprochen.

»Ich brauche die absolute Deo Antitranspirant Bombe«, schreibt eine Nutzerin mit dem Nicknamen »IIIII« im Forum von »glamour.de«. Sie begründet das folgendermaßen: »Helft mir bitte. Ich habe einen neuen Nebenjob im Promobereich. Das heißt ich wandere im Sommer bei der Hitze durch die City. Die Arbeitskleidung: Graue Shirts mit pinker Verzierung. GRAU!!! Da sieht man doch jedes Tröpfchen drauf. HILFE!«

Darauf schreibt das »Premium Mitglied« Drocca: »Lass dir in der Apotheke ein 20%iges Aluminiumchloriddeo anmischen – was Stärkeres bekommst du nirgendwo und du bleibst, da wo du es aufgetragen hast, wirklich staubtrocken.«

Sabine empfiehlt ihr: »Rexona maximum protection«

Suse verwendet Yerka und ist etwas irritiert:

»Ich komme gerade von der Apotheke und habe mir die ganze Sache mal erklären lassen. Dieses Yerka entspricht einem AlCl-Gemisch. AlCl (Aluminiumchlorid) ist der eigentliche Wirkstoff, die Konzentration kann hierbei verändert werden, liegt normalerweise zwischen 20 und 30%. Ich habe jetzt reduziert auf 1–2 mal wöchentlich und habe Erfolg. Das bisschen Brennen kann man gut aushalten, es wird auch immer weniger bei mir. Die letzten Tage bei dem schönen Wetter, selbst im Auto hat es gut gewirkt. Es war nur ein klitzekleines Fleckchen Schweiß, mit dem ich leben kann. Soll heißen, wenn gar nix mehr käme würde ich mir eher Gedanken machen wegen den Horrormeldungen von wegen Abszessen bei verstopften Drüsen etc.«

Pulverle tröstet:

»Hab Deine Bedenken wegen Yerka gelesen! Brauchst Dir aber wegen Drüsenverstopfung oder anderen Horrormeldungen keine Gedanken machen! Meine Tante ist Hautärztin und ich habe Ihr gezeigt, welche Inhaltsstoffe Yerka hat. Hab mir auch so meine Gedanken gemacht. Sie hat gesagt, dass das Mittel total unbedenklich anzuwenden ist!!!! Kann also nix passieren! Alles Gute! Pulverle«

Concha ist da nicht so sicher:

»Wie verhält sich das mit Klamotten etc.? Also gibt es Flecken oder so? Meine Mama hatte mal eins aus der Apo, das hat alles verfärbt und ihr sogar Löcher in die Kleidung gemacht. Danach hat sie dann aufgehört, es zu verwenden, kann ja nicht wirklich sooo gesund sein.«

In diesem Stil läuft die Diskussion in vielen Foren. Die Unsicherheit bezüglich der Deos ist groß. Noch größer aber ist die Angst, in aller Öffentlichkeit zu riechen, zu schwitzen, hässliche Flecken am Shirt zu haben.

Tamara schreibt dazu ganz klar: »Ich kenne diese Berichte, dass Deos Brustkrebs auslösen kann. Doch dieses Risiko ist eher klein und das nehme ich bewusst in kauf, das ist mir meine Lebensqualität wert. Denn das schlimmste wäre das Gefühl, alle starren mich an weil ich stinke.«

Die Kosmetikindustrie unterstützt derartige »Gefühle« und gibt über ihre Info-Seiten laufend Entwarnung. »Die dazu veröffentlichte Literatur sowie Studien der Industrie zeigen ein vernachlässigbares Potenzial, dass Aluminiumsalze durch die Haut eindringen. Und wenn doch eine kleine Menge in den Körper gelangt, so wäre das winzig im Vergleich zu der Menge an Aluminium, die wir über die Nahrungsmittel konsumieren«, heißt es etwa auf *cometicsinfo.org*, einer aufwändig gestalteten Seite, auf der »Kunden sich über die Sicherheit ihrer Lieblingsprodukte informieren können«.

Fragen zur Kosmetik

Wir danken Ihnen sehr für Ihre fundierten Recherchen. Ihr Film und Buch haben uns aufgerüttelt und sehr nachdenklich gemacht. Speziell auch mich: Während meiner Schwangerschaft erfuhr ich ausgerechnet von meinem Bruder (der Apotheker ist), was gegen Achselschweiß, unter dem ich seit Jahren sehr leide, wirklich hilft: aluminiumhaltige Deos, gemixt in der Apotheke. So kaufte ich mir ein solches, hatte unbewusst aber schon ein schlechtes Gefühl dabei, denn ich fragte die Apothekerin, ob das Deo eine Wirkung auf das Kind in meinem Bauch haben könnte. Diese meinte: nein, auf keinen Fall, die Anwendung sei nur oberflächlich, es dringe nichts in den Körper ein.

Fortan habe ich diesen Deostick benutzt, nach ca. 2 Jahren Gebrauch aber zum Glück aussortiert...

Unser Kind ist zum Glück gesund auf die Welt gekommen.

In Zukunft wollen wir selbst auf Aluminium verzichten, soweit es uns möglich ist. Damit wir dabei nicht falsch liegen, würde es uns sehr helfen, wenn Sie uns mitteilen könnten, unter welchen Bezeichnungen Aluminiumverbindungen auf den Inhaltsstofflisten zu erkennen sind – sowohl auf deutsch als auch auf englisch. Dann könnten wir im Laden gezielt nach aluminiumfreien Produkten suchen.

Dafür danke ich Ihnen schon im Voraus ganz herzlich.
Mit freundlichen Grüßen, Ulrike und Thorsten

* * *

Ich führe ein kleines Fachgeschäft für Naturkosmetik. Das Thema Aluminium ist für mich schon seit langem sehr interessant und irgendwie ein Dauerthema. Natürlich habe ich Ihr Buch »Die Akte Aluminium«, aber auch die Studien von P. Darbre, gelesen. In der Naturkosmetik wird manchmal in Deos Potassium Alum verwendet. Laut Auskunft der Hersteller ist das Potassium Alum nicht mit den Aluminiumsalzen in herkömmlichen Deos zu vergleichen und inert. Eine Chemikerin hat unlängst gesagt, dass die chemische Formel ident ist mit dem Aluminium, das in den bekannten Deos verwendet wird. Irgendwie ist die Situation derzeit sehr verwirrend, da alle von Aluminium sprechen, aber ich das Gefühl habe, dass nur sehr wenig wirklich fundiert Aussagen zu diesem Thema zu finden sind.

Wie beurteilen Sie Potassium Alum als Inhaltsstoff in Deos?
Mit besten Grüßen, Magdalena R.

* * *

Wer will schon schwitzen und dann womöglich auch noch unangenehm riechen? Also ich nicht, Hauptsache es wirkt und ich fühle mich den ganzen Tag sicher, so lautete bisher meine Devise. Die Alu-Bestandteile in Deos können auf Dauer lokale Rötungen, Jucken und Brennen verursachen. Leider haben diese Symptome nun auch bei mir Halt gemacht. Entzündete Schweißdrüsen und schmerzhafte Achseln waren vermutlich mein persönliches Ergebnis mit Aluminiumchlorhydrat. So und nun? Ich war lange auf der Suche nach einer sanften und doch wirksamen Alternative. Mit wirksam, damit meine ich nicht diese überparfümierten Deos, die mit ihren süßen Düften unangenehme Gerüche überdecken. Die Mischung aus Schweiß und den süßen Deo-Düften finde ich nämlich noch störender. Mit wirksam meine ich: trockene Haut und überhaupt keine störenden Gerüche.

Ich fand nun natürlich gewachsene Kristall-Deos, die auch kein Aluminiumchlorhydrat mehr enthalten. Anders als bei chemischen Aluminiumsalzen kann das Aluminium aus Naturstoffen, wie zum Beispiel Mineralien, nicht herausgelöst werden und so über die Haut in den Blutkreislauf gelangen. Das habe ich auf der Webseite der Firma gelesen. Meine starken Entzündungen haben sich verkrochen und es macht derzeit den Eindruck, dass sie nicht mehr wieder kommen.

Was halten Sie von Kristall-Deos aus Natur-Alaunstein?

Grüße, Sylvie

* * *

Ich habe schon Stunden von Internet Recherche hinter mir, finde aber keine endgültige Antwort darauf, ob auch die Kristall-Deos aus Alaun (= AluminiumKaliumSulfat) bedenklich sind. Die einen sagen Ja, bedenklich, wegen Aluminium. Die anderen sagen Nein, unbedenklich, da es ein natürlich vorkommendes Kristall ist, aus dem sich das Aluminium nicht lösen und in den Körper eindringen kann.

Was sagen Sie?

Katharina O.

* * *

Nun haben wir nach Lektüre Ihres Buches die Firma angeschrieben. Was ist von dieser Antwort, die ich Ihnen hier beilege, zu halten:

Der Potassium- oder auch Kaliumalaun ist ein natürlich gewachsener Stein, der in unserem Falle aus dem reinsten Abbaugebiet gewonnen wird. Diese Steine sind pur, unbehandelt in Konsistenz, geschliffen, gereinigt und als Inhaltsstoff Ecocert-zertifiziert.

Um einen Kristall Deo für die sensible und empfindliche Haut anbieten zu können, wird unserem Kristall Deo Ammoniumalaun zugegeben. Sie werden durch ein jahrtausendelang angewendetes Verfahren immer noch auf antike Weise hergestellt. Der Alaun wird durch Rösten und Auslaugen von Tonschiefer gewonnen. Der Tonschiefer enthält Eisensulfid, das bei dem Verarbeitungsprozess den für die Bildung von

Aluminiumsulfat notwendigen Schwefel liefert. Die Entfernung des Eisens erfolgt beim Erkalten der Lösung, wobei die Alaunkristalle auskristallisieren.

Die Standards für naturkosmetische Deos erlauben als Deo-Wirkstoff den Einsatz von Alaunen. Alaune sind chemisch inert, das heißt, sie spalten kein freies Aluminium ab welches von der Haut aufgenommen werden könnte.

Alle unsere Deos sind frei von chlorierten Aluminiumsalzen die in natürlicher Form überhaupt nicht vorkommen, sondern in Laboren hergestellt werden müssen. Der Vorgang der Herstellung ist hoch aggressiv und findet nur in stark saurer Umgebung statt. Die besorgniserregenden Studien über die Auswirkung von Aluminium im menschlichen Körper beziehen sich auf diese chlorierten Aluminiumsalze.

Die von uns eingesetzten Alaune werden damit nicht in Verbindung gebracht.

Zudem ist es noch gut zu wissen, dass unsere Deos nicht in die Haut eindringen.

Ein hauchfeiner Mineralfilm benetzt die Hautoberfläche und verhindert die Vermehrung geruchserzeugender Bakterien.

Ich hoffe wir konnten Ihnen mit unserer Auskunft weiterhelfen.

Der Brief der Firma ist voll von guten Wünschen, das eigene Produkt möge doch viel besser und gesünder sein, als das böse Aluminium-Chlor-Gemisch. Doch nur weil etwas »auf antike Weise« hergestellt wird, heißt dies noch lange nicht, dass es deshalb sanft und unschädlich ist.

Es stimmt, Alaun wurde schon vor langer Zeit hergestellt, mit enormem Aufwand an allen möglichen Geheimzutaten wie Urin, Schlachtabfällen und ähnlichen Substanzen, welche chemisch gesehen nur den Zweck hatten, Ammoniak zuzufügen und damit das teure Holz einzusparen. Der langwierige Röstvorgang des Schwarzschiefers diente dazu, um das im Gestein enthaltene Pyrit in Schwefelsäure umzuwandeln. Die Säure war nötig, um Aluminium, Eisen und Kalium aus dem Gestein zu lösen.

Nach der Methode von Versuch und Irrtum probierten die verschiedenen Werkmeister alle möglichen Rezepte aus. Was chemisch dabei ablief war für die Menschen der Antike bis hinauf in die Neuzeit vollständig undurchschaubar. Und so waren auch die Chemikalien, die dann als »Alaun« verkauft wurden, von höchst unterschiedlicher Qualität. »Gutes Alaun« war jedenfalls eine Kombination, welche zum großen Teil aus Kalium- und Aluminiumsulfat bestand.

Das Aufblühen der Chemieindustrie im 19. Jahrhundert bereitete den alten Alaunwerken, in denen oft viele hundert bis mehrere tausend Menschen mühselige Arbeit verrichteten, ein rasches Ende. Die Schwefelsäure, wegen der das ganze Brimborium des »Schieferröstens« durchgeführt wurde, war nun leicht zu haben und damit konnte erstklassig reines Alaunsalz oder Alaunkristall nun billiger denn je in großen Mengen hergestellt werden.

Die Werbeaussagen, bei Alaun handle es sich um die gesunde Alternative zu herkömmlichen Deodorants ist schlicht falsch. Auch bei den Kristall-Deos ist der Wirkstoff das Aluminium, das in der Haut seine zusammenziehende Wirkung entfaltet. Nicht umsonst war der Alaun früher als Rasierstein im Einsatz und schloss kleine Wunden in der Haut.

Dass das Aluminium beim Kristall-Deo seine segensreiche Wirkung nur dadurch entfaltet, dass es die »geruchserzeugenden Bakterien« in ihrer Vermehrung hindert, ist ebenso ein Märchen wie die Aussage, dass der Kaliumalaun so geerntet wird, wie er wächst; dass er nur noch etwas gereinigt und zurecht geschliffen werden muss, als handle es sich um einen Bergkristall.

Konventionelle Deodorants arbeiten meist mit Aluminiumchloriden, das sind synthetische Aluminiumsalze. Sie galten lange Zeit als hautirritierend, aber ansonsten harmlos – bis die britische Forscherin Philippa Darbre einen Zusammenhang zwischen Alu-Salzen in Deos und Brustkrebs herstellte. Sie fand erhöhte Aluminiumgehalte in der Flüssigkeit von Brustzysten, das sind meist gutartige Geschwulste. Außerdem stellte sie fest, dass Zysten und Brustkrebs gehäuft in dem Viertel der Brust auftauchen, das sich direkt neben der Achselhöhle befindet. Seither diskutieren Wissenschaftler intensiv die Risiken von Alu-Deos. Wichtigster Punkt dabei: Wie viel Aluminium gelangt von der Oberfläche der Achselhöhle ins Gewebe?

Olivier Guillard von der Fakultät für Medizin und Pharmazie der Universität Poitiers[125] hat mit einigen Kollegen diese Frage geprüft und Deos an Hautmodellen getestet. Speziell bei frisch rasierter Haut war die Aufnahme von Aluminium-Ionen enorm. Während unverletzte Haut nur 1,81 Mikrogramm Aluminium pro Quadratzentimeter Haut ($\mu g/cm^2$) passieren ließ, stieg die Aufnahme nach der Rasur mit einer durchschnittlichen Alu-Passage von 11,50 $\mu g/cm^2$ auf das mehr als Sechsfache an.

Guillard und seine Co-Autoren schreiben dazu[126]: »Die potenzielle Toxizität von Aluminium wurde klar gezeigt und aktuelle Arbeiten zeigen überzeugend, dass Aluminium an der Auslösung von Brustkrebs beteiligt sein könnte. Zusätzlich dazu vermuten noch mehrere andere Studien, dass Aluminium auch die Metastasenbildung fördert. Als Konsequenz sollte der Anteil von Aluminium in Deos und Antiperspirants dringend reduziert werden, zumal die Toxizität von Aluminium weithin bekannt ist und es keinerlei sinnvolle physiologische Rolle im menschlichen Gewebe spielt.«

Von der Kosmetikindustrie wird recht ungeniert behauptet, dass es »umfangreiche Studien gibt, welche die Unbedenklichkeit von Aluminiumsalzen bestätigen.« Wenn man diese Studien dann einfordert und näher prüft, so merkt man, dass von handfesten Beweisen der Sicherheit und Unbedenklichkeit wenig bis gar nichts bleibt.

Derzeit findet – auch als Folge der von uns angestoßenen öffentlichen Diskussion – eine Neubewertung der aluminiumhaltigen Bestandteile in Kosmetikprodukten statt. Das hat auch zu einer aktualisierten Stellungnahme des Deutschen Bundesinstituts für Risikobewertung geführt. Darin heißt es nun:

»Verbraucherinnen und Verbraucher nehmen bereits über Lebensmittel hohe Mengen von Aluminium auf und die wöchentliche tolerierbare Aufnahmemenge (TWI) ist wahrscheinlich bei einem Teil der Bevölke-

rung allein über Lebensmittel ausgeschöpft. Bei langfristiger Anwendung aluminiumhaltiger kosmetischer Mittel könnte der TWI dauerhaft überschritten werden und sich Aluminium im Körper anreichern.«[127]

Die französischen Wissenschaftler schlagen vor, den Aluminiumgehalt in Kosmetik generell auf eine Höchstmenge von 0,6 Prozent zu begrenzen, das wäre etwa ein Zehntel der bisher in Deos durchschnittlich eingesetzten Menge. Manche Deos enthalten aber auch regelrechte Hochdosen, nämlich bis zu 20 Prozent und noch mehr der problematischen Substanz.

Ob Sylvie mit dem dauerhaften Umstieg auf Kristalldeos auf Alaunbasis ihre starken Entzündungen im Bereich der Achseln auskurieren kann, ist fraglich. Alu-Experte Chris Exley empfiehlt den Umstieg auf diese Produkte nicht, »weil es damit sogar noch schwieriger ist, die Aluminiumschicht zu dosieren, die hier auf die Haut aufgetragen wird.«

Bedenkenswert ist die einhellige Vorstellung, dass man stinkt, wenn man keine Deos verwendet. Um diese Botschaft unter die Leute zu bekommen, hat die Kosmetikindustrie viele psychologisch trickreiche Werbespots finanzieren müssen. Doch jetzt sitzt die Message. – Und häufig lassen sich auch Helfer finden, welche den Druck verstärken. Meine Teenager-Tochter erzählte mir, dass ihre Sportlehrerin kürzlich eine kleine Ansprache vor den Mädchen gehalten hat. Die Kernaussage war, dass sie ja nun alle in der Pubertät angekommen seien, einer ohnehin schwierigen Phase, in der nun alle möglichen Hormone verrückt spielten. Dies sei nun die Zeit, wo junge Frauen heftig zu riechen anfangen: »Und das wollt Ihr ja nicht, oder?« Deshalb empfahl sie den Mädchen dringend, »bald mal mit der Mama in den Drogerieladen einkaufen zu gehen.«

Mir erzählte vor einiger Zeit eine Kollegin mit Naheverhältnis zur Kosmetikindustrie, dass es in den meisten Ländern relativ einfach war, den Leuten Angst vor dem eigenen Körpergeruch zu machen. Speziell die jungen Frauen und Männer seien ja leicht zu verunsichern. Es gab nur eine Region, in der es besonders intensive

Anstrengungen brauchte. Das war der Osten Europas: »Hier galt es noch bis nach der Jahrtausendwende als sexy, wenn man beim Tanzen in der Disko nach sich selber roch«, erzählte sie mir. »Hier brauchte es einen besonders aggressiven Werbeeinsatz, um diese Unsitte abzuschaffen.« Mittlerweile hat auch dort in den meisten Regionen der gekaufte Duft den natürlichen Körpergeruch überlagert.

Übersicht: Aluminiumverbindungen in Kosmetikprodukten

hohes Risiko (speziell bei hohem Gehalt im Produkt)			
Bezeichnung	**Eigenschaften**	**Risiko**	**z. B. enthalten in**
Aluminium Zirconium Trichlorhydrex GLY	adstringierend, schweißhemmend	schädigt Hautzellen, fördert Entzündungen, Aufnahme von Alu-Ionen im Gewebe	Dove Crystal Deodorant, Nuskin Antiperspirant, Rexona Cotton Dry
Aluminiumsulfat (Alaun, Potassium Aluminiumsulfat, Schwefelsaure Tonerde)	adstringierend, schweißhemmend, blutstillend	schädigt Hautzellen, fördert Entzündungen, Aufnahme von Alu-Ionen im Gewebe	Bekra Mineral Achselspray, CD Deodorantcreme, Isadora Hydralight Foundation, Martina Gebhardt Ginseng Cleanser
Potassium Alum (Kaliaulaun, Kalium Aluminiumsulfat)	adstringierend, schweißhemmend, blutstillend	schädigt Hautzellen, fördert Entzündungen, Aufnahme von Aluminium-Ionen im Gewebe	Alva Naturkosmetik Kristall Deo Intensiv Spray, Ataba Flüssig Mineraldeo, Cosline Deo Kristall Mineral Fluid, Sanex Natur Protect

Aluminium Chloride	adstringierend, schweißhemmend	schädigt Hautzellen, fördert Entzündungen, Aufnahme von Alu-Ionen im Gewebe	Aluminiumchlorid-Lösung aus der Apotheke (15%), Bracey's Pharmaceuticals Odaban Antitranspirant, Everdry Antitranspirant, Murnauer Kristall Deo Extra Sensitiv
Aluminium Chlorohydrate	adstringierend, schweißhemmend	schädigt Hautzellen und Schweißdrüsen, fördert Entzündungen, Aufnahme von Alu-Ionen im Gewebe	Adidas Action, Balea Deo roll on, Cosline Deo-Kristall, Dove Original Anti Transpirant, Rexona Women, Schwarzkopf Fa, Vichy Deodorant
Aluminium Zirconium Pentachlorohydrex GLY	adstringierend, schweißhemmend	schädigt Hautzellen und Schweißdrüsen, fördert Entzündungen, Aufnahme von Aluminium-Ionen im Gewebe	Rexona Woman Biorythm Antitranspirant Deo Roll on
Aluminium Sesquichlorohydrate (Aluminium Hydroxidchlorid)	adstringierend, schweißhemmend	schädigt Hautzellen und Schweißdrüsen, fördert Entzündungen, Aufnahme von Alu-Ionen im Gewebe	Bebe Feel Good Deo Spray, Biotherm Day Control, Duschdas Deo Spray, Nivea Stress Protect, Triple Dry, Vichy Stress Resistant 72 h, Yves Rocher Transat
Alaun (Deo Kristall, Alaun Kristall, Potassium Aluminium Sulfate, Kalium Aluminium Sulfate)	adstringierend, schweißhemmend, blutstillend	schädigt Hautzellen, fördert Entzündungen, Aufnahme von Alu-Ionen im Gewebe	Alva Naturkosmetik Kristall Deo Roll on Intensiv, Logona Naturkosmetik Deospray, Retterspitz Wund- und Heilsalbe

Alcloxa	antimikrobiell, adstringierend, schweißhemmend	schädigt Hautzellen und Schweißdrüsen, fördert Entzündungen, Aufnahme von Aluminium-Ionen im Gewebe	Amway Deo Roll on, Dr. Belter Linie A Creme, Sun Dance Kids Sonnenspray, Syneo Deo Antitranspirant
mittleres Risiko			
Bezeichnung	**Eigenschaften**	**Risiko**	**z. B. enthalten in**
Aluminium Tristearate	regelt Zähflüssigkeit, stabilisiert Emulsionen, geschmeidig machend, schweißhemmend	fördert Entzündungen, Aufnahme von Aluminium-Ionen im Gewebe	La Biosthetique Hydrotoxa Shampoo, Palmolive Naturals Body Milk, Snowberry Active Outdoor Sun Protection
Acid Red 18 Aluminium Lake (Cochenillerot, E 124)	Farbstoff	möglicher Übergang von Aluminium-Ionen über die Kopfhaut	Haarfärbemittel
CI 77002 Aluminiumhydroxid Sulfat)	Farbstoff	mögliche Aufnahme von Aluminium-Ionen	Artistry Augenkonturstift, Benefit Silky Finish Lippenstift, Essle Nagellack, Jade Express Eyes
Aluminium Hydroxide (Aluminiumhydroxid)	adstringierend, regelt Zähflüssigkeit, feuchthaltend, Pigmentfarbe	je nach Menge Gefahr des Übergangs von Alu-Ionen in das Gewebe	Alverde Sun, Chanel Creme Poudre, Garnier Roll on, La Mer Sun, Nivea Visage Tagespflege, Shiseido Stick Foundation

Aluminium Starch Octenylsuccinate	absorbierend (nimmt wässrige und ölige Stoffe auf), regelt Zähflüssigkeit, Mittel gegen Verklumpung (z. B. bei Puder)	kann hautirritierend wirken, Gefahr der Aufnahme von Alu-Ionen im Gewebe	Aok Antipickel Fluid, Catrice Allround Concealer, Eubos Sensitive Hyaluron, Frottee Trockenshampoo, Garnier Body Repair, Maxfactor Lasting Performance, Olaz Total Effects, Rimmel Stay True
Aluminium Surcrose Octasulfate	geschmeidig machend	kann hautirritierend wirken, Risiko des Übergangs von Alu-Ionen ins Gewebe	Avene Cicalfate Antibakterielle Wundpflegecreme, Bm Night Creme, Pierre Fabre Lippenpflegestift
Aluminium Diacetate	antimikrobiell, schweißhemmend	schädigt bei hoher Dosierung Hautzellen, Gefahr der Aufnahme von Alu-Ionen im Gewebe	Balea Silberglanz Shampoo, Déesse Deodorant Roll On, Leyhs Babysalbe, Penaten Pflegecreme

geringes Risiko

Bezeichnung	**Eigenschaften**	**Risiko**	**z. B. enthalten in**
Sodium Potasssium Aluminium Silicate (Natrium Kalium Aluminium Silicate)	hält pulvrige Produkte rieselfreudig, hilft gegen Verklumpung	schwer löslich, kaum Risiko der Abgabe von Aluminium-Ionen an die Haut	Annemarie Börlind Anti Aging Make-Up, Balea Teint Perfektion, Md Cosmetics-Genesys, Zoe Revital Bb Technology

Magnesium Aluminium Silicate	absorbierend (nimmt wässrige und ölige Stoffe auf), regelt Zähflüssigkeit, Mittel gegen Verklumpung (z. B. bei Puder), verringert Lichtdurchlässigkeit	schwer lösliche Verbindung, eher geringes Risiko eines Übergangs von Alu-Ionen in die Haut	Alverde Vitamine Handcreme, Clearasil Lotion, Heliotrop Sensitive, L'Occitane Creme, La Preirie Cleansing Mask, Laura Geller Sunswept, Weleda Massage Balsam, Yalia Handcreme
Aluminium Magnesium Oxide (Aluminium/Magnesium Hydroxi Stearate)	regelt Zähflüssigkeit, stabilisiert Emulisonen	schwer lösliche Verbindung, eher geringes Risiko eines Übergangs von Alu-Ionen in die Haut	Annemarie Börlind Tagescreme, Numeric Proof Fluide Visage, Ringana Sonnenschutzbalsam, Tautropfen Naturkosmetik
Aluminium Silicate	abrasiv (schleifend), absorbierend (nimmt wässrige und ölige Stoffe auf)	natürliches mineralisches Pulver, geringes Risiko einer Abgabe von Alu-Ionen	Bioemsan Feuchtigkeitscreme, Med Beauty Aminocare Cleanser, Noreva Trio S, Sensai Silk Peeling Powder, The Body Shop Microdermabrasion
Tourmaline (Calcium Aluminium Borosilicate)	mattiert die Haut, regelt Zähflüssigkeit	natürliches mineralisches Pulver, geringes Risiko einer Abgabe von Alu-Ionen	Alverde Puder, Bulgari Serum Precieux, Isadora Mineral Powder Concealer, John Frieda Shampoo, MAC Lippenstift
Synthetic Fluorphilogobite (Synthetischer Glimmer)	hält pulvrige Produkte rieselfreudig, regelt Zähflüssigkeit, Farbpigment	Aluminiumanteil schwer löslich, kaum Risiko der Abgabe von Aluminium-Ionen an die Haut	Biodroga Md Even & Perfect Cc Cream Lsf 20, Sans Soucis Marine Cellular Skincare Lsf 20

CI 77004	Farbstoff aus natürlichem Aluminiumsilikat	geringes Risiko der Abgabe von Aluminium-Ionen	Guinot Gommage Grain D'Eclat, Jubian Miss Maskenball, Tahitian Noni Gesichtsmaske
Aluminium Stearate	kosmetischer Farbstoff, Mittel gegen Verklumpung (z. B. bei Puder), bildet mit Öl Gele als Cremegrundlage, schweißhemmend	kann Haut irritieren, eher geringe Gefahr des Übergangs in die Haut – speziell bei niedriger Dosierung	Avene Cicalfate Wundpflegecreme, Bebe Soft Body Milk, Estée Lauder Resilience Lift Extreme, Sante Naturkosmetik Lipstick, Sixtus Sportcreme
Sodium Silicoaluminate (Natrium Aluminium Silicat, E 554)	abrasiv (schleifend), quellend, regelt Zähflüssigkeit	wurde als Zusatz zu Nahrungsmitteln kürzlich in der EU verboten, geringes Risiko einer Abgabe von Alu-Ionen über die Haut	Bottega Verde Sempre Estate Crema, Dermalex Kontaktekzem, Dr. Eckstein Fermentschälung
Aluminium Dimyristate	stabilisiert Emulsionen, regelt Zähflüssigkeit, verringert Lichtdurchlässigkeit	meist in geringen Konzentrationen verwendet	Artistry Ideal Duales Puder Make-Up, Dior Diorskin Forever Compact

Bei Kosmetikprodukten ist die Liste der Inhaltsstoffe immer nach ihrer Menge angeordnet. Je mehr von einer Substanz im Produkt ist, desto weiter vorne steht sie in der Liste. Die Variationsbreite ist hier gewaltig. Alu-Verbindungen als Wirkstoffe in einem Antitranspirant oder Deos, die gleich nach Aqua (Wasser) ganz vorne stehen, können bis zu 20 Prozent des gesamten Inhaltes ausmachen. Wenn eine Alu-Verbindung weiter hinten steht, sind im Produkt meist nur noch wenige Milligramm enthalten.

Für fast alle Aluminiumverbindungen, die in der Tabelle genannt werden, gibt es nur unzureichende wissenschaftliche Untersuchungen über deren Sicherheit bei der Anwendung. Die Angaben in der Tabelle sind deshalb Näherungen, die dringend einer Überprüfung und Absicherung bedürfen.

Die Produktbeispiele stammen von der empfehlenswerten Webseite cosmeticanalysis.com der »Stiftung zur Förderung der Hautgesundheit«.

Deos zum Selbermachen

Im Netz gibt es eine ganze Reihe von Rezepten zur Herstellung eigener Kosmetik.

Eines der besten und am weitesten verbreiteten ist dieses:[128]

- 3 TL Kokosöl
- 2 TL Natron (auch »Natriumbicarbonat«, »Speisesoda« oder »Speisenatron« genannt)
- 4 EL Pfeilwurz-Pulver oder Maisstärke
- nach Belieben 5–10 Tropfen ätherisches Öl (z. B. Grapefruit-Essenz)

Das Kokosöl ist fest und muss für die Verarbeitung bei geringer Wärme geschmolzen werden. Danach wird alles zu einem Brei (bzw. Soße) verrührt und in eine Dose oder alte Deo-Verpackung gefüllt. Da das Öl beim Abkühlen in seinen festen Zustand zurückkehrt, kann es ohne weiteres wie ein Deostift benutzt werden. Das Pfeilwurz-Pulver fungiert nur als Bindemittel.

Kokosnussöl enthält sowohl Laurinsäure als auch Caprylsäure. Beide Säuren hemmen das Wachstum von Bakterien, Viren und Pilzen (was auch die Hauptfunktion des Natrons ist). Da unangenehmer Schweißgeruch durch Hautbakterien entsteht, die sich in den feuchten, warmen Achselhöhlen wohl fühlen, sind antibakterielles Kokosnussöl und Soda geeignete Hauptbestandteile von Deodorants. Zusätzlich ist das Kokosöl ein Feuchtigkeitsspender, der die Haut nicht irritiert oder angreift. Es hinterlässt eine weiche, gepflegte Haut.

Wer lieber Deosprays verwendet, findet vielleicht dieses Rezept von »SchwatzKatz« passend:[129] Sie experimentierte eine Weile und »heraus kam ein angenehm duftendes Sprühdeo, das sicher gegen Schweiß hilft und ein sauberes Gefühl auf der Haut hinterlässt.«

Diese Zutaten werden für das Deo benötigt:

- 1 Sprühflasche aus Eigenrecycling, der Apotheke oder dem Kosmetikversand, etwa 100 ml
- 1 TL Haushaltsnatron (aus dem Backzutatenregal, oft auch beim Reiniger zu finden)
- 70–100 ml abgekochtes, erkaltetes Wasser (kommt drauf an, ob ihr Gesichtswasser dazu gebt)
- 8–10 Tropfen rein ätherisches Limettenöl, z. B. von Primavera (Reformhaus, 100% tierversuchsfrei) oder Spinnrad
- Nach Wunsch kann man das noch aufpeppen mit:
  30 ml alkoholfreies Naturgesichtswasser, z. B. von Balea (trägt zum angenehmen Geruch bei und pflegt)
  2 Tropfen rein ätherisches Teebaumöl, z. B. von Primavera (Reformhaus, 100% tierversuchsfrei) oder Spinnrad. Teebaumöl bekämpft zusätzlich Bakterien.

»So wird's gemacht: Das Natron einfach im erkalteten Wasser auflösen, ggf. Gesichtswasser dazu, Mischung in die Sprühflasche oder den Deoroller geben, Öle hinzufügen und gut schütteln! Aber Öl und Wasser verbinden sich doch gar nicht? Das stimmt natürlich. Nach einer Weile wird sich das Öl oben auf deiner Mischung absetzen. Deshalb solltest du es vor Gebrauch ordentlich schütteln.«

Soweit das Deo von »SchwatzKatz« Jasmin Schneider. Auch im Handel werden alu-freie Deos immer zahlreicher angeboten. Auf der Webseite des »Al-ex Institut zur Wissensvermittlung im Umgang mit Aluminium« mit der Adresse: www.al-ex.org veröffentlichen wir eine Produktliste aluminiumfreier Deos, die wir laufend weiter aktualisieren.

Industrie unter Druck

Als im Oktober 2012 die erste Auflage von »Dirty Little Secret – Die Akte Aluminium« erschienen ist, musste man in Drogeriemärkten noch recht lange suchen, um solche Deos ohne Aluminium zu finden. Das hat sich seither überraschend schnell geändert.

Manche Mitarbeiter oder Geschäftsführer von Kosmetikkonzernen haben sich wohl auch geärgert über die ständigen Nachfragen ihrer Kunden nach alu-freien Deos oder über kritische Kommentare auf deren Facebook-Seiten.

Der öffentliche Druck auf Firmen, die nach wie vor biochemisch aktive Alu-Verbindungen in ihren Produkten verwenden, steigt. Und manche Firmen versuchen es mit einer Gegenoffensive. Eine besonders freche Entwarnung lieferte der deutsche Beiersdorf-Konzern, welcher die Produktlinie »Nivea« vertreibt, die nach eigener Aussage »weltweit größte Hautpflegemarke«. Hier enthalten zahlreiche Produkte Alu-Verbindungen, auch die bekannte Hautcreme in der runden blauen Dose.

Auf der Webseite des Konzerns wurden »Aktuelle Fragen« aufgeworfen[130]. Gleich die erste Frage lautete: *»Sind Aluminiumverbindungen in Hautpflegeprodukten gefährlich?«*

In vier Absätzen wurde die Frage von der Pressestelle des Konzerns ganz eindeutig beantwortet: Nie und nimmer! – Die Textbausteine, welche die Beiersdorf-Pressestelle in ihren Ausführungen zu Aluminium verwendete, findet man fast wortgleich auf zahlreichen Industriewebseiten – und auch in Ausführungen von diversen Aluminiumfachleuten, welche nahen Kontakt zur Alu-Lobby pflegen.

In diesen Argumenten fällt auf, dass es immer die anderen Bereiche sind, welche deutlich mehr Aluminium verwenden bzw. enthalten. Ständig wird auf die hohen Mengen verwiesen, die angeblich in Lebensmitteln vorkommen. Bei diesen Unmengen an Aluminium, die wir essen – so die Argumentation – braucht man sich über Kosmetikprodukte gar keine Sorgen mehr zu machen.

Der erste Absatz des Beiersdorf-Statements lautet:

»Aluminiumsalze sind Bestandteil unserer täglichen Nahrung. Sie sind zum Beispiel in Obst, Gemüse, Getreide, Fleisch, sowie unserem Trinkwasser enthalten.«

Bei solchen Sätzen hat man beinahe das Bedürfnis, in den Drogeriemarkt zu gehen und sich Aluminiumpulver als Nahrungsergänzung einzukaufen, um nur ja keinen Mangel zu erleiden. In Wahrheit findet man einen derart suggerierten »natürlichen Aluminiumgehalt« in den allermeisten Lebensmitteln nicht – außer natürlich sie sind kontaminiert. Und nicht einmal die eingefleischtesten Alu-Lobbyisten, mit denen ich im Zuge meiner Recherchen gesprochen habe, würden öffentlich behaupten, dass Aluminium unproblematisch für die Gesundheit ist.

Im Meer, wo das Leben seinen Ursprung nahm, ist – abgesehen vom Mündungsbereich belasteter Flüsse – sogar heute noch die Aluminiumkonzentration oft unter der Nachweisgrenze. Für die allermeisten Pflanzen und ausnahmslos alle Tiere ist Aluminium toxisch. Bis heute kennt man – vom kleinsten Bakterium bis zum Menschen – keinen einzigen biochemischen Mechanismus, in dem Aluminium eine sinnvolle Rolle spielt. Dafür sind mittlerweile mehr als 200 Mechanismen bekannt, bei denen sich Aluminium-Ionen irgendwo in den Körper einbauen und Schaden anrichten.[131]

Einige der Argumente, die auf der Webseite von Beiersdorf genannt wurden, sind eindeutig falsch, z. B. diese Aussage:

»Bei den in Kosmetika verwendeten Stoffen handelt es sich meist um unlösliche Aluminiumverbindungen mit entsprechender vernachlässigbarer Bioverfügbarkeit von Aluminium, das heißt eine Anreicherung im Gewebe ist ausgeschlossen.«

Dass eine Anreicherung im Gewebe ausgeschlossen werden kann, ist eine reichlich mutige Ansage, für die jegliche Beweise fehlen. Bereits kurze Zeit nach dem Auftragen von Alu-Verbindungen können diese nämlich im Blut nachgewiesen werden. Eine ganze Reihe von Untersuchungen zeigen, dass Aluminium sich sehr wohl z. B. in den Knochen, im Brustgewebe oder im Gehirn anreichern kann.

Ebenso falsch ist auch diese Behauptung:

»Der Vorwurf, durch Verwendung von aluminiumhaltigen Kosmetika würde sich das Risiko erhöhen, an Brustkrebs oder Alzheimer zu erkranken, gilt als widerlegt.«

Auf welche Belege sich die Pressestelle des Unternehmens hier bezieht, wird ebenso wenig genannt wie eine Methode, mit der ein Risiko als »widerlegt« dargestellt werden kann. Das ist nämlich beinahe noch schwieriger als das Gegenteil: ein Risiko zu beweisen.

Tatsache ist, dass die konkrete Verursacherrolle von Aluminium als Auslöser von Krankheiten bisher erst in wenigen Fällen eindeutig bewiesen werden konnte. So wurden aluminiumhaltige Arzneimittel, welche Nierenkranken verabreicht wurden, als Verursacher der so genannten Dialysedemenz überführt. Und zwar z. B. dadurch, dass diese Krankheit nicht mehr auftrat, nachdem die Medikamente verboten wurden. Mit ähnlichen Methoden wurde Aluminium als Auslöser von Anämie und Knochenerweichung überführt.

Doch bei anderen Krankheiten, welche sich bei den betroffenen Menschen über einen Zeitraum vieler Jahre entwickeln – wie z. B. Brustkrebs oder die Alzheimer-Krankheit – ist die Beweisführung ungleich schwieriger. Zum einen, weil im Leben die wenigsten Krankheiten monokausal verursacht werden, sondern immer mehrere Einflüsse zusammen wirken (z. B: Umweltfaktoren, genetischer Hintergrund). Zum zweiten, weil es im Bereich der Ursachenforschung bei Aluminium kaum öffentliche Förderungsmittel gibt und Kosmetik-, Pharma- oder Lebensmittelindustrie, welche Alu-Verbindungen einsetzen, verständlicherweise kein großes Interesse daran haben, in diesem Bereich selbstständig aktiv zu werden.

Doch es gibt unzählige Indizien, welche eine Rolle von Aluminium in der Entstehung dieser Krankheiten nahelegen. Am Beispiel der Alzheimer-Krankheit bezeichnen es zunehmend auch führende Experten als Fehler, dass die Forschung zu Aluminium auf Betreiben der Lobbys mehr oder weniger eingestellt worden ist. Christopher Exley führt mehr als zwanzig Krankheiten[132] an, welche mit dem schädlichen Einfluss von Aluminium assoziiert sind bzw. bei denen dieser Zusammenhang bereits bewiesen wurde.

Solange die Sicherheit der Alu-Verbindungen nicht erwiesen ist, sollten das Prinzip der Vorsicht gelten und die bekannt toxischen Chemikalien nicht in sensiblen Bereichen des Lebens eingesetzt werden.

Verantwortungsvolle Kosmetikkonzerne könnten sich diesem Prinzip ja ebenfalls anschließen. Und vielleicht gehört ja auch Beiersdorf dazu. Denn mittlerweile wurde der Text von der Webseite genommen und eine aluminiumfreie Produktlinie von Nivea verstärkt beworben.

Andere Konzerne wiederum pfeifen sich gar nichts und werben sogar mit der Extraportion Alu. Beispielsweise der Konzern Unilever mit seiner Marke Rexona. Auf seiner Webseite[133] verspricht Rexona »Maximalen Deo Schutz« mit »Maximum Protection«. Und das wird folgendermaßen begründet:

»Leistungsstarke Schweißhemmung durch den Einsatz eines Aluminium-Zirkoniumsalz Wirkstoffes in besonders hoher Dosierung. Aluminium-Zirkoniumsalze zeigen eine stärkere Wirkung gegen Achselnässe als herkömmlich in Deodorants verwendete Aluminiumsalze.«

Das klingt ja schon mal beruhigend. Auf einer eigenen Informationsseite[134] gibt es nähere Informationen zum Einsatz von Aluminiumsalzen in Rexona-Produkten. Da heißt es, dass in den Medien vermehrt über »einige Studien« berichtet wurde, welche »einen Zusammenhang zwischen dem Aluminium in Anti-Transpirantien bzw. Deodorants und Brustkrebs herstellen wollten«. Das sei aber Unfug, denn »es versichern Krebsexperten, Wohltätigkeitsorganisationen und Gesundheitsbehörden – darunter die US-amerikanische Food and Drug Administration (FDA), dass keine überzeugenden wissenschaftlichen Beweise existieren.«

Sorgen über die Sicherheit der Aluminiumsalze seien vollständig unnötig, versichert Unilever: »Selbstverständlich können Anti-Transpirantien über lange Zeit und für einen täglichen Gebrauch angewendet werden.«

Etwas im Magen liegt den Unilever-Mitarbeitern hingegen der Trend, dass immer mehr Konkurrenz-Deos »alufrei« oder »ohne Aluminium« auf ihre Produkte schreiben.

In der Angelegenheit wurden anscheinend auch gleich die Lobbyisten der Kosmetikindustrie in der EU mobilisiert. Denn es heißt weiter:

»Die EU erwägt jedoch derzeit die Einführung neuer Richtlinien, die den Gebrauch der ›ohne …‹-Auslobungen auf Körperpflegeprodukten einschränken. Hintergrund ist, dass einige ›ohne …‹-Auslobungen Konsumenten glauben lassen könnten, der aufgeführte Inhaltsstoff könne schädlich sein, obwohl er als sicher eingestuft und für die Verwendung in Kosmetikprodukten zugelassen ist.«

Nach dem Wunsch von Unilever soll also die Bezeichnung »alufrei« eingeschränkt oder verboten werden. Das erklärt wohl auch, warum es von Seiten des Konzerns bisher noch keine positive Reaktion auf unsere Petition[135] gegeben hat, die bis zum Redaktionsschluss dieses Buches von fast 23.000 Menschen unterschrieben worden ist. In dieser Petition an den Kosmetikkonzern geht es allerdings um die genau gegenteilige Forderung: dass Unilever auf seinen Produkten nämlich die Art und die Menge des Aluminiums deklarieren soll, so wie auf Zigarettenpackungen die Menge von Nikotin und Teer deklariert wird.

In der EU dafür einzutreten, dass die Bezeichnung »alufrei« abgeschafft wird, ist natürlich eine besonders originelle und kundenfreundliche Gegenreaktion.

Wir werden sehen, welche »Konsumentenschutzpolitik« sich am Markt als nachhaltiger erweisen wird.

Alu-Falle Medikamente

Die Europäische Behörde für Lebensmittelsicherheit (EFSA) schätzt die tägliche Aufnahme von Aluminium über Nahrungsmittel in Europa auf einen Mittelwert von 0,2 bis 1,5 Milligramm pro Kilogramm (mg/kg) Körpergewicht und Woche. Hoch exponierte Verbraucher bringen es laut EFSA auf Werte bis zu 2,3 mg/kg. Das würde also bedeuten, dass eine 65 kg schwere Frau über durchschnittliche Ernährung aus Nahrungsmitteln von Supermarkt oder Restaurants pro Woche 150 mg Aluminium aufnimmt.

Welche Mengen, meinen Sie, finden sich zum Vergleich in manchen Medikamenten?

Teilweise die doppelte bis dreifache Menge – und das in einer einzigen Tablette!

Nierenkranke sind besonders gefährdet für die Anreicherung von Schadstoffen im Körper. Kein Wunder also, dass die ersten konkreten Belege für die toxischen Auswirkungen von Aluminium auf Dialysestationen gesammelt wurden.

Es war eines der großen Themen der 1970er-Jahre und ein weltweites Phänomen: Bei Menschen mit chronischer Nierenschwäche wurden laufend erhöhte Aluminiumkonzentrationen beobachtet. Lange Zeit war die Quelle dieser Vergiftung unklar. Das Problem wurde immer massiver als auch bei jüngeren Patienten bereits kurz nach Einleitung der Blutwäsche schlaganfallähnliche Symptome auftraten. Die Personen zeigten binnen weniger Jahre einen raschen geistigen Verfall. Schließlich fanden Mediziner aus Kanada sowie Großbritannien, dass das Wasser der Dialyseflüssigkeit eine vergleichsweise hohe Konzentration an Aluminium enthielt. Und dort, wo das Dialysewasser kontaminiert war, hatten auch die Patienten bald toxikologisch relevante Aluminiumblutspiegel. Dieses Problem wurde vor allem in Gebieten beobachtet, wo Aluminiumverbindungen als Flockungsmittel in der Trinkwasseraufbereitung verwendet wurden.

Bei der Blutwäsche wird das Blut der Nierenkranken mit großen Mengen von Wasser tatsächlich gewaschen. Dafür wird das Blut an einer durchlässigen Membran an mehreren hundert Litern Wasser vorbei geleitet. Die Schadstoffe aus dem Blut diffundieren durch die Membran und werden im Wasser weggeschwemmt. Das ist der Zweck der Blutwäsche. Doch leider ist die Membran in beide Richtungen durchlässig und so gelangten auch die Aluminium-Ionen aus dem Wasser ins Blut der Patienten. Die minimalen Rückstände aus der Trinkwasseraufbereitung reichten aus, um bei den Nierenkranken schwere Erkrankungen des Gehirns auszulösen. Dieses Phänomen wurde rasch als Dialysedemenz bekannt.

Als die Studien dazu in den Fachjournalen erschienen, hielten die Nierenärzte das Problem für gelöst. Doch die Welle an Dialysedemenz flachte nicht ab. Auch auf Stationen wo strengstens auf aluminiumfreies Wasser kontrolliert wurde, traten immer noch Fälle von Dialysedemenz auf. Es dauerte wieder einige Zeit, bis auch hier der Auslöser überführt wurde.

Als Ursache fand sich eine Gruppe neuartiger Medikamente, die in den 1970er-Jahren speziell für Dialysekranke entwickelt worden waren und als Wirkstoff große Mengen an Aluminiumhydroxid enthielten. Aluminiumhydroxid ist das erste Endprodukt der Aluminiumgewinnung. Es entsteht durch Abspaltung des Rotschlammes aus fein gemahlenem Bauxit mit Hilfe von Natronlauge. Über Kombination mit Aluminiumhydroxid werden nahezu alle weiteren Alu-Verbindungen hergestellt.

Diese Mittel wurden gegeben, weil sich Aluminiumhydroxid als guter Phosphatbinder erwiesen hatte. Phosphate aus der Ernährung können bei Nierenschäden schlecht abgebaut werden und verursachen bei den Patienten unangenehme Beschwerden. »Wir dachten also, wir tun den Dialysepatienten etwas gutes, wenn wir ihnen diese Mittel verschreiben«, erzählte mir Herwig Holzer, langjähriger Vorstand der Abteilung für Nephrologie an der Universitätsklinik in Graz. »Doch dann traten plötzlich schwere Fälle von Demenz auf – und das vor allem bei jungen Patienten, welche erst wenige Jahre bei der Blutwäsche waren.« Die toxischen Effekte des Aluminiums manifestierten sich in den Symptomen einer Dialyse-Enzephalopathie, begleitet von einer Mineralisationsstörung der Knochen, Anämie und Hirnschädigungen.

Mit der Abschaffung dieser Medikamente und der strengen Kontrolle der Dialyseflüssigkeit auf Aluminium waren die Ursachen für die Dialysedemenz beseitigt. Das Phänomen verschwand so rasch wie es gekommen war.

Dass Aluminium eine Gefahr für Menschen darstellen kann – diese Lehre wurde jedoch aus den Vorfällen nicht gezogen. Betroffen, heißt es, sind nur Menschen mit Nierenschwäche. Alle anderen nicht.

Dass unter gesunden Personen auch solche mit versteckter – oder noch nicht voll ausgebrochener Nierenschwäche sein könnten, wurde scheinbar verdrängt. Ebenso wie die Tatsache, dass sich Aluminium im Körper anreichern kann und es eben nur ein paar Jahre länger dauert, bis auch Menschen mit gesunden Nieren Probleme bekommen können.

Und somit sind bis heute Medikamente im Umlauf, die aberwitzig hohe Mengen an Aluminium enthalten. Das sind speziell die so genannten Antazida, Medikamente zur Regulierung der Magensäure, die Erleichterung von Sodbrennen bringen und auch zur Vorbeugung gegen Geschwüre von Magen und Zwölffingerdarm verschrieben werden. Viele dieser Medikamente sind rezeptfrei, wie beispielsweise der Bayer-Bestseller Talcid oder auch Maaloxan/Maalox, ein Präparat des US-Konzerns Merck, das in Europa von Sanofi Pasteur MSD vertrieben wird.

Antazida neutralisieren die Magensäure, regen damit die vermehrte Nachproduktion aber eher an. Wie viel Aluminium aufgenommen wird, hängt stark vom Grad der Säure im Magen ab. Die Menge ist von Patient zu Patient unterschiedlich und kann um mehrere Größenordnungen variieren. Es ist deshalb auch für Ärzte nicht vorhersehbar, wie viel Aluminium ein individueller Patient aufnimmt. Hoch problematisch ist die Dauereinnahme von aluminiumhaltigen Magensäurepräparaten. Davor wird auch in den beigelegten Patienteninformationen zu den Medikamenten gewarnt. Bei Dauereinnahme, heißt es da, seien die Aluminiumspiegel im Blut zu kontrollieren, weil es bei Einnahme hoher Dosen – speziell wenn die Nierenleistung beeinträchtigt ist – zur Aufnahme von Aluminium in Organen und zur Demenz kommen kann. Derartige Medikamente rezeptfrei abzugeben, erscheint von Seiten der Gesundheitsbehörden einigermaßen verantwortungslos.

Bei der für die Zulassung von Arzneimitteln zulässigen österreichischen Medizinmarktaufsicht, verwies der zuständige Abteilungsleiter Christoph Baumgärtel auf das Prinzip des »mündigen Patienten«. Studien würden nämlich zeigen, dass 90 Prozent der Patienten die beigelegten Informationen lesen. »Und dort steht ganz deutlich und fett gedruckt die Warnung vor einer Dauereinnahme.«

Insofern, sagt Baumgärtel, sei wohl auszuschließen, dass die Konsumenten die Mittel irrtümlich über einen zu langen Zeitraum einnehmen. »Außerdem gibt es ja noch die Apotheker, die hier auch eine Aufklärungspflicht haben und dieser natürlich auch nachkommen.«

Alles in Ordnung also aus Sicht der Behörden.

Ein weiterer aluminiumhaltiger Wirkstoff der von seiner Wirkungsweise eng verwandt mit der Gruppe der Antazida ist, ist das rezeptpflichtige Sucralfat. Es wird damit beworben, dass es die Magenwand »auskleidet« und mögliche Geschwüre »bedeckt«. Sucralfat wird sogar zur Prophylaxe von Geschwüren, »besonders für Stresstypen«, empfohlen.

Diese Medikamente sind für den akuten Notfall gedacht, werden aber von Ärzten immer wieder für den Dauereinsatz bei minimalen Anlässen oder auch gerne schon mal »prophylaktisch« verschrieben, wenn Patienten einen etwas empfindlicheren Magen haben. Magenmittel gehören zu den umsatzstärksten Medikamenten.

Eine Alternative wäre es, bei Magenproblemen mit Sodbrennen (Reflux) oder anderem, zunächst einmal nach den Ursachen zu fahnden. Vielen Menschen hilft bereits eine geringfügige Umstellung der Ernährung.

Besonders problematisch ist die Anwendung aluminiumhaltiger Medikamente in der Schwangerschaft. Durch den Zwerchfellhochstand haben fast die Hälfte der Frauen in dieser Zeit Probleme mit Aufstoßen und Sodbrennen. Viele greifen zu aluminiumhaltigen

Säureblockern. Studien an der Universität Wien unter Leitung von Erika Jensen-Jarolim zeigen, dass von diesen Medikamenten auch ein hohes Risiko für Nahrungsmittelallergien ausgeht.[136] »Und das«, erklärt die Wiener Professorin, »bezieht sich nicht nur auf die Mutter, sondern auch nachfolgend auf ihr Baby.«

Eine wirkliche Aluminiumbombe sind die »Antiphosphat Gry«-Filmtabletten der Wiener Herstellerfirma C. Brady. Sie werden kurioserweise noch immer bei Dialysepatienten zur Phosphatkontrolle eingesetzt. Allerdings unter strenger Verlaufskontrolle und mit einer etwas anderen Rezeptur, welche die Aluminium-Ionen im Magen nicht so leicht frei gibt, wie die alten Mittel aus den 1970er-Jahren, welche für die Dialysedemenz verantwortlich waren.

Dennoch kann sich die Liste ihrer Nebenwirkungen nach wie vor sehen lassen. Da ist die Rede von Verstopfung, Osteopathien (Knochenkrankheiten), Aluminiumvergiftungen (Encephalopahtien), und Phosphatverarmung. »Überdosierung«, heißt es, »führt zu Anämie.«

Schließlich folgen in der Gebrauchsinformation des Medikamentes auch noch praktische Hinweise, wie man diese Überdosierung erkennt:

»Die häufigste Erscheinungsform der Aluminiumvergiftung bei terminaler Nierenschwäche ist die Dialyse-Osteomalazie. Sie ist gekennzeichnet durch anhaltende Knochenschmerzen und Spontanfrakturen. Die Dialyse-Encephalopahtie kann in Abhängigkeit des Aluminiumserumspiegels nach drei- bis siebenjähriger Dialysebehandlung auftreten.

Leitsymptome sind:

– Sprachstörungen, die anfangs nur während der Dialyse auftreten, sowie Störungen der motorischen Koordination;

– Rasches Nachlassen der geistigen Fähigkeiten, von Konzentrationsstörungen bis zur Demenz;

– Krampfanfälle: häufiger Myoklonien, seltener tonisch-klonische Krämpfe

– Zumindest zeitweise psychotische Zustände mit Halluzinationen und Delirien.«

In der Rubrik »Schwangerschaft und Stillzeit« steht:
»In der Schwangerschaft ist Antiphosphat kontraindiziert. Es liegen keine Erfahrungen beim Menschen vor. Tierexperimentelle Studien mit Aluminiumverbindungen belegen schädliche Auswirkungen auf die Nachkommen. In der Stillzeit sollte Antiphosphat nicht eingenommen werden, da es in die Muttermilch übergeht.

In Tierversuchen mit anderen Aluminiumverbindungen traten embryo- bzw. fetotoxische Effekte auf (erhöhte Resorptionsrate, Wachstumsretardierung, Skelettdefekte, Erhöhung der fetalen und postnatalen Sterblichkeit sowie neuromotorische Entwicklungsverzögerungen).«

Das klingt nicht eben beruhigend. Bis zu manchen Internet-Portalen hat sich dieser Hinweis aus der Produktinfo aber noch nicht durchgesprochen. Auf www.netdoktor.at heißt es dazu beispielsweise: »Die Anwendung in der Schwangerschaft muss vom Arzt sorgfältig geprüft werden.«[137]

Immerhin findet sich dort ein sinnvoller Hinweis, wann das Mittel nicht eingesetzt werden darf. Und zwar – raten Sie mal – bei: Aluminiumvergiftung und bei Alzheimer-Patienten

Hier ein beispielhafter Auszug aus der Gebrauchsinformation eines ähnlichen Mittels, »antacidum OPT« von der OPTIMED Pharma GmbH. Hier heißt es:

»Was müssen Sie in Schwangerschaft und Stillzeit beachten? antacidum OPT® darf in der Schwangerschaft nicht eingenommen werden, da hierfür keine Erfahrungen beim Menschen vorliegen und Tierversuche mit Aluminiumverbindungen schädliche Auswirkungen auf die Nachkommen zeigten. In der Stillzeit soll antacidum OPT® nicht eingenommen werden, da es in die Muttermilch übergeht.

Welche Vorsichtsmaßnahmen müssen beachtet werden?

Bei langfristigem Gebrauch von antacidum OPT® sind regelmäßige Kontrollen der Aluminiumblutspiegel erforderlich. Dabei sollten 40 mcg/l nicht überschritten werden.

Bei Patienten mit eingeschränkter Nierenfunktion sollten auch bei kurzfristigem Gebrauch von antacidum OPT® die Aluminiumblutspiegel bestimmt werden. Darüber hinaus sind bei diesen Patienten

in regelmäßigen Abständen (etwa alle halben Jahre) nervenärztliche Untersuchungen (einschließlich Messung der Hirnströme) sowie eventuell Untersuchungen des Knochens sinnvoll, um möglichst frühzeitig eine Aluminiumvergiftung zu erkennen.«

Soll also niemand behaupten, er sei nicht gewarnt gewesen. Man braucht sich schließlich nur in das Kleingedruckte vertiefen.

Aluminium-Verbindungen in Medikamenten

Aluminiumhydroxid

Verwendung: z. B. als Phosphatbinder, bei Sodbrennen, Magen- und Zwölffingerdarmgeschwüren

z. B. in Antiphosphat Gry enthält pro Tablette: 600 mg Aluminiumhydroxid antacidum OPT® pro Tablette: 500 mg Aluminiumhydroxid

Aludrox pro Tablette: 320 mg Aluminiumhydroxid

Progastrit pro Tablette: 240 mg Aluminiumhydroxid

Andere Anwendungsbereiche (mit niedrigerer Aluminiumdosierung):

Irocophan, Iromin, Neuralgin (Schmerzmittel), Lasix retard (Saluretikum),

In der Suchmaske der »Gelben Liste«[138] – das ist der deutsche Index aller zugelassenen Medikamente – erhält man auf der Suche nach Aluminiumhydroxid die Rückmeldung: »347 Präparate enthalten den Wirkstoff Aluminiumhydroxid«.

Algedrat

Verbindung mit Aluminiumoxid, -hydroxid. In der Fachinfo Warnung vor Demenz und Hirnschäden bei längerer Anwendung, besonders bei Funktionsstörungen der Niere, im Tierversuch wirkt es toxisch auf Ungeborene, die Alu-Verbindung geht in die Muttermilch über.

z. B. in Maalox, Maaloxan (Antazida): rezeptfreie Mittel gegen Sodbrennen, Gastritis, Refluxösophagitis, peptischer Ulcer

Magaldrat

Verbindung von Aluminiumhydroxid und Magnesiumhydroxid. In der Fachinfo Warnung vor Demenz und Hirnschäden bei längerer Anwendung, besonders bei Funktionsstörungen der Niere. Im Tierversuch wirkt es toxisch auf Ungeborene, die Alu-Verbindung geht in die Muttermilch über.

z. B. in Riopan Kautabletten, Riopan orale Suspension (Antazida). Eine Tablette bzw. Dosis enthält 800 mg Magaldrat: rezeptfreie Mittel gegen Sodbrennen, Gastritis, Refluxösophagitis, peptischer Ulcer

Hydrotalcit

Talkverbindung, die Aluminium-Ionen abgibt. In der Fachinfo Warnung vor Demenz und Hirnschäden bei längerer Anwendung, besonders bei Funktionsstörungen der Niere. Im Tierversuch wirkt es toxisch auf Ungeborene, die Alu-Verbindung geht in die Muttermilch über.

z. B. in Talcid (Antazida): rezeptfreies Mittel gegen Sodbrennen, Gastritis, Refluxösophagitis, peptischer Ulcer. Je nach Verabreichungsform enthält eine Dosis 500 mg und mehr Hydrotalcit.
Anzid: 1.000 mg Hydrotalcit

Sucralfat

Basisches Aluminium-Saccharose-Hydrogen-Sulfat, 1.000 mg Sucralfat entsprechen 190 mg Aluminium. In der Fachinfo Warnung vor Demenz und Hirnschäden bei längerer Anwendung, besonders bei Funktionsstörungen der Niere. Im Tierversuch wirkt es toxisch auf Ungeborene, die Alu-Verbindung geht in die Muttermilch über.

z. B. in Sucrabest, Sucralan, Sucralfat Genericon, Sucramed, Ulcogant (Magenschutz): 5 ml Suspension oder 1 Tablette enthalten jeweils 1.000 mg Sucralfat.

Aluminiumstearat
Erzeugt durch Reaktion von Stearinsäure mit Aluminiumhydroxid, verwendet als Verdickungsmittel, als Gelbildner für ölige Gels, zur Erhöhung der Zähflüssigkeit (Viskosität), als Mattierungsmittelzusatz in Farben
z. B. in Asasantin (Schlaganfallprävention), Coffecapton (Analeptikum)

Aluminiumkaliumsulfat (E 522)
Festigungsmittel und Stabilisator, wird als Kalialaun zur Bekämpfung des Feuerbrandes bei Obstbäumen eingesetzt. Früher bedeutsam für die Gerberei, heute dort vom Aluminiumsulfat verdrängt.
z. B. in Dolostrip (Schmerzpflaster), Est (gegen Schwellungen), Retterspitz (Hautentzündungen)

Aluminiumstärkeoctenylsuccinat
Emulgator der fettige und wässrige Anteile miteinander verbindet
z. B. in Elocon Creme (Cortison)

Aluminiummagnesiumsilikat
bindet Magensäure, Auskleidung der Magen-Schleimhaut
z. B. in Antiflat, Lefaxin (gegen Gasbildung im Bauchraum), Bigasan, Drofaron (Antazida), Mucipulgite (gegen Durchfall), Combantrin (gegen Würmer), Erythrocin (Antibiotikum), Lamictal, Lamotrigin (Antiepileptikum), Lypref (Cholesterinsenker)

Natriumaluminiumsilikat (E 554)
Verwendung als Trennmittel oder Füllstoff. In Lebensmitteln seit Februar 2014 verboten. In Kosmetikprodukten und Arzneimitteln noch zugelassen.
z. B. in Adrovance, Fosavance (Osteoporose), Supradyn (Vitaminpräparat)

Tartrazin (E 102)
Farbstoff, der als Aluminiumlack verwendet wird
z. B. in Lanalget (Schmerzmittel), Letrozol (Brustkrebstherapie)

Chinolingelb (E 104)
Farbstoff, der als Aluminiumlack verwendet wird
z. B. in Atorvastatin (Cholesterinsenker), Hova (Schlafstörungen), Hypericum (Antidepressiva)

Erythrosin Aluminiumfarbstoff (E 127)
besteht aus Aluminiumhydroxid und Erythrosin
z. B. in Alprastad (Benzodiazepin)

Indigocarmin-Aluminiumsalz (E 132)
Farbstoff
z. B. in Abilfy (Antipsychotikum), Bellgyn (Hormonbehandlung), Bindren (Phosphatbinder), Celsentri (Antiviral), Dehace (Schmerzmittel), Desloratadin (Allergien), Keppra (Antiepileptikum), Komboglyce (Antidiabetikum), Viagra (Potenzstörungen)

Brilliantblau FCF (E 133)
Farbstoff, der in Verbindung mit Aluminiumhydroxid als Alu-Lack zum Überzug von Tabletten eingesetzt wird
z. B. in Atorvastatin (Cholesterinsenker)

Aluminiumbedampftes oder aluminiumbeschichtetes Polyester
Für transdermale Pflaster
z. B. in Alacare (Hautveränderungen), Astec (Schmerzen), Neupro, Leganto (Parkinson), Nicotinell (Nikotinentwöhnung)

Aluminiumacetylacetonat
Aluminiumschichte für Wirkstoffe, die über Pflaster auf die Haut gebracht werden
z. B. in Nicorette (transdermales Pflaster) zur Nikotinentwöhnung

3. Wie kann man sich vor Aluminium schützen?

»Propaganda statt Forschung« – Exley Interview Teil 3

Im letzten Teil des Interviews mit Christopher Exley, Professor für bioanorganische Chemie an der britischen Keele University sprechen wir über die Forschungsbedingungen der Wissenschaftler, die sich für das Thema Aluminium interessieren. Über den Spagat zwischen Propaganda, Lobbyismus und ernsthafter Verantwortung. Wer nimmt diese Verantwortung wahr und wer blockiert sie?

Schließlich geht es im Gespräch um die Gefahr einer Vergiftung mit Aluminium in den verschiedenen Produktkategorien und das Wissen, das es braucht, um sich davor zu schützen.

Wer hat das geschafft, diesen Eindruck zu vermitteln, dass Aluminium sicher ist? Gibt es eine Erklärung, warum die Forschung auf diesem Gebiet im Vergleich zu den 1980er- und 1990er-Jahren beinahe abgerissen ist?

Christopher Exley: Das war ein enormer Propaganda-Erfolg für die Aluminiumindustrie. Wissenschaftlich hat sich seither ja nichts verändert. Niemand hat nachgewiesen, dass Aluminium für die Gesundheit der Menschen harmlos ist. Es gab eher eine Änderung, wie wir das aus der Mode kennen, die Wissenschaft folgt ja auch ihren eigenen Moden. Und der Wechsel wurde erreicht durch simple Propaganda. Irgendwann hat sich die Meinung durchgesetzt, dass Aluminium sicher ist, ohne dass dies auch nur im Mindesten demonstriert worden wäre.

Wie funktioniert die Lobbyarbeit bei Aluminium, wie kann man sich das vorstellen?

Exley: Die Aluminiumindustrie bezahlt hoch respektierte Wissenschaftler aller Fachrichtungen dafür, dass sie bei Aluminium stets – sobald das Thema irgendwo hochkommt – Entwarnung geben und bestätigen, dass es keine Probleme mit Toxizität gibt. Diese Leute – ich nenne sie Aluminium-Botschafter – sitzen in den obersten Forschungsgremien, in Fachjournalen, man findet sie überall. Und meist machen sie das nicht öffentlich, dass sie Geld von der Industrie nehmen. Normalerweise haben diese Leute keine spezifische Ausbildung oder einen beruflichen Hintergrund in der Aluminiumforschung. Aber es sind gut bekannte Wissenschaftler anderer Fachgebiete. In Großbritannien gibt es besonders viele solche Aluminium-Botschafter im Bereich der neurodegenerativen Erkrankungen. Ich kenne einige dieser Leute. Nehmen Sie als bekanntestes Beispiel etwa Henry Wisniewski, den verstorbenen Alzheimer-Forscher aus New York. Er hat mitsamt seinem Institut etwa 20 Jahre für die Aluminiumindustrie gearbeitet. Und jeder in der Branche wusste das. Wisniewski gilt bis heute als einer der angesehensten Alzheimer-Forscher. Er hat überall verbreitet, dass Aluminium nichts mit dieser Krankheit zu tun hat. Und die Kollegen haben ihm das geglaubt. Das sind sehr überzeugende Leute.

Auf den Konferenzen der Internationalen Alzheimer-Gesellschaft wird für besonders herausragende Forschung alljährlich der »Henry Wisniewski-Preis« vergeben. Und auf der Webseite der Gesellschaft kann man an prominenter Stelle lesen, dass es sich um einen Irrtum handelt, dass Aluminium irgendetwas mit der Entstehung der Krankheit zu tun habe.

Exley: Man müsste einmal nachsehen, wer die Berater und Vorstände dieser Organisationen sind und welche finanziellen Beziehungen sie zur Industrie haben. Von der Alzheimer- oder der Multiple-Sklerose-Gesellschaft irgendwelche Forschungsaufträge zu bekommen ist nahezu unmöglich. Wahrscheinlich weil sie sehr eng mit der Pharmaindustrie zusammen arbeiten. Dieser Industrie ist die Idee sehr unangenehm, dass Aluminium in irgendeine Krankheit involviert sein könnte. Das bringt kein Geld – im Gegenteil, das bringt einige sehr lukrative Arzneimittel unter Verruf, die selbst Aluminium als Wirkstoff enthalten. Und das ganze Verpackungswesen müsste zudem neu organisiert werden. Das gefällt ihnen ganz und gar nicht.

Denken Sie, dass die Konzerne längst wissen, dass Aluminium gefährlich ist und dass sie dieses Wissen vertuschen?

Exley: Nein, hier gibt es doch starke Unterschiede zur Tabakindustrie. Ich glaube nicht, dass die Alu-Industrie jemals selbst wissenschaftliche Experimente im Bereich der Gesundheit durchgeführt hat. Es gibt keine Beweise dass sie jemals Studien finanziert hätten. Man konnte das recht schön erkennen an den Leuten, welche von der Industrie zu unserer Fachkonferenz, dem Keele-Meeting entsandt wurden. Die waren in Bezug auf Aluminium vollständig blank, die wussten gar nichts. Das ist aber typisch für die Mitarbeiter der Aluminiumindustrie: Sie sind vollständige Ignoranten.

Sie sind nicht interessiert die gesundheitliche Unbedenklichkeit ihrer Produkte zu untersuchen?

Exley: Nein – und warum sollten sie auch? Vergessen Sie nicht, dass von nirgendwo Druck ausgeübt wird. Es gibt niemanden, der darauf drängen würde, dass sie die Sicherheit ihrer Produkte belegen. Es gibt keine Gesetzgebung in diese Richtung. Und eine Schar von Lobbyisten achtet darauf, dass es auch künftig hier keine Beschränkungen geben wird. Sie sind sehr mächtig. Es gibt schon einige, die wohl interessiert wären, mehr zu erfahren. Nehmen sie etwa die Nahrungsmittelindustrie. Doch dann denken sie an die Verpackungen. Speziell bei Joghurt und vielen anderen Milchprodukten sind die Deckel aus Alufolie. Sie können das doch gar nicht thematisieren, denn dann würde doch als nächstes die Frage folgen, ob von ihren Verpackungen eine Gefahr für die Konsumenten ausgeht.

Viele Kosmetikfirmen aber auch Behörden und sogar Warentest-Seiten werfen uns unbegründete Panikmache vor: dass wir eine Angstkampagne gestartet hätten, wo doch die Sicherheit von Aluminium in den meisten Bereichen ganz klar erwiesen ist.

Exley: Solche Aussagen sind jedenfalls immer falsch. Sobald Du hier nachfragst und einen Beweis für die Sicherheit einforderst, kommt nichts. Absolut nichts. Wenn Du nachfragst, wo denn die Experimente beschrieben sind, mit denen die Sicherheit getestet wurde, kommt nichts. Denn es gibt diese Experimente nicht. Das gilt auch für diese Impfexperten. Sie sagen, dass das Aluminium sicher ist, weil die Impfstoffe ja natürlich getestet wurden. Aber auch hier stimmt das nicht. Es gibt dazu keine schlüssigen Publikationen. Es gibt keine vernünftigen Studiendesigns. Und meist fehlte den Leuten, die solche Studien machten überhaupt das Verständnis dafür, dass ein Aluminium-Adjuvans biochemisch hoch aktiv ist. Es gibt unzählige Beispiele für diese Ignoranz.

Etwa wenn ein neuer aluminiumhaltiger Impfstoff gegen einen alten aluminiumhaltigen Impfstoff verglichen wird?

Exley: Ja, exakt. Und wenn hier wie dort gleich viele Probleme auftreten, gilt der neue Impfstoff als unauffällig und sicher. Wir haben es im Bereich der Alu-Forschung mit einer Unzahl von Unbekannten zu tun. Es gibt wirklich nur sehr wenig, was wir konkret wissen.

Ich habe kürzlich zwei neue Bücher zum Thema Alzheimer bestellt und sie durchgesehen, was dort über die Rolle von Aluminium gesagt wird. Das Kuriose ist, ich habe nicht einmal das Wort »Aluminium« darin gefunden. Als ob es nicht einmal die Möglichkeit einer Schädigung gäbe. Das Thema scheint in den Mainstream-Medien vollständig abgehakt. Es existiert gar nicht mehr in den Köpfen der Wissenschafts-Autoren. Wenn man sich Arbeiten aus den 1980er- und 1990er-Jahren durchliest, dann hat man den Eindruck, dass Aluminium in Kürze als Verursacher von Alzheimer überführt wird.

Exley: Ja, das stimmt zum Großteil. Etwa zur Mitte der 1990er-Jahre kam es zu einer weltweiten Trendwende. Plötzlich galt die Aluminium-These als verfehlt. Die Lobbys haben einen großen Erfolg gefeiert. Und so wissen wir bis heute nicht mit Sicherheit, ob Aluminium die Alzheimer-Krankheit auslöst oder dazu beiträgt.

Wenn der Zusammenhang nicht belegt werden konnte, so klingt das doch eher danach, dass von Aluminium wenig Gefahr ausgeht.

Exley: Es gibt aber auch keine Forschung, welche so eine Beteiligung ausschließt. Es gibt keinerlei Förderung in diese Richtung, also spricht auf den Alzheimer-Konferenzen auch niemand über Aluminium. Und somit heißt es: Aluminium ist kein Thema mehr. Die Tatsache, dass es keine Forschung dazu gibt, wird als Argument genannt, dass Aluminium sicher ist.

Man kann doch Forschung nicht einfach so abdrehen!

Exley: Natürlich nicht komplett. Aber es gibt in der Wissenschaft immer Moden. Und die aktuelle Mode besagt, dass jeder Dollar, der in die Aluminium-Forschung gesteckt wird, ein verlorener Dollar ist. Bei den großen Fördertöpfen brauchen sie nur das Wort Aluminium reinschreiben und der Antrag wird hoher Wahrscheinlichkeit abgelehnt.

Auf Ihren Aluminium-Konferenzen werden doch Dutzende neuer Arbeiten präsentiert?

Exley: Man kann die Neugier in der Wissenschaft nicht unterbinden. Wir haben in unserem Netzwerk etwa 600 Arbeitsgruppen weltweit, die nach wie vor noch zu Aluminium forschen, weil dieses chemische Element ebenso faszinierende wie schockierende Eigenschaften hat. Da werden eben Budgets umgewidmet oder man ist bei den Forschungsanträgen kreativ. Eine Kollegin spricht hier etwa nie von Aluminium, sondern von einem Metall-Östrogen. Das wird dann eher gefördert.

Kleine Studien schaffen wir durchaus. Und diese vielen kleinen Ansätze liefern Indizien dafür, wo Aluminium auf die menschliche Gesundheit einwirkt. Zu größeren Studien, die über längere Zeiträume laufen, fehlen uns aber die Mittel.

Warum? Wegen der Finanzkrise oder weil man nicht will, dass Sie zu viel herausfinden?

Exley: Dass man in Europa und in den USA an vielen Standorten nicht in der Lage ist zu Aluminium zu forschen, liegt in der Tat auch daran, dass diese Forschungen verhindert werden. Hauptsächlich indirekt wegen der massiven Propaganda der Aluminiumindustrie. Sie hat bisher mit großem Erfolg die Botschaft durchgesetzt, dass Aluminium kein Forschungsgegenstand ist und dass man dafür kein Geld ausgeben muss. Weil es keine Fragen gibt. In Wirklichkeit ist genau das Gegenteil der Fall.

Ist es schwierig, Ihre Studien in angesehenen Journalen zu publizieren? Etwa ihre Arbeiten zur Aluminiumkontaminierung von Milchpulver. Das ist doch ein recht sensibles Thema.

Exley: Man merkt relativ häufig einen gewissen Widerwillen. Dann wird zurückgehalten und verzögert, auch wenn es gar keine fachlichen Einwände gibt. Manche befürchten wohl, dass diese Daten wieder einen Sturm in den Medien auslösen. Aber es stimmt schon, ich habe meine Botschaft darin ganz klar ausgedrückt: Es sollte nicht erlaubt sein, dass diese Nahrung, die ja für eine ganz empfindliche Population ist – für Babys und Frühgeborene, die keine Muttermilch trinken können –, dass diese Nahrung so kontaminiert sein darf.

Greifen die Medien das Thema dann auf?

Exley: Wenn es konkrete Anlassfälle gibt. Kürzlich haben mich etwa Reporter von NBC New York kontaktiert. Sie gingen einem Fall nach, wo eine Mutter in der Milchpulver-Packung seltsame Verunreinigungen gefunden hat. Sie sandte die Packung ein und die Hersteller schrieben ihr zurück: »Machen Sie sich keine Sorgen, das war nur Aluminium. Das ist vollkommen harmlos.«

Ich weiß nicht, sind solche Antworten Ausdruck von Ahnungslosigkeit oder bewusste Irreführung? Ich habe mich in meinen Studien speziell auch mit der Verpackung dieser Babynahrung befasst. Man weiß ja nicht konkret, wo die hohen Aluminiumwerte her kommen: aus dem Herstellungsprozess, der Beimengung von Sojaprodukten, die bekannt viel Aluminium enthalten, dem Kontakt des Milchpulvers mit Alu-Teilen in den Maschinen oder aus der Alu-Verpackung, die hier oft verwendet wird. Es hat sich jedenfalls nichts gebessert seit wir zu diesem Thema Arbeiten veröffentlichen. Im Gegenteil: Innerhalb der letzten fünf Jahre ist es noch einmal deutlich schlechter geworden.

Was halten Sie von Produkten zur alternativen Behandlung von Magenproblemen und Sodbrennen auf Basis von Heilerde? Diese Produkte enthalten häufig natürlich vorkommende Aluminiumverbindungen.

Exley: Das ist schon möglich, dass so eine Substanz die Fähigkeit hat, andere Stoffe zu adsorbieren. Das Großartige an aluminiumhaltigen Antazida gegen Sodbrennen oder zum Magenschutz ist, wie effektiv sie sind. Du nimmst einen Löffel voll und schon ist das

Sodbrennen weg. Diese Heilerde ist, denke ich, bei weitem nicht so effektiv. Aber vielleicht, wenn man etwas mehr nimmt?

Diese Heilerde-Produkte, wie lange bleiben die im Magen? Kann das sein, dass davon freies Aluminium im Körper aufgenommen wird?

Exley: Sicherlich zwei bis sechs Stunden, das ist möglich. Und man kann auch annehmen, dass das reicht, um einiges an freiem Aluminium abzusetzen. Diese Aluminium-Ionen werden schließlich in den Darm transferiert. Dort ist der pH-Wert höher. Es ist allerdings nicht so, dass man eine generelle Regel angeben könnte. In der Biologie gibt es ständig Überraschungen und die Menschen reagieren erstaunlich unterschiedlich.

Raten Sie dazu, Heilerde-Produkte zu meiden?

Exley: Nein, das mache ich nicht. Wir wissen ja nicht mit Sicherheit, dass sie schaden. Wenn diese Produkte jemandem subjektiv helfen und diese Leute fühlen sich dann besser, dann sollen sie doch damit weitermachen. Aber man soll dann bitte daraus nicht verallgemeinern und sagen: Das hilft allen.

Der Darm ist viel komplexer als die meisten Leute annehmen. Er hat so viele Verbindungen mit Hormonen und anderen Signalübertragungsmechanismen. Es gibt Wechselwirkungen mit dem Immunsystem, der Antigenerkennung und noch vieles mehr, das überhaupt noch nicht richtig bekannt ist. Damit etwas die Physiologie des Darms beeinflusst, muss es nicht notwendigerweise durch den Darm durchgehen. Es kann bloß Mechanismen betreffen, die mit der Darmfunktion assoziiert sind oder Dinge an der Darmoberfläche beeinflussen.

Manche Menschen reagieren in positiver Weise auf eine Substanz und eine andere Person kann exakt dasselbe nehmen und krank werden.

Was halten Sie von der Eigenwerbung der Aluminiumindustrie, die sich als sehr nachhaltig darstellt. Aluminium wird offensiv als »grüner Werkstoff« beworben und das hohe Recycling-Potenzial immer wieder herausgestrichen. Denken Sie, dass der ökologische Fußabdruck bei Aluminium wirklich so gut ist?

Exley: Ich bezweifle das. Ich habe erst kürzlich wieder einen Bericht gelesen, aus dem hervor geht, dass der Großteil des Aluminiums, das erzeugt wird, etwa 90 Prozent, aus Primäraluminium kommt und nur ein Bruchteil von Recyclingware. Der Anteil von 30 Prozent ist das höchste, was überhaupt genannt wurde, was über Recycling machbar ist. Alles was hier geredet wird von 50 und mehr Prozent, ist nicht realistisch.

Immer wieder werde ich bei Diskussionen auf das Problem der Ausbringung von Alu-Partikeln in der Atmosphäre angesprochen.

Exley: Ich mache mir Sorgen über diese immer weiter gehenden Überlegungen aus dem Bereich des Geo-Engineering. Da geht es darum, Aluminiumpartikel als Sonnenfilter in die Atmosphäre auszubringen. Erst kürzlich war dazu ein großer Artikel im »Science Magazine«. Das ist wirklich wahnsinnig, so etwas überhaupt anzudenken. Doch die Erderwärmung wird schlimmer und verursacht so hohe Kosten, dass es durchaus im Bereich des Möglichen scheint, dass aus der Verzweiflung heraus auch solche wahnsinnigen Lösungen angedacht werden.

Sollte generell die Produktion von Aluminium eingestellt werden?

Exley: Aber nein. Aluminium ist doch ein großartiger Werkstoff und bietet viele Vorteile. Es geht nicht um die Alufelge oder die Alu-Fassade: Was geprüft werden muss, sind die unzähligen Anwendungen bioaktiver Aluminiumverbindungen in den sensibelsten Lebensbereichen: in Kosmetik, in Medikamenten, in Lebensmitteln. Die ersten Resultate, die wir nun sehen, sind nicht gerade positiv. Wir müssen die Konsequenzen verstehen, die eine höhere Aluminiumbelastung mit sich bringt, und sehen, was wir tun können, damit Krankheiten im möglichen Zusammenhang mit Aluminium nicht ständig weiter zunehmen.

Im Zeitalter von Aluminium

Es liegt außerhalb des Vorstellbaren, dass Menschen etwas Neues, Faszinierendes entdecken und dann nicht alles ausprobieren, was man damit machen kann. Es wäre völlig irreal, dass wir das Feuer mal kurz anzünden, erschrecken und dann für alle Zeiten wieder löschen. Aus Sicherheitsgründen. Das liegt außerhalb unseres Naturells. Menschen probieren alles aus und lassen sich nicht von Brandwunden, Explosionen, Vergiftungen zurückhalten. Koste es was es wolle. Und wenn doch einmal ein allzu eifriger Schamane oder Alchimist bei seinen Experimenten das Zeitliche segnet, dann stehen ein Dutzend Schüler bereit, um die Spur aufzunehmen und das Rätsel zu lösen. Neugier ist die Grundeigenschaft des Menschen. Und sie hat uns – im Guten wie im Schlechten – in diese Zivilisation geführt, in der wir heute leben.

Insofern war es auch unmöglich, der Faszination des Aluminiums zu widerstehen. Der Faszination, dieses vollkommen neue, von jeglichen Bindungen in der Erde befreite Element in seinen Eigenschaften auszutesten. Hemmungslos.

Nicht von ungefähr wurde der englische Chemiker Humphry Davy, der als erster die Existenz dieses neuen Elements bewies, nur 51 Jahre alt. Es gehörte eben damals dazu, die Entdeckungen mit allen Sinnen aufzunehmen, sie zu riechen und zu kosten. Und Davy war ein Musterexemplar des zeitgenössischen Forschergeistes, der neben Aluminium auch noch bei Natrium, Kalium, Barium, Strontium, Chlor, Magnesium und Fluor Pionierarbeit leistete, bei unzähligen Experimenten Giftstoffe einatmete und schließlich nach mehreren Schlaganfällen vorzeitig starb.

Vom Beginn des 19. Jahrhunderts, als Davy seine Entdeckungen machte, bis zur Isolierung und breiten Anwendung des Leichtmetalls vergingen hundert Jahre. Und erst mit dem 2. Weltkrieg hatte sich die Industrie vollständig eingestellt auf diesen neuen Werkstoff, aus dem man viel mehr machen konnte als billiges Kochgeschirr und Vorratsdosen für die Soldaten: Die Infrastruktur für die Herstellung der Flugzeuge musste nur noch umgerüstet werden auf zivile Produkte. Und heute ist Aluminium der Rohstoff für eine ungeheure Palette von Anwendungen – von Autoblechen, Fassadenteilen oder Sanitärkeramik bis zu Dosen, Folien und Zement. Parallel zur Verwendung als Werkstoff explodierte die Anwendung als chemische Verbindungen.

Mit Siebenmeilenstiefeln ging der menschliche Erfindungsgeist daran, die wunderbar reaktionsfreudigen Aluminium-Ionen in allen nur möglichen Anwendungen auszutesten. Es geschah eine Explosion der Möglichkeiten, sowohl quantitativ als auch qualitativ. Während die Konzerne die Förderquote an Aluminium im Verlauf der letzten Jahrzehnte vervielfachten, wurde auch die Zahl der Anwendungen in allen Bereichen der Technik und der Chemie in alle nur denkbaren Sparten ausgedehnt. Wir fliegen mit Treibstoff auf Aluminiumbasis zum Mars, wir bewundern fasziniert die Glitzereffekte in aluminiumhaltigen Feuerwerken, wir beobachten die unheimliche Kraft des Alu-Pulvers beim Reinigen des Schwimmbeckens, wir benützen seine Mikropartikel für den perfekten Glanz der Ostereier oder das klare Schriftbild der Kopien aus dem Laserdrucker. Vom Flammschutzmittel bis zur Rieselhilfe, vom Alu-Lack bis zum Wirkverstärker in Impfungen, vom Gel-Bildner in Sonnencreme bis zum Füllstoff in Kaugummis. Wir essen es, wir atmen es ein, wir schmieren es auf die Haut und injizieren es sogar in den Muskel.

Aluminium ist überall. Wir haben es aus den Bindungen in der Erde befreit und auf breiter Basis in allen Bereichen unserer Zivilisation das Zeitalter des Aluminiums ausgerufen. Wir pflegen damit einen ebenso intimen wie sorglosen Umgang. Dabei finden sich in unseren Genen keinerlei Mechanismen, die uns vor dem Kontakt mit Aluminium schützen. Das Leben entstand lange, bevor Aluminium – über den Einsatz modernster Technik – aus seinem »Grab« tief in der Erdkruste befreit wurde. Es verhält sich gegenüber dem Leben auf der Erde wie ein unberechenbarer aggressiver Alien. In seiner elementaren Form als biochemisch aktive Aluminium-Ionen ist es dreifach positiv geladen und dadurch enorm reaktionsfreudig, sowohl mit organischen als auch anorganischen Substanzen.

Bei der Einschätzung, wie problematisch eine bestimmte Aluminiumverbindung ist, geht es immer um die Kernfrage: Wie rasch löst sich daraus dessen biologisch aktive Form, die Al^{3+}-Ionen.

»Alle Alu-Verbindungen verhalten sich bezüglich der Freisetzung der Al^{3+}-Ionen anders«, erläutert Alu-Experte Chris Exley das Dilemma. Es geht immer um die Art der Freisetzung der bioaktiven Form. Davon hängt ihre Gefährlichkeit ab. »Doch es gibt kein nicht-toxisches Aluminium«, warnt Exley. Es gibt nur Abstufungen.

Entwicklungsgeschichtlich leben wir erst eine Sekunde mit Aluminium. Nun aber überschwemmt es die Zivilisation, es greift in vielfältigster Weise in die Lebensprozesse ein und es bleibt dennoch meist unsichtbar. Würde Aluminium akute lebensbedrohliche Vergiftungen auslösen, so wüssten wir längst, womit wir es zu tun haben und könnten effektive Gegenmaßnahmen einleiten. Akute Vergiftungen sind jedoch die Ausnahme. Stattdessen geht Aluminium auf molekularer Ebene mit anderen Substanzen Bindungen ein, ohne dass wir dies merken oder die Folgen dieser Aktionen auch nur im Ansatz abschätzen könnten.

»Es gibt eine ganze Reihe von allgemeinen Schutzmechanismen, mit denen der Organismus auf Störungen reagiert«, sagt Exley. Wenn etwa Prozesse der Herstellung von Proteinen behindert werden, so gebe es immer noch eine Mehrzahl von funktionierenden Abläufen. Wir alle haben eine mehr oder weniger große Aluminiumbelastung und dennoch sind die meisten von uns gesund. »Der Körper ist in der Lage, die Belastung durch Aluminium bis zu einem gewissen Grad auszugleichen«, sagt Exley. »Doch niemand kann sagen, wie lange das gutgeht und wann bei einem Menschen die Belastungsgrenze überschritten ist.«

Es gibt unzählige Prozesse, in denen Aluminium negativ in den Stoffwechsel eingreift. Wann jedoch der Grenzwert überschritten wird und der körperliche Einbruch erfolgt, unterscheidet sich von Person zu Person. Hier spielt die genetische Ausstattung eine große Rolle, ebenso der Lebensstil. Dazu kommt die individuelle Belastung durch mehr oder weniger große Mengen an Aluminium.

Was sich dann abspielt, wenn die Grenze überschritten ist und ein Mensch erkrankt, folgt allerdings auch wieder keinem einheitlichen Muster. Und das macht es auch so schwierig, den Täter zu fassen beziehungsweise überhaupt einmal auf die Idee zu kommen, dass Aluminium hinter den verschiedenen Symptomen stecken könnte.

Ein Beispiel für diese schwer vorstellbaren Abläufe ist die geheimnisvolle Beziehung zwischen Aluminium und ATP (Adenosintriphosphat). Diese Substanz ist so etwas wie die universelle Energie-Einheit des Lebens. Alle Nährstoffe werden schließlich als ATP an die Zellen geliefert. Gleichzeitig fungiert ATP im Organismus auch noch als Signalmolekül zwischen den Zellen. Diese lebenswichtigen Funktionen kann ATP jedoch nur dann ausfüllen, wenn es einen metallischen Helfer hat. Das ist normalerweise Magnesium. Erst wenn ATP an Magnesium gebunden ist, ist es vollständig und einsatzbereit.

Wenn nun allerdings Aluminium-Ionen auftauchen, entwickelt ATP eine regelrecht »außerirdische« Vorliebe zu diesem Konkurrenzmetall. Es löst sich von Magnesium und bindet stattdessen an Aluminium. Die Folgen sind allerdings gravierend. ATP verhält sich in dieser Konstellation nämlich vollständig anders als mit seinem natürlichen Partner. Als Signalmolekül wird es hyperaktiv und lässt sich nicht mehr abschalten. Es erhöht die energetische Aufladung der Zellen, mit denen es in Kontakt ist und vermindert damit gleichzeitig deren Lebenszeit. Dieser bislang erst in den Anfängen erforschte Mechanismus könnte an der Entstehung von Asthma beteiligt sein, aber auch zum Tod der Nervenzellen bei Alzheimer beitragen.

Es gibt zahlreiche derartige Mechanismen, in denen Aluminium eine problematische oder eindeutig negative Rolle spielt. Mehr als 200 davon sind bislang bekannt. Gerade diese ungeheure Vielfalt macht es der Wissenschaft allerdings bisher extrem schwer, das Schadenspotenzial von Aluminium eindeutig zu bestimmen. Wenn es pures Gift wäre, bei dem die Menschen sofort erkranken oder die Tiere tot umfallen würden, wäre die Sache wesentlich einfacher. Dann würden wir längst Wege gefunden haben, um mit Aluminium rational umzugehen.

So aber laufen die Reaktionsmuster im Verborgenen ab, vieles bleibt dem Zufall überlassen, vieles auch den individuellen genetischen Voraussetzungen. Manche Personen haben etwa eine vererbte Ausscheidungsschwäche und behalten generell mehr Metalle im Organismus als andere. Vieles hängt auch von den großteils unergründlichen Entscheidungen des Immunsystems ab.

Das Immunsystem ist – neben dem Nervensystem – das zweite lernende System unseres Körpers. Bei der Geburt ist es noch weitgehend naiv, lernt dann über Erfahrungen und wird zu einem kompetenten Schutzengel unserer Körperfunktionen. Beim allnächtlichen Zellservice entscheidet es autonom, welche Zellen ausgedient haben und erneuert werden müssen. Es stoppt radikal unkontrollierte Zellvermehrungen und verhindert damit den Ausbruch von Krebs. Es pflegt eine enge Beziehung mit dem Nervensystem, kann sich dessen Informationskanälen bedienen und beispielsweise die Hypophyse im Gehirn zu Fieber stimulieren oder die Ausschüttung bestimmter Hormone veranlassen. Einen ebenso engen Umgang pflegt das Immunsystem mit dem Mikrobiom, den Milliarden von Keimen die mit uns in Symbiose leben. Hauptsächliche Kontaktstelle ist hier der Darm, in dem Nervensystem, Mikrobiom und Immunsystem vielfältigste Kooperationen pflegen und Informationen austauschen.

Nebenher ist das Immunsystem aber auch ein mächtiger Kampfapparat. Über Milliarden Jahre ist es geschult im Umgang mit Viren, Bakterien, Würmern und anderen potenziell bedrohlichen Parasiten und Krankheitserregern. Seine Abwehrzellen gehen brutal gegen alles vor, was als Gefahr für die körperliche Sicherheit angesehen wird. Eindringlinge werden entweder gefressen oder mit toxischen Flüssigkeiten angegriffen und regelrecht aufgelöst. Dasselbe gilt auch für körpereigene Zellen. Wenn sie beim Kontakt mit patrouillierenden Zellen des Immunsystems nicht sofort zeigen können, dass sie gesund sind, geraten sie selbst ins Visier und werden entweder gleich getötet oder der Apoptose zugeführt – einem gezielten Recyclingprogramm, bei dem die einzelnen Bestandteile der Zelle dann wieder zum Aufbau neuer gesunder Zellen verwendet werden. Das Immunsystem entscheidet autonom, wer als Freund oder Feind angesehen wird.

Gleichzeitig versucht die Medizin immer intensiver, das Immunsystem zu manipulieren und über Medikamente und Impfungen in eine gewünschte Richtung zu steuern. Aluminium ist einer der wesentlichen Wirkstoffe, mit denen das Immunsystem stimuliert wird. Doch alle diese Manipulationen und »Marschbefehle« können gewaltig nach hinten losgehen, wenn die Instanzen des Immunsystems andere Entscheidungen treffen als die gewünschten. Das Immunsystem ist kein so simpel gestrickter Militärapparat, wie die Medizin viele Jahre angenommen hat. Und somit ist es auch hoch problematisch, das Immunsystem über Eingriffe von außen immer weiter zu reizen. Über die verschiedensten Maßnahmen erhöhen wir ständig dessen Aggressionsbereitschaft. Und nicht von ungefähr leben wir heute in einer Zeit, in der die verschiedenen modernen Krankheiten, die wir als »Zivilisationskrankheiten« bezeichnen, eine gemeinsame Ursache haben: ein aus der Bahn geworfenes, falsch oder unangemessen scharf reagierendes Immunsystem. Ein Immunsystem, das nicht mehr zwischen harmlos und gefährlich unterscheiden kann und Großalarm auslöst, wenn die Birken blühen. Oder ein Immunsystem, das die eigene Schilddrüse oder Bauchspeicheldrüse angreift und dort die körpereigenen Zellen zerstört.

Es ist extrem fahrlässig, das Immunsystem ständig auf neue potenzielle Feinde scharfzumachen und Alarmsituationen zu suggerieren. Doch genau das macht das Aluminium. Niemand kann im Detail voraussagen, welche Aktion die Wächterzellen des Immunsystems auslösen, wenn sie im Zentrum eines Zellschadens – an der Einstichstelle der Impfnadel – auf Aluminium stoßen. Sie können das Immunsystem dazu veranlassen, die an das Aluminium gebundenen eigentlichen Wirkstoffe der Impfung als potenzielle Feinde anzusehen und gegen diese Antigene aus der Impfung Antikörper erzeugen. Das entspricht dem Grundprinzip und der Theorie des Impfwesens – so soll Aluminium wirken.

Und meist klappt es ja, dieses »Dirty Little Secret der Immunologie«: der Trick, das Immunsystem mit Hilfe des Aluminiums in die gewünschte Reaktion zu manipulieren. Viele Jahre hat es als »Zauberbesen« der Mediziner zur allgemeinen Zufriedenheit funktioniert.

Doch was, wenn sich der Zauberbesen nicht mehr abschalten lässt und in eine ganz falsche Richtung marschiert. Was, wenn das Aluminium selbst die Punze eines gefährlichen Antigens erhält, so dass in der Folge die Aluminiumdepots im Körper für ständige Irritation und chronische Entzündungen sorgen. Was, wenn sich eine Entzündungskaskade entlädt, die wichtige Organe erfasst und dort irreparable Schäden anrichtet?

Dann stehen wir ziemlich blöd da. Und auch von Seiten der experimentierfreudigen Mediziner ist nun kein weiterer Ratschlag zu holen und auch keine Hilfe zu erwarten.

Silizium, der Aluminium-Wächter

So ziemlich der einzige bekannte Verbündete, den wir beim Umgang mit Aluminium haben, ist Silizium, der alte Partner beim Aufbau der Erdkruste. Aluminiumsilikate bilden ja in den diversen Verbindungen untereinander und mit Sauerstoff die Basis der meisten Gesteinsschichten und Böden auf unserem Planeten. Die Wiedervereinigung der chaotisch herumirrenden hyperaktiven Aluminium-Ionen mit dem noch wesentlich häufigeren Halbmetall wäre demnach höchst wünschenswert. Silizium hat eine enorme Bindungsfreude an Aluminium. Nicht nur in der Erdkruste sondern auch im Organismus.

Silizium finden wir in der Natur normalerweise als Kieselsäure. Das ist eine sehr schwache Säure. Sie sieht aus wie Wasser – und sie hat absolut kein Potenzial für chemische Reaktionen. Silizium verhält sich im Vergleich also vollständig konträr zu Aluminium. Silizium gilt für den Menschen nicht als essentiell, in gewisser Weise scheint es wichtig für die Knochenbildung und Reifung, doch die genauen Mechanismen sind wenig bekannt. Der menschliche Organismus enthält etwa 20 Milligramm Silizium pro Kilogramm Körpergewicht.

Doch abgesehen von der möglichen positiven Rolle für die Knochen, scheint es durch den Organismus zu gehen wie Wasser, ohne mit irgendetwas speziell in Kontakt zu treten. Außer natürlich es trifft auf Aluminium.

Warum Silizium im Lauf der Entstehung des Lebens nicht für bedeutendere Aufgaben ausgewählt wurde, ist eines der großen Rätsel der Biologie. Könnte es mit seiner chemischen Freundschaft mit Aluminium zu tun haben? Hat Silizium deshalb keine Aufgabe bekommen, weil es durch den Körper geht wie Wasser – und dabei auch zufällig anwesende Aluminium-Ionen mitnimmt und entfernt?

Christopher Exley hält das durchaus für möglich. »Möglicherweise hat Silizium im Lauf der Evolution und der natürlichen Auslese die Rolle eines Wächters übernommen hat, mit der Aufgabe, Aluminium aus den Lebensprozessen herauszuhalten.« Was hier so simpel klingt, hat Exley in all seinen faszinierenden Details zu einem großen theoretischen Entwurf der gemeinsamen Evolution der beiden Elemente verarbeitet und publiziert.[139]

Insofern lag es natürlich nahe, Silizium als Medikament einzusetzen, im Körper vorhandenes Aluminium damit auszuleiten und bestehende Vergiftungen zu therapieren. Das war die Grundidee. Doch es dauerte viele Jahre bis zur ersten Umsetzung. Es war nämlich gar nicht einfach, erzählte mir Exley, dafür jene Form von Silizium ausfindig zu machen, die auch wirklich gut an Aluminium bindet. Es gibt Silizium in verschiedener Form als Kieselerde-Präparate im Angebot. Das Meiste erwies sich laut Exley für seine Zwecke als völlig unbrauchbar. »Es wirkt so ähnlich, wie wenn du Sand isst, nämlich gar nicht.«

Es brachte auch nichts, einfach Kieselsäure aus dem Handel zu bestellen und das mit Wasser zu vermischen. Darin fanden sich kaum biochemisch aktive Silizium-Ionen, welche in der Lage waren, an das Aluminium zu binden.

Schließlich kam Exley auf Siliziumreiches natürliches Mineralwasser. Und endlich gab es ermutigende Resultate. Eine im August 2012 veröffentlichte Studie[140] mit Mäusen, die Exley gemeinsam mit einem Team der Universität Brescia durchführte, zeigte, dass das Prinzip funktioniert. Die Tiere wurden mit Aluminiumsulfat behandelt und erhielten dazu Wasser, das entweder sehr viel oder sehr wenig Silizium enthielt. Die Alu-Verbindung erwies sich als toxisch und verursachte im Gehirn der Mäuse Schäden. Bei jenen Mäusen, die gleichzeitig das Siliziumreiche Wasser bekamen, wurden diese Schäden aber nahezu annulliert. Silizium erwies sich als der lange gesuchte Wächter vor Aluminium, so wie Exley und andere Forscher das jahrelang vermutet hatten.

Also wurden die Experimente am Menschen weiter geführt. Es ist ja eine der unabdingbaren Folgen des breitflächigen Einsatzes von Aluminium in sensiblen Lebensbereichen, dass damit auch die Kontamination auf breiter Basis in der Bevölkerung zunimmt. Und manche Menschen sind entweder empfänglicher für die damit verbundenen Schäden – oder deren individuelle Dosis ist höher. Exley und sein Team entschieden sich für eine Gruppe von Patienten, bei denen die Wahrscheinlichkeit groß ist, dass sie Aluminiumdepots im Körper haben: Menschen mit Alzheimer.

In der ersten Testphase ging es noch nicht um therapeutische Effekte, sondern ausschließlich darum, die Methode zu testen. Gelingt es mit siliziumreichem Mineralwasser, Aluminium zu binden und auszuscheiden? – Dafür war es notwendig, den Harn der Testpersonen vor und nach der Wasserkur zu messen.

Insgesamt nahmen 16 Personen mit Alzheimerdiagnose an der Studie teil. In die gleich große Kontrollgruppe ohne Alzheimer wurden die Ehepartner bzw. eine Pflegeperson aufgenommen.

Alle Teilnehmer tranken täglich eine Flasche Siliziumreiches Mineralwasser. In diesem Fall wurde Wasser der Marke »Spritzer« verwendet. Es stammt aus Malaysia und enthält 35 Milligramm Silizium pro Liter. Die Kur ging über zwölf Wochen und jeden Mittwoch sollte der erste Harn gesammelt und dem Forscherteam zur weiteren Analyse übergeben werden.

An sich wäre es sinnvoll, erzählte mir Exley, den gesamten Harn eines Tages zu sammeln. Zum einen, weil die Zusammensetzung immer davon abhängt, was kurz davor getrunken worden ist. Morgenharn ist zudem wesentlich konzentrierter als der Harn der tagsüber gesammelt wird. Doch das war bei dieser Patientengruppe, die auch Probleme mit Inkontinenz hat, schwierig. Also wurden die pflegenden Angehörigen gebeten, bei den Patienten und auch bei sich selbst, möglichst den Morgenharn zu sammeln. Und das gelang auch ganz gut.

Nach der ersten Woche, als die Trinkkur gestartet wurde, stieg der Aluminiumgehalt im Harn im Schnitt deutlich an. Sowohl in der Alzheimergruppe (+ 15%) als auch in der Kontrollgruppe (+ 62%). Der Siliziumgehalt stieg parallel dazu stark an und war in beiden Gruppen gleich hoch.

Dies weist darauf hin, dass bei den gesunden Personen das Aluminium möglicherweise leichter zugänglich ist als bei Alzheimerpatienten. Am besten wirkte die Ausleitung von Aluminium bei den gesunden Frauen in der Kontrollgruppe. Auf die Ausscheidung sonstiger Minerale wie Eisen oder Kupfer hatte die Trinkkur keine Auswirkungen.

Am Beginn und Ende der Studie machten die Teilnehmer einen Intelligenz- und Gedächtnistest um ihre kognitiven Funktionen zu messen. Dabei machten zwei der Teilnehmer in der Alzheimergruppe einen erstaunlichen Leistungssprung. »Das kann auch reiner Zufall sein«, sagte mir Exley. »Wir haben uns aber trotzdem sehr darüber gefreut, weil es den Patienten tatsächlich viel besser ging.«

Ob es sich dabei um einen therapeutischen Effekt handelt, müssen weitere Studien in einer größeren Personengruppe klären.

Wir wissen also, dass es möglich ist, Aluminium wieder aus dem Organismus zu entfernen, wenn wir Mineralwasser trinken, das reich an Siliziumdioxid (SiO_2) ist. Ob wir es damit schaffen, unseren Körper von diesem problematischen Element komplett zu befreien, ist eher unwahrscheinlich, weil manche Organe schwer zugänglich sind und die Silizium-Ionen sicherlich auch nicht jede Aluminiumverbindung auflösen können, um sich selbst als Bündnispartner anzudienen. Gesichert scheint, dass sich jedoch ein überraschend hoher Anteil an Aluminium-Ionen mit Silizium verbindet und sich das solcherart neutralisierte Aluminium nunmehr recht einfach über Urin oder Stuhl ausscheiden lässt. Und nachdem Siliziumreiches Mineralwasser im Normalfall keine negativen Folgen für unsere Gesundheit hat, sondern im Gegenteil als gesund gilt, wäre so eine Kur sicherlich empfehlenswert.

Aluminium ausleiten

Silizium ist nach Sauerstoff das zweithäufigste Element der Erde. Es tritt vorwiegend in Form von Silikatmineralen auf oder als reines Siliziumdioxid (SiO_2). Sand oder Quarz sind solch reines SiO_2. Auch eine Reihe von Schmucksteinen wie Achat, Jaspis oder Opal bestehen vorwiegend daraus. Silizium ist ein Halbmetall und weist Eigenschaften von Metallen und Nichtmetallen auf. Für die Anwendung in der Mikroelektronik wird hochreines Halbleiter-Silizium benötigt. Das in den 1970er-Jahren als Silicon Valley (Silizium-Tal) bekannt gewordene Gebiet nahe San Francisco beherbergt einige der Pionierunternehmen der Elektronik- und Computerindustrie. Auch für Solarzellen ist Silizium ein wichtiger Rohstoff.

Was die menschliche Gesundheit betrifft ist Silizium in vielen Bereichen der Gegenspieler des Aluminiums. Zwar gibt es auch hiervon sicher keinen Mangel, doch ist Silizium immerhin nicht toxisch. Während Aluminium den Knochen schadet, wird bei Silizium eine förderliche Wirkung vermutet; ebenso wie für Haut, Haare und Nägel, die einen hohen Gehalt an Silizium aufweisen.

Täglich nehmen wir etwa 25 bis 40 Milligramm Silizium mit der Nahrung auf. Besonders Siliziumreich sind manche Pflanzen, wie etwa Schachtelhalm, Reis, Getreide und Trockenfrüchte. Auch Bier enthält überdurchschnittlich viel Silizium. Doch nur das wenigste davon wird verwertet.

Silizium hat das chemische Kürzel Si. Als Kieselsäuren werden die Sauerstoffsäuren von Silizium bezeichnet. Einfachste Kieselsäure ist die Ortho- oder Monokieselsäure $Si(OH)_4$. Als »echte Kieselsäure« wird von den Mineralwasserfirmen jedoch oft H_2SiO_3 angegeben. Die beiden Kieselsäuren unterscheiden sich nur dadurch, dass sie ein bzw. zwei Moleküle H_2O enthalten. Die »echte Kieselsäure« findet sich unter der Bezeichnung m-Kieselsäure oder meta-Kieselsäure auf den meisten Etiketten von Mineralwasser.

Entzieht man den Kieselsäuren das H_2O, so erhält man das so genannte Anhydrid Siliziumdioxid SiO_2. Auch das wird manchmal auf Etiketten angegeben. Das Problem dabei ist jedoch, dass uns eigentlich nicht der Gehalt an SiO_2 interessiert, weil SiO_2 wie wir gehört haben nichts anderes ist als chemisch vollständig neutraler Sand der ohne jegliche Reaktion mit Aluminium-Ionen durch den Körper gehen würde. Es kommt also darauf an, wie viel von diesem SiO_2 als biochemisch aktive Kieselsäuren im Wasser gelöst ist.

Chemisch gesehen ist das relativ einfach, denn SiO_2 als meta-Kieselsäure reagiert leicht mit Kohlensäure und bildet dann Orthokieselsäuren, die aktiven Kieselsäure-Varianten. Diese zerfallen jedoch auch leicht wieder und so kann man aus dem Etikett nicht wirklich zuverlässig darauf schließen, wie hoch nun der Gehalt an bioaktiver Kieselsäure im Mineralwasser wirklich ist. Laut Christopher Exley kann dieser Gehalt zwischen 30 und 90 Prozent schwanken. Ein hoher Gehalt an m-Kieselsäure ist jedoch die Grundvoraussetzung, dass ein Mineralwasser überhaupt in der Lage ist, Aluminium zu binden und aus dem Körper auszuleiten.

Auf der einen Seite wird die Kieselsäure durch biologische und chemische Prozesse verbraucht, auf der anderen Seite holt sich das Wasser – indem es durch Bodenschichten fließt, die Silikate enthalten – die Kieselsäure wieder zurück. Manche natürliche Mineralwässer haben länger Zeit bei der Durchwanderung derartiger silikatreicher Schichten und können sich dabei mit mehr Kieselsäure anreichern. Besonders reich an bioaktivem Silizium ist Wasser, das langsam durch vulkanisches Gestein sickert und sich derart mit Mineralien aufladen kann.

In Deutschland stammt der Großteil der Siliziumreichen Wässer aus der Vulkaneifel. Dazu zählt Wasser der Marken Dunaris Heilwasser aus Daun, Nürburg Quelle, Dreiser Sprudel und Vulkania Heilwasser aus Dreis. Sie sind überregional schwer zu bekommen.

Christopher Exley unternimmt seine Studien mit exotischem Wasser von Malaysia und den Fidschi-Inseln, die hier zum Vergleich auch angeführt sind. Begonnen hatte er seine Studien mit Wasser der Marke Volvic, dessen Mutterkonzern Danone dann allerdings die Kooperation mit Exley beendet hat. Möglicherweise deshalb, weil es den Konzernstrategen einfiel, dass sehr viele Danone-Produkte mit Aluminiumfolie verpackt sind und es ihnen deshalb nicht als besonders gute Idee erschien, in der Öffentlichkeit für die Ausleitung von Aluminium zu werben. Zumal die Joghurts sicher mehr Umsatz bringen als das Mineralwasser.

Ich habe hier eine Liste mit derartigen Siliziumreichen natürlichen Mineralwassermarken erstellt, die in Deutschland, Österreich und der Schweiz im Handel erhältlich sind. Es hat sich in der Recherche gezeigt, dass einige Firmen recht unterschiedliche Bezeichnungen verwenden. Am häufigsten wird der Gehalt an H_2SiO_3 bzw. m-Kieselsäure verwendet und so habe ich die Angaben vereinheitlicht.

Die Liste ist bei weitem nicht vollständig. In der Schweiz ist es beispielsweise überhaupt nicht üblich, den Gehalt an Kieselsäure auf dem Etikett oder der Firmenwebseite anzugeben. Hier kam aber vom Verband Schweizerischer Mineralquellen eine hilfreiche Übersicht, in der doch einige wenige Wässer dabei waren, welche das von Chris Exley vorgegebene Minimum von 30 Milligramm H_2SiO_3 pro Liter erfüllen.

Wir nehmen gerne Hinweise entgegen, wenn wir Siliziumreiches Wasser übersehen haben sollten. Aktualisierungen finden Sie auf der Webseite unseres »Al-ex Institut zur Wissensvermittlung im Umgang mit Aluminium« mit der Adresse: *www.al-ex.org*

Bitte beachten Sie die Hinweise und Dosierungsanleitungen der Hersteller. Heilwässer sind manchmal so reich an mineralischen Inhaltsstoffen, dass es bestimmte Trinkmengen gibt, die nicht überschritten werden sollten.

Mineralwasser mit hohem Gehalt an Silizium
(echte Kieselsäure bzw. m-Kieselsäure)

Mineralwasser-Marke	Kieselsäure (mg/l) (H_2SiO_3)	Herkunftsland
Rogaska Heilwasser	156,0	Slowenien
Vulkania Heilwasser	133,0	Deutschland
Nürburg Quelle	120,0	Deutschland
Fiji	115,8	Fidschi-Inseln
Dreiser Sprudel	111,0	Deutschland
Hirschquelle vital	101,0	Deutschland
Spritzer	97,2	Malaysia
Hirschquelle Heilwasser	89,1	Deutschland
Gerolsteiner Sprudel	72,3	Deutschland
Dunaris	65,3	Deutschland
Radenska	64,5	Slowenien

Rhäzünser	64,0	Schweiz
Preblauer	58,0	Österreich
Juvina	56,3	Österreich
Bad Liebenzeller Paracelsusquelle II	55,6	Deutschland
Long Life	48,1	Österreich
Heerbach	43,8	Deutschland
Volvic	40,3	Frankreich
Staatl. Fachingen	40,2	Deutschland
Heppinger Extra	38,0	Deutschland
Frankenmarkter	38,0	Österreich
St. Gero Heilwasser	37,2	Deutschland
Teinacher	34,9	Deutschland
Zurzacher	33,4	Schweiz
St. Margareten Heilwasser	33,2	Deutschland
Bad Griesbacher	31,2	Deutschland

Das Al-ex Institut

Nach dem Erscheinen meines Buches »Dirty Little Secret« und der Veröffentlichung des Filmes »Die Akte Aluminium« kamen recht viele Anfragen, wie man nun feststellen kann, ob man selbst toxische Aluminiumdepots im Körper hat – und wie man die wieder loswerden kann.

Ich habe einige Versuche unternommen, diese Aufgabe an die Hausärzte der jeweiligen Anfragenden zu übertragen. Die Resultate waren recht frustrierend, wie ich erfahren habe. Das liegt daran, dass die Messung von Aluminium ganz anders funktioniert als die Messung der meisten anderen Elemente und nur wenige Labore ein diesbezügliches Service anbieten. Noch schwieriger als die Messung ist die Interpretation und Einschätzung der Resultate.

Ich habe schließlich zusammen mit einer Gruppe von Freunden, Helfern und Experten, die hier Fachwissen beisteuern können, diese Angelegenheit selbst organisiert.

Wir haben das *»Al-ex Institut zur Wissensvermittlung im Umgang mit Aluminium«* gegründet und als Verein organisiert, der nicht auf Gewinn ausgerichtet ist. Ziel des Al-ex Instituts ist es, Wissen zu sammeln, Wissen weiterzugeben und bei den Behörden für weitere Forschung in diesem Bereich einzutreten, damit das Lobbying nicht vollständig der Industrie überlassen bleibt.

Unabhängige Forschung wäre höchst notwendig. Denn bei wichtigen Fragen, die aus dem Publikum und bei den Recherchen aufgetreten sind, gibt es noch gar keine Evidenz, auf die man sich in den Antworten beziehen könnte.

Oft kam etwa die Frage nach dem Nutzen von Heilerde oder Zeolith-Produkten. Sie werden seit langem in der Naturmedizin angewendet und vielfach verschrieben. Etwa gegen Sodbrennen, aber auch zur Ausleitung von Aluminium. Gleichzeitig enthalten die meisten dieser Produkte aber selbst Aluminiumverbindungen. Könnte es also sein, dass sie deshalb so gut gegen Sodbrennen wirken, weil sie ebenfalls mit der Magensäure reagieren – so wie die Antazida? Belasten sie ebenfalls den Organismus mit frei werdenden Aluminium-Ionen?

Diese Frage wurde mir vielfach gestellt und sie ist leider vollständig ungelöst. Mir sind keine Studien bekannt, welche die Mechanismen und die Unterschiede in der Wirkungsweise ausreichend untersuchen und beantworten würden.

Was ist beispielsweise, wenn Trinkwasser laufend mit Aluminiumteilen in Kontakt kommt, wenn man Trinkflaschen aus Aluminium zum Wandern mitnimmt oder regelmäßig Red Bull oder Cola aus Alu-Dosen trinkt?

Hier und in vielen anderen Bereichen wollen wir positives Lobbying für mehr Forschung betreiben oder auch selbst mit Wissenschaftlern zusammenarbeiten. Die Messungen und Ausleitungen sind schon angelaufen. Wir haben ziemlich viele Proben – auch im privaten Umfeld – gemacht, damit wir Erfahrungen sammeln und die Resultate besser einordnen können.

Der hier im Buch beiliegende Fragebogen, der die einzelnen Risikofaktoren bzw. Lebensumstände der Probanden abzubilden versucht, soll uns wertvolle Hinweise liefern, wie stark sich die einzelnen Alu-Quellen auf die Belastung im Organismus auswirken. Daraus wollen wir wissenschaftliche Fragestellungen ableiten, die wir dann an die Fachexperten als Beobachtungen und Thesen weiterleiten.

Die Ausleitung funktioniert über die einzige bislang wissenschaftlich gut dokumentierte Methode, die hier bereits angeführt wurde: über SiO_2-reiches Mineralwasser. Das bioaktive Silizium verbindet sich im Organismus mit Aluminium-Ionen und wird dann über Harn und Stuhl ausgeschieden. In der im Jahr 2013 publizierten Studie[141] ergab sich dabei ein signifikanter Anstieg der Aluminiummenge im Urin.

Wenn so ein Anstieg gemessen wird, so kann man davon ausgehen, dass es Aluminiumdepots im Organismus gibt (verschiedene Organe, z. B. Leber, Hirn, Lunge neigen zur Akkumulation, so wie sich auch Depots im Gewebe und vor allem den Knochen bilden).

Die vom Al-ex Institut empfohlene Therapie wäre also eine Trinkkur mit SiO_2-reichem Mineralwasser und abschließende nochmalige Messung des Aluminiumgehalts im Harn.

Vielleicht gelingt es auch Sponsoren zu finden, welche Basisförderung leisten. Wir bräuchten z. B. dringend eine Prüfung der verschiedenen Siliziumreichen Mineralwässer, weil wir hier schon Überraschungen erlebt haben, etwa mit falschen oder irritierenden Angaben am Etikett.

Unbekannt ist außerdem der Anteil an Orthokieselsäure, welche den Anteil des biochemisch verfügbaren Siliziums am Gesamtgehalt der m-Kieselsäure ausmacht. Hier können die Anteile zwischen 30 und 90 Prozent schwanken, was natürlich einen gewaltigen Unterschied ausmacht.

Untersuchungen können auch Quellen der Aluminiumaufnahme zeigen, die bislang wenig bekannt waren. Wir haben im Al-ex Institut etwa bei einem Paar eine Messung durchgeführt, die seltsame Resultate erbracht hat. Anstatt am ersten Tag niedrige Werte und nach der Trinkkur hohe Aluminiumwerte zu messen, war es hier nämlich genau umgekehrt: Die Resultate aus dem Labor zeigten, dass das Aluminium von Rekordwerten auf Normalwerte abfiel.

Ich kontaktierte daraufhin die beiden Testpersonen und fragte nach den näheren Umständen. Da erzählte mir die Frau, dass sie mit ihrem Mann ein Wochenende in einer Therme verbracht hatte. Sie waren ausgiebig geschwommen und hatten den Saunabereich benutzt. Am Montag nach dem Wochenende machten sie schließlich die 24-Stunden-Harnsammlung für die Ermittlung der Basiswerte. Bis sie dann Zeit hatten, das Mineralwasser zu trinken und die zweite 24-Stunden-Sammlung zu machen, vergingen ein paar Tage.

Konnte es sein, dass sich das Paar die Aluminiumüberdosis in der Therme geholt hatte? – Ich erreichte den zuständigen Techniker der Therme und tatsächlich bestätigte er mir, dass das Wasser während des Betriebes mit Aluminium »behandelt« wird, um den Schmutz ausflocken zu lassen. Dass die Gäste der Therme allerdings über die Haut und auch beim Einatmen des Wasserdampfs hohe Mengen an Aluminium aufnehmen, ist ein weniger beruhigender Gedanke.

Daraus entstand jedenfalls die spontane Idee, dass wir über das Al-ex Institut einen Test der verschiedenen Hallenbäder und Thermen organisieren, um die Aluminiumbelastung des Wassers zu vergleichen.

Auf der Webseite des Al-ex Institut (www.al-ex.org) finden Sie Hinweise, wie Sie persönlich eine Messung veranlassen können. Sie erhalten auf Wunsch die dafür nötigen Utensilien zugeschickt.

Recht interessant waren manche Resultate bei Kindern. So zeigte sich, dass auch bei gesunden Kindern eine tägliche Aluminiumkontamination stattfindet, welche wir im Urin messen. Bisher ergab sich jedoch der Eindruck, dass bei Personen mit weniger Exposition (z. B. über Kosmetikprodukte, Deos, Impfungen) auch weniger Depots im Körper auftreten – das Aluminium also durchgeschleust und kaum absorbiert wird. Speziell bei Kindern wirken Trinkkuren gut auf die Ausscheidung der Depots.

Die Hoffnung liegt darin, dass Krankheiten, die mit Aluminium zu tun haben, durch die Ausscheidung des Aluminiums geheilt oder zumindest gelindert werden können. Manche Ärzte empfehlen bereits jetzt Siliziumreiches Mineralwasser, um Belastungen durch Impfungen zu verringern oder die Rückstände der Impfungen rascher auszuleiten.

Bei Kindern mit potenziell aluminiuminduzierten Krankheiten wie Autismus haben wir erstaunlich niedrige Werte von Aluminium im Harn gemessen, was auf eine mögliche Ausscheidungsschwäche für dieses Metall hinweist. Auch dies wäre eine mögliche Hypothese, die es Wert wäre, sie wissenschaftlich zu überprüfen.

Wie unterscheidet sich die Aluminiumausscheidung bei Kindern mit Asthma und Allergien im Vergleich zu gesunden Kindern? Wie verhält es sich mit Autoimmunkrankheiten oder mit Störungen der Abwehrkräfte. Auch hier wäre es möglich, dass eine Trinkkur Erleichterung bringt.

Bei Erwachsenen sind vor allem Krankheiten, die mit chronischer Müdigkeit, Muskelproblemen, bestimmten Krebsarten und neurodegenerativen Störungen zu tun haben, mit Aluminium assoziiert. Bewiesen und anerkannt ist dieser Zusammenhang im Mainstream der Wissenschaft zwar noch lange nicht, doch einiges ist hier – speziell bei Alzheimer und auf dem Gebiet der Impfungen – in Bewegung.

In Professor Exleys Studien mit Demenzkranken zeigten sich nach der Trinkkur einige überraschende Remissionen mit erstaunlicher Besserung in den standardisierten kognitiven Tests. Sowohl bei den Patienten als auch in der Kontrollgruppe schnitten die meisten Teilnehmer nach der Trinkkur besser bei den Wissens- und Gedächtnistests ab. Das muss jetzt natürlich noch weiter geprüft und in größeren Studien verifiziert werden, sagt Exley, weil die derzeitigen Studien von ihrem Design nicht darauf angelegt waren, diese Effekte zu messen. Doch allein die Beobachtungen machen schon Mut.

Zudem kann die Ausleitung mit natürlichem Mineralwasser jedenfalls auch niemals ein Fehler sein, da Aluminium im Organismus keinerlei sinnvolle Funktion ausübt. Andererseits sind in der wissenschaftlichen Literatur bislang aber schon mehr als 200 Mechanismen bekannt sind, wo die toxischen Metall-Ionen einen schädlichen Einfluss zeigen. – In diesem Sinne: Starten Sie Ihre Trinkkur. Einfach aufs gerate Wohl, oder nach vorheriger Messung Ihrer individuellen Belastung.

Nutzen wir das Silizium als natürlichen Wächter vor den möglichen Verheerungen des Aluminiums.

Zum Schluss

Die Arbeit an diesem Buch habe ich in manchen Bereichen völlig unterschätzt. Es war eine derartig kleinteilige und oft auch mühsame Recherche, dass ich sowohl die freundliche Verlegerfamilie Ennsthaler als auch meinen Lektor Christian Heindl mit meinen ständigen Verschiebungen ziemlich belastet habe. Manchmal brauchte es mehrere Tage oder sogar Wochen, um bestimmte Fakten zu prüfen, bestätigt zu bekommen oder in der Literatur aufzustöbern. Es ist eben doch noch ein ziemliches Pionierthema, das bisher kaum breiter aufbereitet worden ist. Umso mehr möchte ich mich beim Verlag – im Speziellen bei Gottfried und Christoph Ennsthaler sowie bei Geraldine Schirl-Ennsthaler bedanken, dass Sie niemals ihre gute Laune eingebüßt oder mich das zumindest nicht merken lassen haben.

Besonderer Dank von meiner Seite gebührt einer lieben Freundin und Kollegin, welche mir in Frankreich bei der Recherche zum Thema viele Türen geöffnet hat: Virginie Belle.

Dann natürlich meinem Freund Kurt Langbein, der als erster an die Brisanz und Seriosität des Projektes glaubte und mir mit seinem Einsatz und seinem Prestige sehr geholfen hat.

Ebenso wie die ZDF/ARTE Redakteurin Linde Dehner, die sich als unermüdliche Promoterin unseres Aluminium-Themas betätigte und ohne die es Film und Buch wohl nie gegeben hätten.

Zum Schluss auch noch Christopher Exley, dem weltweit unbestrittenen »Mr. Aluminium« – dem unbeirrbaren Vorreiter einer objektiven Wissenschaft in diesem Bereich, dem ich von Herzen wünsche, dass er für seinen Einsatz auch noch die akademischen Ehren und die Wertschätzung bekommt, die er verdient.

Ihnen als Leser dieses Buches wünsche ich, dass es dort Hilfe und Antworten bietet wo Sie diese gesucht haben. Es war und ist niemals meine Absicht gewesen, Angst zu verbreiten, sondern ein Thema in der Öffentlichkeit bekannt zu machen, damit Ansätze zur Lösung gefunden werden. Nur wenn wir uns der vielfältigen

Probleme bewusst werden, welche der teils hemmungslose und kaum kontrollierte Einsatz von Aluminium in den sensibelsten Lebensbereichen aufwirft, kann es gelingen, geeignete Maßnahmen zu treffen, damit das »Zeitalter des Aluminiums« nicht zum Alptraum wird. In diesem Sinne hat es bereits einige erste ermutigende Reaktionen gegeben, denen weitere folgen müssen. Dazu will ich auch in Zukunft beitragen und freue mich über alle, die hier mitmachen um die Botschaft zu verbreiten.

Denn soviel habe ich bisher gelernt: Wenn es uns nicht gelingt, einen hörbaren und spürbaren öffentlichen Druck aufzubauen – als Bürgerinnen und Bürger, als Verbraucherinnen und Verbraucher – ändert sich gar nichts.

Endnoten

1 Das in diesem Buch veröffentlichte Interview mit Christopher Exley wurde nicht in einem geführt, sondern stammt aus mehreren Quellen. Die Gespräche fanden zwischen 2011 und 2013 statt.

2 Udo Pollmer »Aluminium und Alzheimer« E.U.L.E.N-Spiegel, Nr. 4, 24. August 1995

3 Moore PB et al. »Gastrointestinal absorption of aluminum is increased in Down's syndrome« Biol Psychiatry 1997; 41(4): S. 488–492.

4 Graves AB et al. »The association between aluminium-containing products and Alzheimer's Disease« J Clin Epidemiol 1990; 43: S. 35–44

5 Telefoninterview 24. April 2012

6 Joachim Bauer »Die Alzheimer'sche Krankheit (Neurobiologie, Psychosomatik, Diagnostik und Therapie), Schattauer Verlag 1994, S. 49 ff.

7 Nicholas D. Priest, Thomas V. O'Donnell (Hrg.) »Managing Health in the Aluminium Industry«, International Primary Aluminium Institute London, The Aluminum Association Washington, DC, Middlesex University Press, London 1997

8 Spada PL et al.: »Iron, zinc and aluminium ferritin content of hemodialysis hyperferritinemic patients: comparison with other hyperferritinemic clinical conditions and normoferritinemic blood donors« Clinical Biochemistry 2009; 42: S. 1654–57

9 De Sole P et al. »Possible relationship between Al/ferritin complex and Alzheimer's disease«, Clinical Biochemistry 2013; 46: S. 89–93

10 Bert Ehgartner »Morbus Alzheimer: Nach Jahren Auftrieb für die Aluminiumhypothese« Deutsches Ärzteblatt 2013; 110(6): A-222 / B-208 / C-208

11 Bethel CD et al. »A National and State Profile of Leading Health Problems and Health Care Quality for US Children: Key Insurance Disparities and Across-State Variations« Academic Pediatrics 2011; II(3): S. 22–33

12 Darbre Philippa D, »Underarm antiperspirants/deodorants and Breast Cancer«, Breast Cancer Research 2009, 11(Suppl 3): S. 5

13 Haagensen CD, Diseases of the Breast, Philadelphia: WB Saunders; 1971

14 siehe dazu Bert Ehgartner »Brustkrebs durch Deodorants?« in »Dirty Little Secret«, Ennsthaler 2012, S. 230 ff.

15 Pineau A et al. »In vitro study of percutaneous absorption of aluminum from antiperspirants through human skin in the Franz™ diffusion cell« Journal of inorganic Biochemistry 2012; 110: S. 21–26

16 Sappino André-Pascal »Aluminium chloride promotes anchorage-independent growth in human mammary epithelial cells« J Appl Toxicol 2012 Mar; 32(3): S. 233–243

17 Bundesinstitut für Risikobewertung »73., 74. und 75. Sitzung der vorläufigen Kommission für kosmetische Mittel« Tagungsbericht vom 20. November 2008

18 Bundesinstitut für Risikobewertung »Aluminiumhaltige Antitranspirantien tragen zur Aufnahme von Aluminium bei« Stellungnahme Nr. 007/2014 des BfR vom 26. Februar 2014

19 www.bfr.bund.de/de/fragen_und_antworten_zur_risikobewertung_von_kosmetischen_mitteln-189017.html

20 www.bfr.bund.de/cm/343/11-sitzung-der-bfr-kommission-fuer-kosmetische-mittel.pdf

21 Flarend R et al. »A preliminary study of the dermal absorption of aluminium from antiperspirants using aluminium-26« Food Chem Toxicol. 2001; 39: S. 163–168

22 http://www.bfr.bund.de/de/das_bundesinstitut_fuer_risikobewertung__bfr_-280.html (zuletzt abgerufen am 30. April 2014)

23 P. Peter: »Umwelt-und Gesundheitsrisiken nanotechnologischer Applikationen« in: Natural and Social Science Interface, Ausgabe 29, 2005

24 Bhabra G et al. »Nanoparticles can cause DNA damage across a cellular barrier« Nature Nanotechnology 2009; 4(12): S. 876–883

25 Morsy GM et al. »Studies on fate and toxicity of nanoalumina in male albino rats: lethality, bioaccumulation and genotoxicity« Toxicol Ind Health, 2013 Oct 4. (epub ahead of print)

26 Jensen AO et al. »Non-melanoma Skin Cancer and Ten-year All-cause Mortality: A Population-based Cohort Study« Acta Derm Venereol 2010; 90: S. 362–367

27 Qiu A. et al. «Basal ganglia volume and shape in children with attention deficit hyperactivity disorder« Am J Psychiatry 2009; 166(1): S. 74–82

28 http://www.cdc.gov/ncbddd/autism/data.html

29 Baio J et al. »Prevalence of Autism Spectrum Disorder Among Children Aged 8 Years — Autism and Developmental Disabilities Monitoring Network, 11 Sites, United States, 2010« MMWR 2014; 63(SS02): S. 1–21

30 Jefferson T et al. »Adverse events after immunisation with aluminium-containing DTP vaccines: systematic review of the evidence« Lancet Infect Dis 2004; 4(2): S. 84–90

31 http://scienceblogs.de/kritisch-gedacht/2008/12/01/aluminium-adhs/, Brief vom 2. Dezember 2008

32 Exley C et al. »The immunobiology of aluminium adjuvants: how do they really work?« Trends in Immunology 2010; 31(3): S. 103–109

33 Nekrassova NS et al. »Epidemic Diphtheria in Ukraine, 1991–1997« 2000; 181 (Suppl 1): S. 35–40

34 Bundesinstitut für Risikobewertung »Aluminiumgehalte in Säuglingsanfangs- und Folgenahrung«, Aktualisierte Stellungnahme Nr. 012/2012 vom 20. April 2012

35 European Food Safety Authority »On the Evaluation of a new study related to the bioavailability of aluminium in food«, EFSA Journal 2011; 9(5): S. 2157

36 Bert Ehgartner »Dirty Little Secret – Die Akte Aluminium« Ennsthaler 2012, S. 178

37 Weißer K. et al. »Sicherheit von Impfstoffen« Deutsches Bundesgesundheitsblatt 2009; 52: S. 1053–1064

38 Bishop NJ et al. »Aluminium neurotoxicity in preterm infants receiving intravenous-feeding solutions« NEJM 1997; 336: S. 1557–1561

39 Susanne Stöcker, Pressestelle Paul Ehrlich Institut, Mail vom 28. August 2013

40 Postl Elisabeth , »Impfung gegen HPV ist ein Millionengeschäft«, Profil, 27. August 2013

41 Zechmeister Ingrid et al. »Ökonomische Evaluation der Impfung gegen humane Papillomaviren (HPV) in Österreich«, Ludwig Boltzmann Institut für HTA, Wien 2007

42 Bryant Alison, »HPV related cancers up despite vaccines from Merck, GSK« FierceVaccines, 9. Jänner 2013

43 Media Statement – Sanofi Pasteur MSD Rejects Opinion of Regional French Compensation Group in Gardasil Vaccination Claim,

44 Jiji »Cervical cancer vaccination probe kicks off« The Japan Times, 16. Oktober 2013

45 Tomljenovic L, Shaw CA. »Too fast or not too fast: the FDA‘s approval of Merck‘s HPV vaccine Gardasil« J Law Med Ethics. 2012; 40(3): S. 673–681

46 Caulfield MJ et al. »Effect of alternative aluminum adjuvants on the absorption and immunogenicity of HPV16 L1 VLPs in mice« Human Vaccines 2007; 3(4): S. 139–145

47 http://de.wikipedia.org/wiki/Placebo

48 Siegrist Claire-Anne et al. »Human papilloma virus immunization in adolescent and young adults: a cohort study to illustrate what events might be mistaken for adverse reactions« Pediatr Infect Dis J. 2007; 26(11): S. 979–84.

49 Kristensen I et al. »Routine vaccinations and child survival: follow up study in Guinea-Bissau, West Africa« BMJ 2000; 321: S. 1435–1438

50 Fisker AB et al. »Co-administration of live measles and yellow fever vaccines and inactivated pentavalent vaccines is associated with increased mortality compared with measles and yellow fever vaccines only. An observational study from Guinea-Bissau« Vaccine 2014; 32(5): S. 598–605

51 »Silence isn't golden« New Scientist, 17. August 2013, S. 5

52 Sørup S et al. »Live Vaccine Against Measles, Mumps, and Rubella and the Risk of Hospital Admissions for Nontargeted Infections« JAMA 2014; 311(8): S. 826–835

53 »Zweijähriger starb binnen eines Tages« Kurier, 3. Mai 2013

54 http://de.wikipedia.org/wiki/Sepsis (zuletzt abgerufen am 30. April 2014)

55 Fritsch P et al. »Tick-borne encephalitis in Styrian children from 1981 to 2005: a retrospective study and a review of the literature« Acta Pædiatrica 2008; 97: S. 535–538

56 »Immuntherapie (Hyposensibilisierung) allergischer Erkrankungen« a-t 2006; 37: S. 56–65

57 Christopher Exley »Aluminium adjuvants and adverse events in sub-cutaneous allergy immunotherapy« Allergy, Asthma & Clinical Immunology 2014; 10: S. 4–9

58 z. B. www.eu-versandapotheke.com (zuletzt geprüft am 11. März 2014)

59 Khan Z. et al. »Slow CCL2-dependent translocation of biopersistent particles from muscle to brain« BMC Medicine 2013; 11: S. 99–117

60 Bert Ehgartner »Lob der Krankheit« Lübbe 2008, S. 40

61 Harder KM et al. »Universal screening for hepatitis B among pregnant women led to 96% vaccination coverage among newborns of HBsAg positive mothers in Denmark« Vaccine 2011; 29(50): S. 9303–9307

62 Gessner BD et al. »Incidences of vaccine-preventable Haemophilus influenzae type b pneumonia and meningitis in Indonesian children: hamlet-randomised vaccine-probe trial« Lancet 2005; 365: S. 43–52

63 Witt MA et al. »Unexpectedly Limited Durability of Immunity Following Acellular Pertussis Vaccination in Pre-Adolescents in a North American Outbreak« Clin Infect Dis 2012; 54(12): S. 1730–1735

64 Kerry Grens »Wooping cough vaccine fades in pre teens: study« Reuters, 3. April 2012

65 Pertussis (Keuchhusten) RKI Ratgeber für Ärzte www.rki.de/DE/Content/Infekt/EpidBull/Merkblaetter/Ratgeber_Pertussis.html

66 Gangarosa EJ »Impact of anti-vaccine movements on pertussis control: the untold story« Lancet 1998; 351: S. 356–361

67 Exley C, Vickers T »Elevated brain aluminium and early onset Alzheimer's disease in an individual occupationally exposed to aluminium: a case report« J Medical Case Reports 2014; 8: S. 41–43

68 David Rosner, Gerald E. Markowitz »Deadly Dust: Silicosis and the On-going Struggle to Protect Workers' Health« University of Michigan Press, 2006

69 McLaughlin AIG et al. »Pulmonary Fibrosis and Encephalopathy associated with the Inhalation of Aluminium Dust« Br J Ind Med 1962; 19(4): S. 253–263

70 Peters S et al. »Long-term effects of aluminium dust inhalation« Occup Environ Med 2013; 70(12): S. 864–868

71 Björ O et al. »Long-term follow-up study of mortality and the incidence of cancer in a cohort of workers at a primary aluminium smelter in Sweden« Scand J Work Environ Health 2008; 34(6): S. 463–470

72 Tim Gerber »Risikovermeidung – Gesundheitsgefahren durch Laserdrucker bannen« c't Magazin Ausgabe 10/2013

73 Schneider J et al. »Primary particles and their agglomerate formation as modifying risk factors of nonfibrous nanosized dust« J Toxicol Environ Health A 2013; 76(2): S. 131–141

74 Ingrid Rieck »Tonerstaub kann Krebs verursachen« Presseaussendung Universität Rostock, Medizinische Fakultät, 22. Oktober 2008

75 Llugany M. et al. » Monitoring of aluminum-induced inhibition of root elongation in four maize cultivars differing in tolerance to aluminum and proton toxicity« 2005; Physiol. Plant 93: S. 265–271

76 Jansen S et al. »The evolution of aluminium accumulation in angiosperms« in Alan R. Hemsley, Imogen Poole (Hrg.) »The Evolution of Plant Physiology«, 2004 Elsevier, S. 467ff.

77 Roy AK et al. »Some aspects of aluminium toxicity in plants« Botanical Review 1988; 54: S. 145–178

78 Charlotte Poschenrieder, Juan Barceló »Aluminum in Plants«, Springer 2012 »http://www.lenntech.de/pse/wasser/aluminium/aluminium-und-wasser.htm«

79 www.lenntech.de/pse/wasser/aluminium/aluminium-und-wasser.htm

80 Rondeau V et al. »Relation between Aluminium concentrations in Drinking Water and Alzheimer's Disease: An 8-year Follow-up Study« American Journal of Epidemiology 2000; 152 (1): S. 59–66

81 Rondeau V et al. »Aluminum and Silica in Drinking Water and the Risk of Alzheimer's Disease or Cognitive Decline: Findings From 15-Year Follow-up of the PAQUID Cohort« American Journal of Epidemiology 2009; 169 (4): S. 489–496

82 »Neuenkirchen: Aluminium im Trinkwasser« Osnabrücker Zeitung, 2. Jänner 2014

83 »Aluminium in Apfelsaft« gesundheitliche Bewertung Nr. 034/2008 des Deutschen Bundesinstituts für Risikobewertung

84 Christopher Exley »Human exposure to aluminium« Environ Sci Process Impacts. 2013; 15(10): S. 1807–16

85 Greger JL, Baier MJ »Excretion and retention of low or moderate levels of aluminium by human subjects« Food Chem Toxicol 1983; 21(4): S. 473–477

86 Minshall C et al. »Aluminium in human sweat« J Trace Elem M B 2014; 28: S. 87–88

87 Walton JR »Cognitive deterioration and associated pathology induced by chronic low-level aluminumingestion in a translational rat model provides an explanation of Alzheimer's disease, tests for susceptibility and avenues for treatment« Int J Alzheimers Dis. 2012; 2012:914947

88 Rainer Müller »Soll man Autos aus Aluminium bauen?« Abteilung Physik und Physikdidaktik der TU Braunschweig, www.tu-braunschweig.de/Medien-DB/ifdn-physik/aluminiumautos.pdf

89 Alle Messdaten stammen aus der Untersuchung des Hessischen Landeslabors Wiesbaden, siehe: Stahl T et al.

90 Die Angaben stammen vom Bundesinstitut für gesundheitlichen Verbraucherschutz und Veterinärmedizin, zitiert aus: E. H. F. Schmidt und W. Grunow »Toxikologische Beurteilung von Bedarfsgegenständen aus Aluminium« Bundesgesundheitsblatt 1991; 12: S. 557–564

91 Ranau R et al. »Aluminium levels of fish fillets baked and grilled in aluminium foil« Food Chemistry 2001; 73(1): S. 1–6

92 Sepe A et al. »Evaluation of aluminium concentrations in samples of chocolate and beverages by electrothermal atomic absorption spectrometry« Food Addit Contam 2001; 18(9): S. 788–796

93 Braganca VL et al. »Trace elements in fruit juices« Biol Trace Elem Res 2012; 146: S. 256–261

94 Lopez FF et al. »Aluminium content of drinking waters, fruit juices and soft drinks: contribution to dietary intake« Sci Total Environ 2002; 292 (3): S. 205–213

95 Seruga M et al. »Aluminium content of soft drinks from aluminium cans« Z Lebensm Unters Forsch 1994; 198(4): S. 313–316

96 Nigel Melican, Blogeintrag vom 1. Oktober 2013 »Can I grow good tea here?« http://usgrowntea.wordpress.com

97 Xie Z et al. »Distribution of Aluminium an Fluoride in Tea Plant and Soil of Tea Garden in Central and Southwest China« Chinese Geogr Science 2007; 17 (4): S. 376–382

98 »Aluminium, environment and society« Hydro, 2012

99 Virupax C. Baligar, Nand K. Fageria »Soil Aluminum Effects on Growth and Nutrition of Cacao« Soil Science & Plant Nutrition 2005; 51(5): S. 709–713

100 Sepe A at al. »Evaluation of aluminium concentrations in samples of chocolate and beverages by electrothermal atomic absorption spectrometry« Food Addit Contam 2001; 18(9): S. 788–796

101 Stahl T et al. »Aluminium content of selected foods and food products« Environmental Sciences Europe 2011; 23: S. 37–48

102 Russell A. Flegal »Lead contamination in cocoa and cocoa products: isotopic evidence of global contamination« Environmental Health Perspectives, 1. Oktober 2005

103 Deng G-F et al. »Aluminium content of some processed foods, raw materials and food additives in China by inductively coupled plasma–mass spectrometry« Food Additives & Contaminants: Part B: Surveillance 2011; 4(4): S. 248–253

104 Rajwanshi P et al. »Studies on aluminium leaching from cookware in tea and coffee and estimation of aluminium content in toothpaste, baking powder and paan masala« Science of the total Environment 1997; 193(3): S. 243–249

105 European Food Safety Authority »Safety of aluminium from dietary intake« The EFSA Journal 2008; 754: S. 1–34

106 European Food Safety Authority »Scientific Opinion on the re-evaluation of curcumin (E 100) as a food additive« The EFSA Journal 2010; 8(9): S. 1679

107 Merck »Products and Services for Infant Formulas«, www.merck4food.com

108 Verordnung (EU) Nr. 231/2012 der Kommission vom 9. März 2012 mit Spezifikationen für die in den Anhängen II und III der Verordnung (EG) Nr. 1333/2008 des Europäischen Parlaments und des Rates aufgeführten Lebensmittelzusatzstoffe

109 Dirk Asendorpf »Die Wunderbohne« NZZ Folio August 2012

110 Liang C et al. »Low pH, aluminum, and phosphorus coordinately regulate malate exudation through GmALMT1 to improve soybean adaptation to acid soils« Plant Physiol 2013; 161: S. 1347–1361

111 Delhaize E et al. »Transcriptional regulation of aluminium tolerance genes« Trends Plant Sci 2012; 17(6): S. 341–348

112 Agostoni C et al. »Soy protein infant formulae and follow-on formulae: a commentary by the ESPGHAN Committee on Nutrition« J Pediatr Gastroenterol Nutr 2006; 42: S. 352–361

113 Weintraub R et al. »High aluminium content of infant milk formulas« Arch Dis Childhood 1986; 61: S. 914–916

114 Fisher CE et al. »Levels of aluminium in infant formulae« Lancet 1989; 1(8645): S. 1024–1025

115 Bougle D et al. »Relationship between bone mineralisation and aluminium in the healthy infant« Eur J Clin Nutr 1998; 52: S. 431–435

116 Burrell SM, Exley C »There is (still) too much aluminium in infant formulas« BMC Pediatrics 2010; 10: S. 63–67

117 Navarro-Blasco I et al. »Aluminium content of Spanish infant formula« Food Addit Contam 2003; 20(5): S. 470–481

118 Bundesinstitut für Risikobewertung »Aluminiumgehalte in Säuglingsanfangs- und Folgenahrung« Aktualisierte Stellungnahme Nr. 012/2012 vom 20. April 2012

119 Müller M et al. »Availability of aluminium from tea and coffee« Zeitschrift für Lebensmitteluntersuchung und Forschung 1997; 205(2): S. 170–173

120 Lione A et al. »Aluminium coffee percolators as a source of dietary aluminium« Food Chem Toxicol 1984; 22(4): S. 265–268

121 Lambers H et al. »Natural skin surface pH is on average below 5, which is beneficial for its resident flora« Int J Cosmet Sci 2006; 28(5): S. 359–371

122 Heinz Knieriemen und Paul Silas Pfyl »Kosmetik-Inhaltsstoffe von A bis Z« AT Verlag 2005

123 Rita Stiens »Kursbuch Kosmetik« Südwest Verlag 1998

124 http://www.cosmeticsinfo.org/HBI/16

125 Pineau A et al. »In vitro study of percutaneous absorption of aluminum from antiperspirants through human skin in the Franz™ diffusion cell« J Inorg Biochem 2012; 110: S. 21–26

126 Pineau A et al. »If exposure to aluminium in antiperspirants presents health risks, its content should be reduced« J Trace Elem Med Biol 2013; http://dx.doi.org/10.1016/j.jtemb.2013.12.002

127 »Aluminiumhaltige Antitranspirantien tragen zur Aufnahme von Aluminium bei« Stellungnahme Nr. 007/2014 des BfR vom 26. Februar 2014

128 www.hinterwäldler.info/deo-mit-kokosnussoel

129 http://schwatzkatz.com/selbstgemachtes-natron-deo-ohne-aluminium

130 www.beiersdorf.de/Presseservice_News/Aktuelle_Fragen.html (abgerufen am 24. Juli 2013)

131 Kawahara M, Kato-Negishi M »Link between Aluminum and the Pathogenesis of Alzheimer's Disease: The Integration of the Aluminum and Amyloid Cascade Hypotheses« International Journal of Alzheimer's Disease 2011; Article ID 276393

132 Christopher Exley »Aluminium and Medicine« in: »Molecular and Supramolecular Bioinorganic Chemistry«, Herausgeber: ALR Merce et al., Nova Science Publishers, 2008

133 www.rexona.de (abgerufen am 24. Juli 2013)

134 www.rexona.de/de/alles-zum-thema-schwitzen/infoblatt-aluminiumsalze.aspx (zuletzt abgerufen am 15. April 2014)

135 https://www.change.org/de/Petitionen/unilever-kl%C3%A4ren-sie-%C3%BCber-aluminium-im-dove-deo-auf#share

136 Pali-Schöll I., Jensen-Jarolim E. »Anti-acid medication as a risk factor for food allergy« Allergy 2011, 66 (4): S. 469–477

137 www.netdoktor.at/medikamente/anti-phosphat-gry-filmtabletten-272209 (zuletzt abgerufen am 16. April 2014)

138 www.gelbe-liste.de

139 Christopher Exley »Darwin, natural selection and the biological essentiality of aluminium and silicon« Trends Biochem Sci 2009; 34(12): S. 589–593

140 Foglio E. et al. »Regular consumption of a silicic acid-rich water prevents aluminium-induced alterations of nitrergic neurons in mouse brain: histochemical and immunohistochemical studies« Histol Histopathol 2012; 27(8): S. 1055–1066

141 Davenward S. et al. »Silicon Rich Mineral Water as a Non-Invasive Test of the Aluminium Hypothesis in Alzheimer's Disease«, Journal of Alzheimer's Disease 2013; 33: S. 423–430